告別感冒
不生病

啟動
自癒　力

王又
● 著

推薦序
行醫者的善念──打破框架，會通創新

　　本書作者王又先生在中醫界行醫、教學多年，且相關著作宏富，尤其深受患者、學生感動地是：他是一位有仁心的醫者。由本書中，他耳提面命，不藏私地告訴讀者寧可多跑幾家藥房，也不要隨意增加藥材；便宜地藥材、服用量輕，也能非常有療效，即可見一斑。這和我平日所接觸的王醫師是一致的。兩年前，我由中醫的門外漢，因緣際會走入王醫師經絡針灸、脈診的課，不但聽出興味，也漸漸對中醫醫理、經絡循行、家居針灸保健、行走坐臥之道，都有體系的認知與可行的方法。更難得的是，王醫師在上課之餘，總熱忱地為學生甚至學生家人疑難解惑，不但是一位明師，也是我們信賴的家庭醫學顧問。秉持他的中醫專業、臨床經驗，及「以仁愛為本」出發，寫書也以讀者為中心，字裡行間流露著行醫者的善念。

　　由東漢人張仲景所寫的《傷寒論》，創立了六經辨證的診療方法，是中醫「內科學」極重要的專著。除了對治主症的流行性感冒，也涵蓋治療不當所衍生的變症，如過敏、氣喘、胸悶、心律不整、胃腸病、便秘、老人家或長期體虛者的臟腑退化慢性疾病等，由於療效良好，至今仍被奉為中醫經典。故坊間書寫有關《傷寒論》的書籍不少，惟多由條文、註解入手，充塞中醫專業術語，一般人閱讀有文字隔閡，不易理解。

　　相較之下，這本《啟動自癒力，告別感冒不生病》以獨樹一格，呈顯了幾項特色：

　　一、正本清源：由於傷寒是由體內的體溫失衡，也就是陽氣衰弱，導致陽傷而產生的諸多疾病；若能調節改善體內的自我恢復能力，即由自癒力入手，便可逐漸恢復患者身體的健康。故首章由啟動人體的自癒能力說起，以生養陽氣，來提升自我免疫能力，為體內自癒力的關鍵，乃執簡馭繁，切中《傷寒論》的核心醫理。

　　二、病症引路：一般說解《傷寒論》的書，多由三陽病、三陰病的六大系統分類，逐一詮解《傷寒論》條文。本書各章安排，則不落俗套，由病症開展，立為標題，好處是讀者可依自己需求，找到相關的病症選方用藥，與妥善的處理方法，允為便捷適用。

　　三、深入淺出：作者長於以具象的圖繪，說明抽象的論述，例如以繪圖說解人體與自然界的變化關係、先天之氣與後天之氣的不同等，都有助於理解。至於對《傷寒論》的條文釋意，則分字解析，有重點說明，能幫助讀者掌握要點，明其所以然。以個人的體察，學習中文、哲學、練功習武、注重養生之人，其實都需具備中醫素養，此因在古代它們本就是我國文化、學術上的共源，在今日形成專業的分流而已！而本書深入淺出的圖文，即便非中醫專業者也適合閱讀。

　　四、醫用養生相兼：作者融會經絡學、辨證學、方藥學、針灸學，以病症治療為經，案例說明，臨床應用為緯，輔以日常生活的養生方法，有「健康小叮嚀」的設計：例如癌症的日常生活防治、護頸按壓預防感冒、生病虛寒的調補、選用適合的飲食、運動以提昇自癒力、中西醫截長補短等，可說是治病、養生兩相宜，而有志應考中醫師者，更當列為案頭書，自是不在話下了！

　　中醫師的養成教育，本就備極艱辛，更何況要會通古今，打破框架，開創新局，以立言傳世？歷時十五載，欣見王醫師結集多年心血，水到渠成，終能付梓成書，一方面撰寫本文，賀喜他理想成真，一方面也有感其醫道流傳，霑漑世人，吾輩有幸矣！

方元珍
前國立空中大學教務長
台北市立大學中國語文研究所教授

推薦序

　　生病，經常要記得三個因素：「Agent（病原）、Host（宿主）、Environment（環境）」，身體健康就是經常維持這三者的平衡。

　　養生哲學：「若要長生，腸中常清，若要不死，腸中無滓（音『子』）。」所以隔幾天吃幾片大黃，「蕩滌腸胃，推陳致新」，出清腸子裡的存貨，也是長生之道。

　　養小孩哲學：「若要小兒安，常帶三分飢與寒。」

　　門診中很多小朋友生病的原因，很多是吃太飽、吃撐了。吃多了，積食在腸胃，積食會化熱，小孩高熱不退，常常是食積引起，用保和丸，加一點大黃，大便一通，熱就退了。「肺與大腸相表裡」，腸腑這條道路一旦通暢，（肺）臟邪可歸腑（大腸），上下氣機一通暢，鼻塞也解決了。

　　用藥哲學：藥食同源，中藥就是「具有偏性的食物」，利用食物的偏性，調整身體的偏性（疾病）。例如感冒，需先鑑別是「風寒還是風熱」，寒症用熱藥（蔥薑蒜），熱症用寒藥（金銀花、魚腥草），目標就是將偏移的身體調回「原點」。

　　殺滅病原，西藥的抗生素（或抗病毒藥）有優勢；改變（體內）環境與增強宿主抵抗力，則中藥（或食物）有優勢。中醫、中藥，其實就是「活生生的生活」，好的中醫，經由辨證論治，可以「一劑知，二劑已」；而一般民眾，也可以根據生活體驗，學會在還未釀成疾病前，或是調養病症時，利用食物的偏性，調整身體的偏性（疾病）。

　　若可以，去結交個中醫師朋友，或跟著《啟動自癒力，告別感冒不生病》一書，進入中西醫科學的領域，敞開相互兼容心胸，迎接意想不到的收穫。

林燦城

台北恩加中西醫診所院長

推薦序
這是一本輕鬆學習生活化醫學智慧的著作，值得用心研讀

「上工治未病」、「預防勝於治療」這兩句耳熟能詳的經典智慧，對於忙碌的工商社會人士而言，早已淪為「知而不為」的口號罷了！想來有些諷刺，一輛百萬元的轎車，我們不曾疏漏它的定期保養，卻對自己身家幸福所繫的軀體，反倒是任性揮霍，超限使用，未嘗稍作關注保健。總是蹂躪至生病了，才將爛攤子托付予醫生，冀望他能收拾善後。其實，我們不該陷入這個泥淖，因為老天爺送給了每個人一份極其珍貴的禮物，就是「自癒力」。

進文曾罹患惡性腫瘤，經開刀化療後，為期徹底恢復健康，爰四處學習調理保健之方法。其間曾受教於王又老師，受益匪淺。王老師擅長引用現代西方醫學觀念來闡釋解析艱澀的古代經典醫書，並用淺顯易懂的形式教導學員，不僅使得學習過程輕鬆愉快，且強化了學員能以科學客觀的邏輯思維來看待辨證論治的精髓。

「醫聖」張仲景所著的《傷寒論》，雖成書於一千八百年前的東漢末年，然依現代醫學觀念審視之，依舊不失其經典地位。這是因為，《傷寒論》把人體常見的病證，根據其症狀與脈象，在經歷長期的實踐證明後，已經在病證、症狀、以及脈象之間，作出了明確的規律。給後世習醫者提供了一套比較完整的思維模式。所以這本《傷寒論》才會名滿天下，流傳不朽。現代人只因醫學古文的艱澀不易研讀，就放棄了汲取內涵極其實用的生活化醫學智慧，殊屬可惜。

　　如今，王老師運用其多年教導學員所蓄積的功力，以流暢的文筆闡釋《傷寒論》，付梓發行，相信有緣閱及此書的讀者，必可輕鬆學習醫聖的健康養生智慧，獲益終身。

鍾進文

康復科醫師

序

　　之所以選擇「醫聖」張仲景的《傷寒論》來推廣，是因為這本書在中醫界，被喻為四大經典之一，對於一般常見的疾病，如各種感冒、腸胃疾病、各類慢性病等的辨證、選方、用藥，皆有完整的介紹。

　　從2000年的起心動念，試著開始書寫至今，始終舉棋不定，拿捏不到當從何種角度來詮釋，因此屢屢修改書中內容，而苦思不到一個好的方向。直至學員當中，與我教學相長的張世璜大哥，以其深厚的物理科學背景，不斷地提出疑問，在相互研討之中，終於確立了書寫方向。

　　藉由物理學的理論基礎，簡單以「平衡」陰陽能量的角度，試著將這難懂的千年語言，轉換成現代容易理解的養生智慧。非常感謝這位默默付出的幕後功臣，有了他的加入，方能順利完成這本兼具理論與實用的健康書籍。

　　現代人如果想要進入養生保健的領域，認識中醫知識，並且學習中醫診治，進而對自身及親友的健康有所幫助，這本書將是一部不可不讀的必讀寶典。

王又　2016年於桃園

目　次

■ 從《傷寒論》提升人體自癒力

如何啓動人體的
自癒能力？

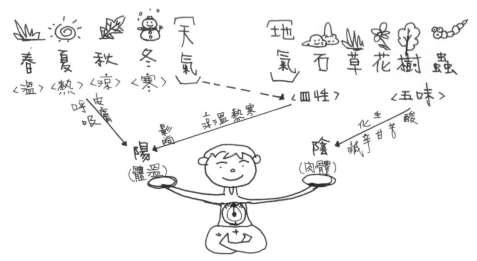

圖1.天地人示意圖：人體健康與自然界的關係。

1. 先有【天】→【天】生【地】→天地化生萬物（包括【人】）。

2. 【地】具有【天】的元素，稱之為「四性」，分別為溫、熱、涼、寒四種藥性。

3. 【地】也具有【地】本身的元素，稱之為「五味」，分別為酸、苦、甘、辛、鹹等五種藥味。

4. 人體健康與否，取決於體內兩大物質（陽、陰）的平衡與否。

5. 人之所以能活著，需要不斷的仰賴天與地的給養。

6. 【天】的給養，包含了氧氣的供應，以及季節氣候的變化，影響人體「陽能量」（體溫）的平衡。

7. 【地】的給養，包含萬物藉由飲食的方式，提供「五味」來供給人體「陰物質」（肉體）的平衡。

8. 當【天】對人體的陽能量造成不當的影響時，人體還能藉由【地】的「四性」給養來達到平衡。

9. 當人體陰物質（肉體之組織與器官）發生疾病時，【地】的「五味」給養便能提供恢復。

10.因此，【天、地】對人體的（陽、陰）的影響，是造成疾病發生的最主要因素。

相對的，也是解除疾病最直接的方法。

11.以上道理雖然淺顯，但是卻包含了兩千多年來所累積的偉大智慧，並為傳統中醫奠定了深厚的基礎。回歸大自然的醫學，是歐美先進國家正在探索追尋的目標，慶幸我們早已身體力行了數千年，正等著各位一同來體認與分享。

12.用心體會自然界的萬千法則，思考運用在體內一切的變化，便是啟動人體自癒力的最佳智慧。

神奇的「自癒」密碼書《傷寒論》！

談起這本《傷寒論》，相信很多人都有同感，對於初學者來說，在一條條的條文中，極不容易認識其精義，也就更談不上如何運用了。許多人就因為《傷寒論》難以學習與運用，而放棄了學習中醫這門實用的生活醫學，實在是非常可惜。

從感受氣候之「風寒邪氣」變化，導致體內「陽氣」受傷（簡稱「陽傷」），也就是體內的體溫恆定失衡，這個角度來思考《傷寒論》書中的條文內容，便能有系統的串起來書中的條文以供思考運用。

因此，人體之所以會發生疾病是有原因的，其原因稱之為「傷寒」，而「傷寒」導致疾病發生，對於人體所造成的傷害，可以簡單用體溫平衡失常，中醫稱之為「陽傷」的角度來思考。當人體體溫調節系統的「陽氣」，受到風寒等的氣候（統稱外感「邪氣」）變化影響，此時期則視為「寒邪傷陽」，進而思考「傷寒＝陽傷」的關聯性。

「傷寒＝陽傷」，在體內「陽氣」由盛漸衰的變化中，會產生疾病發展過程中不適的「症狀」，也會導致一連串的病症發生，這樣的現象，全是由體內自癒力（正氣）與病理產物（邪氣），相互作用所造成的。

「陽氣」盛大，能大大的提升人體自癒力（正氣）的排邪功能，導致咳、喘、發熱、惡寒、拘攣、疼痛、發炎…等症狀的發生；「陽氣」的衰弱，會形成病理產物（邪氣）的生成，如痰飲、氣滯、血瘀、積聚…等病症。

由此可知，「陽氣」的盛衰變化，關係到體內的自我恢復能力「自癒力（正氣）」與「病理產物（邪氣）」的對待關係，了解了這個關鍵，就可以輕鬆學習醫聖的健康養生智慧了。

身體的亂源在哪裡？

❖ 疾病＝傷寒＝陽傷＝自癒力「（正氣）：（邪氣）」

　　人為什麼會生病呢？簡單來說，就是體內的協調運作能力遭受到了「邪氣」干擾，而人體的自癒能力「正氣」也在此同時發生作用，因此產生種種不舒服的症狀。

　　接觸中醫領域久了，漸漸能夠體會所謂「疾病」的最初發生原因，多由人體受到外在環境氣候如「溫度與溼度」變化的影響，（凡這類致病的因子，中醫統稱為「邪氣」），使得人體體溫的調控失當，而體溫無法保持恆定時（如發燒、怕冷等症狀的發生），便開始連帶影響體內組織與器官的功能運作，跟著發生運作失常而生病。

　　現代西方醫學觀念的加入，可以解釋成環境氣候變化，身體無法適應而形成免疫力（正氣）的下降，在這「溫度與溼度」下存在的特定病源體（邪氣），便順勢侵入人體，而激起體內「自癒能力」的反應，形成怕風、怕冷、鼻塞、噴嚏、咳嗽…等，這便是中醫稱為「邪正相爭」的生病症狀。

　　為了恢復體內的正常運作，人體還會藉由「自癒能力」的啟動，產生想睡、發抖、升溫、發汗…等各種症狀（體內一切自癒機制的作用，中醫統稱為「正氣」作用）。而根據臨床統計，大多數這類病症的發生期間，在沒有服用藥物的情形下，反覆「邪正相爭」、「正氣」作用，症狀發作約7天內，都能自行好轉痊癒，這是無庸置疑的。

　　如果能夠藉由自然界的力量，運用藥物的四性五味，來加速平衡「邪氣、正氣」的交互作用，便能大大縮短上述病症的時程，甚至有立竿見影的效果，這樣了不起的發現，早在1800年前的東漢末年，醫聖張仲景著作的《傷寒論》就已創見。

　　因此，分享這本生活化的醫學智慧，認識這部闡述中醫整體思維的經典著作《傷寒論》，一同探討疾病發生的原因，在人體中發展的變化，如何預防與治療的方法等，成為學習現代化中醫養生必讀的聖經。

健康小叮嚀

神奇的「冬病夏治」！過敏斷根不再來？

　　簡單舉個例子，近幾年非常流行的「冬病夏治」三伏貼，就是利用一年之中，天氣最熱、陽氣最旺盛之時，溫陽通氣、疏通經絡、進行體內臟腑機能調整，使得人體到了冬季，寒氣特別強盛，需要大量陽氣來抵禦天寒，增強免疫力之時，能有足夠陽氣來運作，藉此達到預防冬季舊疾復發（如氣喘、慢性支氣管炎、過敏性鼻炎、反覆感冒等），或減輕疾病發生的症狀。

　　主要適應證：改善氣喘、慢性咳嗽、抵抗力弱易感冒及鼻過敏。

　　三伏貼說明：三伏貼是指每年夏季三伏日所做的穴位敷貼治療法，是中醫外治法之一。

　　三伏天的計算方法，是指：
　　夏至後的第三個庚日為初伏
　　夏至後的第四個庚日為中伏
　　立秋後第一個庚日為末伏

　　這段期間是一年中最炎熱的季節，將溫熱性中藥敷貼於適當穴位，經皮下吸收及刺激穴位，而達溫補的效果。本法除了可減少胃腸道干擾，延長藥效外，尤其適用於不喜歡服藥的小兒，及服藥過多的老人；但注意，孕婦及一歲以下幼兒，則不宜使用。

　　以民國105年為例，三伏日分別為：初伏（7/16‧六）、中伏（7/27‧三）及末伏（8/16‧二）。宜三個伏日皆敷貼一次，共三次，效果更佳。

（1）使用注意事項

　　三伏貼成分：白介子、細辛、乾薑、附子、艾葉、麻黃、半夏、杏仁、

黃芩、甘草，研細末，薑汁調敷。（可買辣椒膏來替代，此法已在王又老師的「脈向健康」部落格推廣多年，成效頗佳，不失為簡單方便之法）

　　敷貼穴位：大椎、定喘、大抒、風門、肺俞等穴位。請於這三天各貼藥一次，通常貼藥為3—6小時，白天尤佳。若皮膚發生紅腫搔癢等過敏症狀，則即刻撕下藥材，改期間內多次短時間貼敷。

　　定喘：在背部，當第7頸椎棘突下，旁開0.5寸。

　　大抒、風門、肺俞：分別在背部，當第1、2、3胸椎棘突下，旁開1.5寸。

　　附註：如果藥材有多，可以同時間加貼腰部兩側的「腎俞」穴（在腰部，當第2腰椎棘突下，旁開1.5寸）。

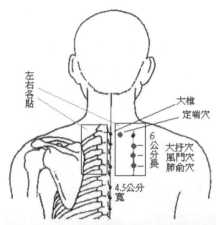

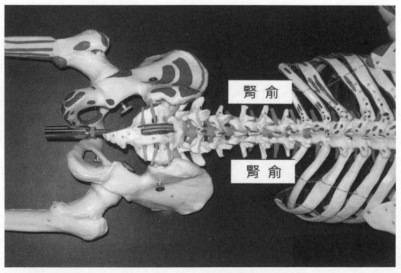

（2）原理解析

在血管外與細胞間的液體稱為組織液，組織液是血漿於微血管的滲出液，血液中的血漿從血管壁較薄的微血管流出後形成組織液，主要是提供細胞營養與代謝功能，其部分會流回血管，另一部分會和體內的病原體結合，進入淋巴管後循環至淋巴結，讓淋巴球過濾消滅淋巴中的病原體，最後流回靜脈。

一般體質先天不良或活動不足、嗜食冰冷者，其組織液流動會呈現膠黏狀，無法順利與細胞交通，其中不良物質易引起淋巴球過度反應而導致過敏體質，如鼻過敏、氣喘、過動、注意力不集中、皮膚過敏發疹…或免疫力失調。

藉由一年中夏天最熱的3個伏日，讓體表藥物之熱力，進入皮膚作用在組織液層，促使其運作正常，進而改善過敏現象。所以同理運用，不用拘泥是否真是初伏、中伏、末伏這3天，在這期間內，找幾個大熱天又剛好放假日，都來外貼熱力藥布，是個不錯的保養方式，值得推薦給大家。

（連續3年貼敷者，能明顯見到改善）

誰說「癌症」是絕症？治癒的神奇物質！「陽」

陽氣的功能具有：溫養功能（體溫）、氣化推動功能（循環）、衛外固密功能（免疫防衛）、物質轉化功能（新生再生）。簡單來說，人體一切自我恢復的「自癒能力」，就是「陽」的功能最終體現。

例如2013年6月24日有篇新聞這樣寫著：桃園卻有一名婦人去年不幸罹患癌症，發現時已是乳癌第四期（末期）了，估計只剩一個月的壽命，當家人都準備為她籌備喪事時，沒想到這名婦人憑著她堅強意志力，靠著清淡飲食、樂觀心態、配合緩和的化學藥物治療，竟讓癌細胞漸漸消失，目前狀況良好，每個人都感到不可置信。

這類得了絕症之後，靠著改變而發生奇蹟的故事，已經不是第一次了，說明現代醫療的進步與科學化，還是比不上人體「自癒」的能力。

讓我們試著思考一下，聞癌色變，體內神經與內分泌兩大調節系統，一

定會因為心情的驚慌、恐懼、憂傷、悲痛等影響，而跟著失序混亂，進而造成體內器官與組織間的運作失調，這時免疫系統便會因此大亂，新陳代謝也會變差，而成為中醫辨證「陽」虛的現象，這樣的狀態是有利於癌細胞生長的。

由於癌細胞，是我們自身調控細胞分裂的因子，失控所形成的（稱為原致癌因子）；而檢查修復細胞分裂正常與否的監督因子（稱為抑癌因子），也無法發揮作用。人體用來改善這項細胞分裂異常的能力，與恢復機制，就是「陽氣」的功能表現，也就是「自癒力」的展現，這點非常重要。

因此上述個案，其堅強正面的心智，樂觀的心態，能夠生養「陽氣」，而成為消除癌細胞的重要因素。加上改變飲食與習慣，以自然的食物來取代市面上隨手可得的加工、精緻食物，因此而減少因為飲食而對身體肝腎腸胃所造成的負擔，恢復體內「陽氣」的正常功能，讓身體能有更多的作用能量來矯正癌細胞，恢復正常的身體。

此同時，切勿亂服偏方藥物，以免傷害了身體，破壞陽氣，反而助長病情惡化。配合醫師指示用藥，讓常規的治療能先幫助壓抑癌細胞的生長，以利自身免疫系統來抗癌，讓體內「陽」能專注新生再生健康細胞，這樣才是正確面對癌症的態度。

癌症治癒的奇蹟，由此可知，其實只是人體自我恢復能力（陽氣）的展現，還有誰能比自己更了解自體的，想想如何能讓人體擁有自我恢復的本能（陽氣），管他是什麼疾病，就算是號稱治不好的癌症，都能因為人體矯正與再生的機制而恢復健康。

所以，常保輕鬆愉快的心情，天然多元的飲食，適度的運動，充足的睡眠，這是養護陽氣最重要的四項指標，評估看看能做到幾項吧！

健康小叮嚀

牢記「自癒力」四大指標

「能吃、好睡、要動、心情愉快」，就是保持身體陽氣的最佳要素。「陽氣」就是「自癒力」。

02
chapter

中醫學的人體「物理」現象

　　中醫理論基礎的精髓「陰陽五行理論」，其主要敘說的是：陰陽的動態平衡、五行之間的相生相剋（約制）。陰陽的動態平衡，從字面上是頗為抽象的，而且很不容易體會理解。依據中醫經典《黃帝內經》所述：

　　「陽」是體現「溫煦、興奮、驅動」的作用；
　　「陰」是體現「寒涼、抑制」等的作用。

　　我們可以從「陰、陽」所具有的功能特性，對應到物理學所敘述「能量」的概念，就能很清楚的理解中醫學的精要。

「能量」就是陰陽

　　中醫理論基礎的陰陽學說，與物理學上的能量觀念是如何相對應的？從能量觀點來了解中醫所說的「陰、陽」，指在我們的體內，同時具有「溫煦、興奮、推動」特性的能量，以及「寒涼、約制、沉靜」特性的能量。

　　「陰陽平衡」是這兩種特性的能量保持動態平衡，當這兩種類型能量能夠動態平衡時，則表示身體功能正常的運作，具有很好的恢復力與調節力，也就表示此時屬於身體健康的時期。

　　動物主要的能量，是來自於「化學能」，（食物分子轉化成為葡萄糖分子、脂肪分子時，會在細胞粒線體產生所謂的能量貨幣ATP分子及熱），以提供體內組織器官轉換成相關的「動能、勢能」。

　　體內「動能與勢能」還會相互轉換，在轉換的過程中，會有機械功與熱傳導的發生，以維持體溫與臟腑運作的平衡表現。簡單的試舉例，就能明瞭其中的變化，例如：心臟是循環系統的動力器官。心肌運用能量貨幣ATP，提供心臟收縮運動，來達到心血循環等「動能」表現。血管則由上述動能，與管壁彈性等勢能的轉換，形成機械功將血液推送至全身，並且產生體溫之熱能。

❖ 思考身體能量的變化，與中醫知識的「陰陽」能量

（1）身體產生的「熱能」，體現了溫煦的作用，是屬於「陽」能量的表現；身體內的水液吸收了體熱，體現出寒涼的作用，是屬於「陰」能量體現。

（2）「動能」是指物質運行能量狀態，（或稱「動量」，動量等於物質質量與其速度的乘積），這與「陽」能量具有推動功能的特性一致，所以可將動能視為「陽」的能量；而相對應地，會抑制運行功能的能量則稱為「陰」能量。

（3）人體「化學勢能」可以轉化成動能、熱量、機械功，以提供機體運作（這是體內物質屬於主動運輸的部分）。

（4）此外，在身體裡的細胞組織，當有發生「物質濃度、壓力梯度」等變化時，便會產生物質的運行（此屬於被動運輸，不需要消耗能量貨幣），這些勢能的功能面，都是屬於「陽」能量；約制這些勢能的產生，則屬於「陰」能量。

（5）我們所有的生命活動（身體內的新陳代謝與形體活動），都需要這些能量來運行，因此須經由「飲食與活動」來產生能量物質，才能維持生命的活動。

　　總的來說，「陰、陽」能量是我們身體總體的能量。中醫經典《黃帝內經》一書中，便將這些能量變化，依照其特性與多寡，定義成「三陰、三陽」的變化。

　　　　「三陽」中，「太陽」太陽的陽能量最大，「陽明」次之，「少陽」陽的能量最小；
　　　　「三陰」中，陰的特性能量最大者為「太陰」，「少陰」次之，「厥

陰」的能量最小。

看到這裡，疑問接著浮現？中醫所說的「陰、陽能量」是如何產生與傳布的呢？讓我們繼續看下去！

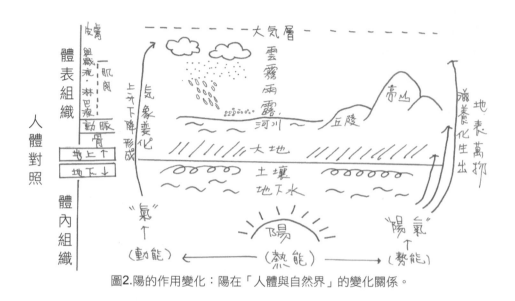

圖2.陽的作用變化：陽在「人體與自然界」的變化關係。

1. 體內的「陽」，如同地心之地熱、地磁一般，是屬於能量的永久供應者。陽能量作用於地下水液（陰物質），便能產生「氣」的動能，上升至地上大氣中形成雲霧露，下降成雨，完成供給地表萬物的生長所需。

2. 其中最外層的氣，就像大氣層保衛地球一樣，保護著人體（相當於皮膚的調節防禦作用）。其次的雲霧露，飄移運行以供水氣移動，完成滋養各處的使命。就像皮下體表組織液，滋養著體表各個組織一樣。（例如濡潤表皮以及如同丘陵高山的肌肉）；同時還能回收再利用，與淋巴液回流血脈一樣（這樣的部位功能，中醫統稱為「脈」層）。

3. 水氣最終形成河流，與雲霧露共同滋養大地萬物，其流行之道路，中醫稱之為「筋」（相當於體表的脈管。水滲大地，大地如「骨」，不但支撐著萬物賴以活動的空間，還提供其生長所需的能量物質。同時也內通臟腑器

官，與大腦對整體調節指揮相關。

4. 上述水氣的自然界循環，就如同體內氣的運行，作用於組織液與血液，提供體表組織（皮、脈、肌、筋、骨）新陳代謝所需一樣。陽能量還能作用於地下水與土壤，形成自然界生態系的多元變化平衡，如同體內臟腑器官的協調運作，產生人體的生命力。

從解剖生理學來認識，在人體的「運動系」中（皮、脈、肌、筋、骨；骨骼系統、關節系統與肌肉系統），這些的活動能力，是體內「陽」能量的展現，個人尋找符合自我狀態的運動，則可提昇體內「陽」物質的能量。

而「臟腑系」的主要功能，則相對是在約制、調節、製造能量物質，屬於「陰」能量的體現。

我的幼年時代，「肛溫」隱藏大學問！
（認識「陽」的生成）

小的時候，當時還是水銀溫度計的年代，每當感冒時來到鄰家的診所，便會看見一排小朋友在那噘著屁股，夾著溫度計的奇特景象，相信對於現代孩子們來說，那種當眾脫褲，任由一根冰涼的異物伸進屁股裡的感受，一定很難體會。

就醫學上的定義來說，肛溫測量的溫度，確實比較接近人體真正的中心體溫，體溫高於攝氏38度為發燒的狀態，便是以肛溫作為基準的。（正常體溫測量值：肛溫攝氏36～37.8度，攝氏38（38.1）度以上算發燒；口溫攝氏36.4～37.2度，攝氏37.5度以上算發燒；腋溫攝氏35.9～36.7度，攝氏37度以上算發燒。）

之所以讓我想到這，是因為測量肛溫所在的位置，正是中醫學視為「陽氣」化生的位置，這位置稱之為「下焦」（指肚臍以下的下腹腔與骨盆腔）。這裡的中心體溫，就是體內一切運作所需能量的本源，道家稱之為「丹田」；醫家稱之為「腎陽、命門」。

❖ 蘊含其中的能量「陽氣」，其生成來源有二

（1）先天性的，來自於父親和母親。

（2）後天性的，主要從食物中吸收的水穀精氣轉化而來。

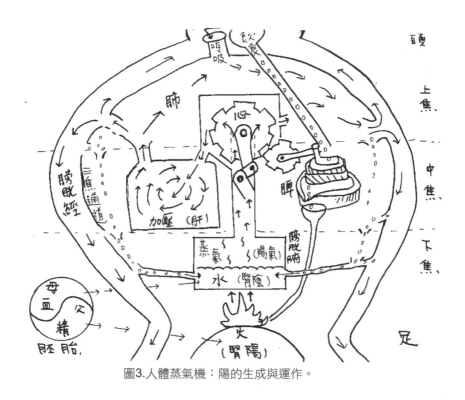

圖3.人體蒸氣機：陽的生成與運作。

　　體內「陽氣」，化生於「下焦」部位（肚臍以下的下腹腔與骨盆腔），是「腎陰」與「腎陽」在「心腎交通」的作用下，促使形成「膀胱腑的陽熱」所產生的。

　　「腎陰」物質，指在人體生長和發育過程中，血液對於細胞的作用，廣泛、緩慢而持久（如生長激素）的影響結果；「腎陽」是在「心腎交通」的作用過程中，腎上腺素作用使心臟加強收縮力、興奮傳導增加、心輸出量增多，導致腹主動脈與髂總動脈能量跟著增加，溫度升高。

　　「膀胱腑的陽熱」：指下焦溫度升高後，帶動水液輸佈的氣化機能，因而產生陽氣。陽氣產生後，開始從內部流通全身，為維持人體體溫恆定與臟

腑運作的活力，如同空氣中佈滿高壓低壓的氣象因子一樣，形成氣象萬千變化的世界。

　　經過移動散熱的水分子，會逐漸形成水分子聚合物（如雲霧露一樣的水氣），通過「三焦」水道（指淋巴、膜腔等水液通道）和「膀胱經」（體表組織液流動的位置層）輸佈到全身，最終流回下腹腔「膀胱腑」的所在，繼續接受「膀胱腑的陽熱」產生陽氣。

中醫名詞解釋

「膀胱腑」，司水液氣化，位於下焦，和腎相連，參與水液代謝。水液氣化後能化生津液，並且氣化後的津液，有了動能，便能使津液輸佈上承。

　　陽氣還需要補充於「中焦水穀營養」，陽氣輸佈到全身以後，在周身會不斷消耗，所以陽氣在周身的不斷消耗，需要借助「中焦脾胃」所攝入的水穀營養，來不斷的補充能量。加上「肺」所攝入的清氣（指呼吸之氣），化生「宗氣、營氣」（指含有營養與氧氣的血液）來不斷的補充能量。

　　一連串中醫對於陽氣的生理說明，如果用現今白話文來說，那就是我們身體能量來源，有秉承父母遺傳給我們的體質，以及我們自身飲食、呼吸的補充，相信這已是眾所周知的事了。

　　再來換另一個角度來思考，以現今解剖生理學來補充說明，身體主要「陽熱」是如何產生的呢？

　　從體溫平衡機制來看，心臟、骨骼肌收縮，是產生「陽熱」的兩個重要來源。心臟收縮所產生的能量，提供心臟運作所需的能量，作為循環系統運作主要動力源；而運動（骨骼肌的收縮），是我們產生熱能，維持體溫平衡的重要途徑。

　　所謂體內「陽氣」，化生於中醫學稱之為「下焦」的部位，從生理解剖來看，此處是下腹部與骨盆腔內器官、組織、神經、內分泌等，共同運作的功能總稱。其中，骨盆腔、骼部與我們的腿部的骨骼肌相連，當這些部位的骨骼肌群，一收縮而產生能量，這些能量會藉由循環系統輸至全身，提供身體臟腑、組織、細胞運作所需的能量及體溫的平衡。

再者，這些帶有充足能量的血液，回到心臟循環系統（體循環）時，經由「主動脈」運行到「腹股動脈」時（中醫理論所對應的「沖脈」），能提升下腹部內組織與器官的能量，更有效地進行其新陳代謝，這便是「陽熱」產生的機制。

前章提到「陽」就是體內「自癒力」的關鍵，而骨骼肌群產熱，能鼓動下焦與心的「陽熱」，這也就是為什麼「人活著就要動」，「活動、運動」有助於健康的道理所在。

補充說明：中醫經典所說「沖脈」的功能

（1）供給（調節）十二經氣血：沖脈上至於頭，下至於足，貫串全身，為總領諸經氣血的要衝。當經絡臟腑氣血有餘時，沖脈能加以涵蓄和貯存；經絡臟腑氣血不足時，沖脈能給予灌注和補充，以維持人體各組織器官正常生理活動的需要。故有「十二經脈之海」、「五臟六腑之海」和「血海」之稱。

（2）主生殖功能：沖脈起於胞宮，又稱「血室」、「血海」。沖脈有調節月經的作用。沖脈與生殖功能關係密切，女性「太沖脈盛，月事以時下，故有子。」「太沖脈衰少，天癸竭地道不通。」這裡所說的「太沖脈」，即指沖脈。另外，男子或先天沖脈未充，或後天沖脈受傷，均可導致生殖功能衰退。

（3）調節氣機升降：沖脈在循行中並于足少陰，隸屬于陽明，又通于厥陰，及於太陽。沖脈有調節某些臟腑（主要是肝、腎和胃）氣機升降的功能。

　　從解剖生理來了解，在腹腔中有諸多重要臟器來維持我們生命活動，如：「泌尿系」主要維持生體水液、酸鹼、血容量的平衡；「生殖系」繁衍後代；「消化系」執行營養的吸收與消化代謝物的排遺。

　　腹股動脈區域的循環，其來源自心臟泵出循行經主動脈弓、主動脈、胸主動脈、腹主動脈，因此整個心血循環的正常運作提供全身所需的營養物質與能量，這當然包含了與下腹腔骨盆區域內的所有相關組織、器官。

　　而與盆腔骨骼相連的骨骼肌：髖部與大腿相連的骨骼肌（諸如：髂肌、縫匠肌、股四頭肌、內收大肌、股薄肌、髂腰肌等等），其收縮運動產生能量，除了直接提供下腹腔部組織、器官、環境運作所要的能量，並且回饋到心血循環系統，再經由此循環系統傳布到周身。

　　由此瞭解到心血循環系統，與從骨盆到下肢運動系統（骨骼、關節、肌肉）正常運作與否，交互影響我們能量產生與輸佈。

中醫經典闡釋「陽氣」輸佈，提及到「三焦」與「膀胱經」，這又如何從解剖生理學來理解呢？下個章節將為您解析。

健康小叮嚀

「每日一萬步、健康有保固」

理想的步行方式，是每分鐘120步的速度行走，保持心跳在每分鐘120下左右（或是呼吸微喘，但是仍然可以交談的程度）。利用「有空就走、積少成多」的方法，加上每天空出30分鐘的時間來行走，這樣就可達到一萬步。

「一命二運三風水」，
人體「風水」迷津？

體內河流，人體百川～三焦

　　三焦是中醫學範疇中六腑之一，又名「決瀆之官」，為上焦、中焦、下焦三者的統稱。「焦」古作「膲」，為皮下、肌間紋理之意。過去英文意譯成Three warmer、Triple warmer、Triple burner，理由是與身體代謝有關。

　　根據《素問・靈蘭秘典》：「三焦者、決瀆之官、水道出焉。」遍佈在人體胸腔及腹腔，是血氣、津液運行至五臟六腑的途徑，故此，三焦與其他腑器不同，並無實體，它們的明確位置亦有不同的說法及見解。

　　然而，三焦與個別臟腑之間的關係極為密切，可以用來調整及輔助臟腑的機能，所以三焦亦可說是臟腑的「外府」與「外衛」。三焦的狀態各有不同，按《靈樞・營衛生會》：「上焦如霧，中焦如漚（ㄡ）、下焦如瀆。」可見三焦狀態之異。（注：漚，水泡；瀆，小渠）

　　三焦通暢，則水液及氣機運行暢順無阻；相反便會引致氣化功能失調，影響各個臟腑間的週節機能，導致各個相關臟腑的病變。

　　從上述所述，是三焦的生理功能思路之一，對照解剖生理學上相關系統的功能，為循環系統中的淋巴循環，以及胸腹中各膜腔的水液循環。想像三焦內有「陽氣」佈散其間，呈現如「霧、露、水」的移動變化，呈現百川對大地萬物的影響。

體表之「風、雲、霧、露」～膀胱經

《黃帝內經·靈蘭秘典》「膀胱」的生理功能是：州都之官，津液藏焉，氣化則能出。這津液氣化而出，乃下焦津液，在得到陽熱的作用下，表現在尿液的排出，以及供輸至體表「三焦」部位的「陽氣」這兩方面。而「膀胱經」，則是「陽氣」輸佈的重要途徑，我們先從膀胱經的循行路徑，與解剖生理學來認知人體「能量的輸佈」。

❖ 膀胱經循行路徑

（1）起自目內眥睛明穴，循行攢竹穴、曲差、五處穴，上額交顛，入承光穴，循行通天穴，至此有別支交足少陽膽經。

（2）其支者從顛至耳上角交於足少陽膽經。

（3）其直者從通天穴入絡於大杼穴，從大杼穴循行肩髆內風門穴，再循行肺俞穴，挾脊抵腰中厥陰俞穴，再循心俞、督俞、膈俞、肝俞、膽俞、脾俞、胃俞、三焦俞、入循膂絡腎。從腎俞穴循行氣海俞，從腰中下挾脊大腸俞，再循關元俞、膀胱俞、中膂俞、白環俞等穴，別行上、次、中、下等穴。

（4）其支者從又復上肩髆內，從附分穴循行貫胛魄戶穴，再循行挾脊內膏肓、神堂、噫嘻、膈關、魂門、陽綱、意舍、胃倉、肓門、志室、胞肓等穴，過樞秩邊穴，再循外從後廉承扶、殷門、浮、委陽穴，下合膕中委中穴。從委中穴循行合陽穴，下貫腨內承筋穴，再循行承山穴、飛陽、附陽等穴。從附陽循行出外踝之後崑崙穴（經穴），再循行僕參、申脈、金門等穴。再行本經之京骨穴，循行束骨、通谷穴至小指外側之至陰穴。

（5）足太陽膀胱經行入蹠骨末端之至陰穴後，即交於足少陽膽經。

❖ 膀胱經穴的解剖生理學

位於人體面、頭、項、背、臀、足等的廣大範圍，體表皮膚與皮下的肌肉、神經、血管等，都在膀胱經的陽氣供應範圍。想像這些範圍內有「陽

氣」飄移其間，呈現如大氣中「風、雲、霧、露」的移動變化，對山川湖泊的影響，就不難理解「陽氣」分佈的重要性。

陽氣的輸佈，關鍵在「三焦」與「膀胱經」。
（陽氣通行的道路）

由上述「膀胱經」穴的說明，可以了解到「膀胱經」涵蓋我們身體主要的運動系統，同時也是我們肌表產生陽能量之處（骨骼肌的收縮—有氧骨骼肌的運動），以及肌表血循環，用來輸佈身體陽能量的道路。

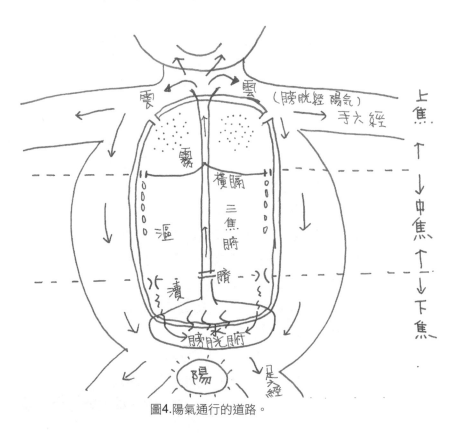

圖4.陽氣通行的道路。

（藉由解剖生理對「三焦、膀胱經」的認識，陽能量的輸佈，在肌肉、組織、臟腑間，主要由「三焦」來輸佈；在肌表部位，則經由「膀胱經」來輸佈。）

健康小叮嚀

「甩」出健康，百病無傷，健康養生操：「平甩功」能幫助陽氣輸佈

我們可以經由呼吸伸展運動（如太極拳、八段錦、平甩功等等），體驗到陽氣能量的產生輸佈狀態。舉簡單易學的平甩功為例：此功法是以甩手與半蹲交互運動15分鐘，在甩手時上肢、肩背部的骨骼肌伸展運動而在半蹲時骨盆、下肢相關部位骨骼肌進行伸展。

如此活動十分鐘後，身體肌表會發生輕微發汗的現象，此為身體骨骼肌的有氧呼吸產生能量與水液，能量經由骨骼肌的循環傳布周身，水液經由肌表的汗腺蒸散排出。

由前述膀胱經循行解剖，可對應到我們運動骨骼肌，透過簡單易學的平甩功，體驗骨骼肌運動產生的能量與傳布，瞭解中醫所講的能量產生與傳布。從上述陽能量的產生輸佈可知，有氧伸展型態的運動，是提升我們身體陽能量的主要方式；攝取營養物質，可獲得能量物質（陰能量），須經由身體的活動轉化成陽能量，有氧伸展型態的運動是產生做多陽能量的良好方式。

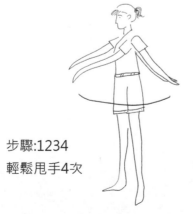

步驟:1234
輕鬆甩手4次

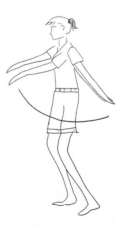

步驟:5
甩第5下手時,向後甩的同時蹲彈1次;向前拉回時蹲彈1次

接著思考，《黃帝內經》中指出人體主要的生命物質是「氣、血、陰、陽」。之前對「陰陽能量」的生成與輸佈，能夠清楚地從物理能量的角度，以及解剖生理學觀點來瞭解。現在又應該怎樣理解這「氣、血、陰、陽」呢？。

人體的「氣、
血、陰、陽」

01 chapter

不可不知的人體水電

　　我們已經先認識了人體「陽氣」的產生、分佈與應用。人體的「自癒力」，是中醫養生療癒最重要的關鍵。接下來，就「陽氣」在體內形成日、夜、風、雲、霧、露、河川、大地等萬千變化，將其歸類成「四大物質」，以利日後能輕鬆的學習。

　　現代生活已經離不開水電的需求。電燈、電腦、電視、電冰箱…，沒有一樣離不開電。有了電能量的供給驅動，生活品質因此改善與方便不少。而人體內的「氣」，就如同電能一樣，能夠驅動作用於體內的各種組織構造，使得人體運作產生各項功能。

　　當電能作用到送水馬達時，便能帶入另一個生活所需物質「水」。有了水的加入，生命才得以維持，環境才得以維護。如同體內的「血」，有了氣的推動，才能供給營養、維持生命與新陳代謝。

　　簡單以水電在生活中的重要性來比喻人體氣血，是要讓我們快速認識氣血是維持人體生命活動不可缺少的物質，它既是臟腑功能活動的物質基礎，也是臟腑功能活動的產物。我們接著從中醫的經典來認識吧！

氣：「氣」的五功

在中醫理論中，對「氣」有諸多的理解，但歸納起來，有兩種含義：

　　　　一是指構成人體和維持人體生命活動的精微物質，如呼吸之氣、
　　水穀精氣等；
　　　　二是指臟腑、經絡組織的功能活動，如心氣、肺氣、經氣等。

　　「氣」在人體所分佈的部位不同，有不同的來源與功能特點，因此有不同的名稱來表示，如元氣、宗氣、營氣、衛氣等。

（1）元氣：元氣又名真氣、原氣。屬先天之氣。它來源於父母，為先天之精所化生，藏于腎，依靠後天之氣的滋養和補充。故《靈樞、刺節真邪論》說：「真氣者，所受于天，與穀氣並而充身者也」。

元氣的主要功能，是推動人體的生長和發育，溫煦與激發各個臟腑、經絡等組織器官的生理活動。換言之，「元氣」是人體生命活動的原動力。因此元氣充沛，則人體健壯而少病，反之如先天稟賦不足，或後天失養，則元氣不足，身體虛弱，易致各種疾病。

（2）宗氣：宗氣為後天之氣，是由肺吸入之清氣，和脾運化水穀精氣結合而成，積于胸中，主要功能有二：

　　一是出喉嚨而行呼吸；
　　二是貫注心脈而行氣血。

《靈樞・邪客篇》說；「宗氣積于胸中，出於喉嚨，以貫心脈，而行呼吸」，故凡語言、聲音、呼吸的強弱，氣血運行正常與否，均與宗氣的盛衰有關。

（3）營氣：營，有營運和營養兩種含義。營氣主要由脾胃運化的水穀精微所化生，是水穀精微中，富有營養的物質。它分佈于脈管之中，主要功能是化生血液，營養人體。

《靈樞・邪客篇》說：「營氣者，泌其津液，注之於脈，化以為血，以榮四末，內注五臟六腑」。營氣與血同行于脈中，有著不可分離的密切關係，故常「營血」並稱。

（4）衛氣：衛有保衛、衛護之義。衛氣亦由脾胃運化的水穀精微所化生，是水穀精微的剽悍部分。行于脈外，其運行迅速而滑利，主要功能有三：

　　一是衛護肌膚，抗禦外邪人侵；
　　二是控制汗孔開闔，調節體溫；
　　三是溫煦臟腑，潤澤皮毛等。

正如《靈樞・本臟篇》所說：「衛氣者，所以溫分肉，充皮膚，肥腠理，司開闔者也」。衛氣屬於陽氣的一部分，故有「衛陽」之稱。

❖ **氣的功能**

《難經・八難》說：「氣者，人之根本也」。說明氣對人體具有非常重要的作用。概括起來有以下五個方面：

推動作用	人體的生長發育，各臟腑經絡的生理活動，血液的生成與運行，津液的輸佈和排泄，都依賴氣的激發，若氣的這一功能不足，就會影響人體的生長發育或出現早衰，臟腑、經絡功能會減退，還會引起血虛、血脈瘀滯和水濕停滯等病變。
溫煦作用	《難經、二十二難》「氣主煦之」。即指氣有熏蒸溫煦的作用。是人體熱量的來源，人體能維持正常的體溫，是與氣的溫煦作用密切相關。若溫煦作用不足，便可出現畏寒肢冷，血運遲緩等。
防禦作用	氣能護衛肌表，防禦外邪侵犯，又能與入侵之病邪作鬥爭，若能驅邪外出，則身體康復，若氣的這一功能不足，則易受邪而發病。正如《素問・評熱病論》說：「邪之所湊，其氣必虛」。
固攝作用	氣的固攝作用，主要是對血、精、津液等液態物質具有防止其無故流失的作用。若這一功能不足，便可出現出血、自汗、遺尿、遺精等病症。
氣化作用	氣化是指通過氣的運動而產生的各種變化。具體地說，是指精、氣、血、津液各自的新陳代謝及其相互轉化。若這一功能失常，就會影響到氣、血、津液的新陳代謝；同時，也影響到對食物的消化吸收；甚至影響到汗液，尿液和糞便等的排泄。

❖ **氣產生的機制**

《素問・六節藏象論》肺者，氣之本，魄之處也。肺的運作與功能：

（1）肺主氣司呼吸，主宣發肅降

肺主氣（在此的「氣」指呼吸的空氣），「司呼吸」的呼吸作用，是經由宣發肅降運動來完成。「宣發」是指氣機的向上向外趨勢；「肅降」是指氣機的向下向內趨勢。如此體現了肺的呼吸、肺的運動，也體現了氣機運動的「升、降、出、入」形式。

通過肺的呼吸，與宣發肅降功能的正常運作，保證了氣機能夠正常的進行升降出入。也通過這個機制，來調節全身氣機，使氣機運行正常。

從解剖生理學來看肺的呼吸運動：吸氣動作是膈肌和肋間外肌收縮，引起的主動運動（在沒有輔助情況下完成的一種運動）。共分為等張訓練、等長訓練和等動訓練。

「等張訓練」可引起關節活動的肌肉收縮和放鬆運動，又稱動力性運動；

「等長訓練」是一種靜力性肌肉收縮訓練，無明顯的關節活動，能有效地增長肌肉力量，特別用於被固定的肢體和軟弱的肌肉及神經損傷后的早期；

「等動訓練」是等張和等長訓練的綜合，是利用專門器械進行的有效的發展肌力的一種練習，在訓練時肌肉以最大力量做全幅度的收縮運動，依靠器械的作用，運動速度基本維持不變，使肌肉在整個運動過程中持續保持高度張力，從而獲得更好的鍛鍊效果。

吸氣時，肋間外肌和膈肌收縮，胸廓前後徑、左右徑和上下徑都增大，整個胸廓容積擴大，肺也隨著擴張。肺容積增大，肺內氣壓下降，低於外界氣壓，外界空氣進入肺泡。呼氣時，肋間外肌和膈肌舒張，肋骨因重力作用下降，膈頂回升，胸廓容積縮小，肺借彈性回縮，肺內氣壓升高，迫使肺泡內部分氣體排出體外。肺的宣發肅降完成了外呼吸（肺通氣）。

（2）肺朝百脈，主治節

「肺朝百脈」的含義，是指全身血液匯聚於肺，經肺的呼吸，使富含清氣的血液運送全身，這個作用叫肺朝百脈。這須要兩個過程才能完成：

一為血液及血循環，全身的血液必須匯聚於肺，全身四肢百骸、臟腑、經絡，所有運行的血液，都必須匯聚於肺，我們簡單地把它概括為，由外而內，僅此還沒有完成肺朝百脈的作用。另一過程為：通過肺的呼吸以後，吸清呼濁，然後把血液輸送到全身，由肺通達全身。

「肺朝百脈」有哪些生理作用呢？從解剖生理學觀點來說，肺朝百脈：血循環包含體循環與肺循環、內呼吸（組織內毛細血管血液與組織細胞之間的氣體交換過程，亦稱組織呼吸。內呼吸過程中，氧由毛細血管血液進入組織液，二氧化碳則由組織液進入毛細血管血液）。

「心主血脈」，心的泵血是血循環的動力源，肺主氣司呼吸的氣藉由肺的宣發作用來進行，肺的宣發肅降是肺主氣司呼吸的動力源，心與肺運作藉由百脈相連接來完成。

（3）肺主一身之氣

肺主一身之氣，在此的氣是指全身能量，具有推動、溫煦、固攝、防禦與氣化作用。從肺的宣發肅降，產生人體氣機升降出入的動力源，這宣發

肅降的功能，從解剖生理學觀點來說，就是藉由呼吸肌的收縮與舒張，產生肺內壓與大氣壓的壓力差來進行肺通氣，在這呼吸運動也產能量（機械功與熱）。

而且由於呼吸肌的收縮與舒張，對胸腹腔內的組織器官產生擠壓、放鬆的按摩作用，及規律性的波動傳送，對消化道的蠕動，像腸胃道平滑肌所生的蠕動產生共伴效應，對身體能量「氣」，產生升降出入的運動。

「肺朝百脈」的功能完成，提供全身體表、組織、器官能量。所以說肺主一身之氣，在最後要說的是，此處的「肺」，不是解剖生理功能所指的肺，而是指「肺主氣、司呼吸」、「肺朝百脈」等功能性的肺。

❖ 氣機的調節機制

從「心主血脈、肺的宣發肅降、主氣司呼吸」來看，「肺主一身之氣」能視為我們身體能量「氣」的泉源。而氣的運動機制「氣機」的調節又是為何？

在中醫經典中，對氣機（能量運動機制）的調節說明如下：

> 《素問‧陰陽離合論》：「⋯三陽之離合也，太陽為開，陽明為闔，少陽為樞」；《素問‧六節藏象論》：「⋯肝者，罷極之本，魂之居也，其華在爪，其充在筋，以生血氣，其味酸，其色蒼，為陽中之少陽，通於春氣。⋯凡十一藏，取決於膽也」；
>
> 《素向‧靈蘭秘典論》說：「心者，君主之官也，神明出焉。⋯⋯」「肝者，將軍之官，謀慮出焉。膽者，中正之官，決斷出焉。」；
>
> 《素問‧奇病論》又說：「肝者，中之將也，取決於膽，咽為之使。此人者，數謀慮不決，故膽虛氣上溢而口為之苦。」所謂中正，即處事不偏不倚，剛正果斷之意。

(1) 膽主決斷

是指膽有判斷事物，作出決定措施的功能。膽的決斷功能，對於外在狀態影響人體時，以調節和控制氣血的正常運行，維持臟腑相互之間的協調關

係，有著重要的作用。

　　自然環境、社會因素的變化，特別是劇烈的精神刺激，會影響臟腑氣血的正常活動。膽氣強壯之人，雖受突然刺激而有所影響，但其影響程度較輕，恢復較快；膽氣虛弱之人，則往往因之而形成疾病。這反應了膽有維持精神及臟腑氣血活動相對穩定的功能。

（2）肝主氣機疏泄、肝藏血

　　氣機的疏泄、氣機的調節，有能量（氣）升降出入運行的調節，與氣功能中「氣化」作用（能量物質形式的轉化）的調節。肝的疏泄功能，在於全身的氣機通暢，也就是維持五臟系統的氣機運行正常，具有重要的調節作用，對全身氣機調節作用。

（3）心主血脈與肝主疏泄

　　從解剖生理學研究，知道我們身體能量物質，藉由循環系統的主動脈輸送到各器官（肝6％，消化道21％，腎20％，骨骼肌15％，腦13％，皮膚9％，骨骼5％，心血管3％，其他區域8％），注入到組織則是微循環進行能量物質的作用。

　　「微循環」是由小動脈、微血管（毛細血管）、微淋巴、小靜脈組成，通過各器官微循環經靜脈循環回流到心臟，但消化道則是經由肝門靜脈進入肝，由此可知肝的含血量佔全身血量的27％，是容血最多的器官。

　　微循環功能：a.調節血流及血液注入組織；b.血壓；c.組織液；d.體溫調節；e.傳送氧與營養物質及移除新陳代謝所產生的廢物及毒物。

　　調節血流及血流注入組織，是藉由血管平滑肌收縮與舒張。因此，從能量物質傳送調節機制來說，微循環相當於肝膽調節氣機的功能。

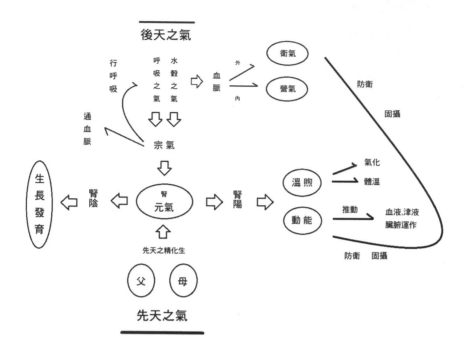

血：「血」的二用

中醫所說的血，是運行於脈管中的紅色液體，具有營養和滋潤的二大作用，通過氣之推動，循著經脈運行全身，以維持臟腑組織器官的正常功能活動。

中醫闡釋血的生成，是由脾胃所攝取的水穀精微激化為營氣，經過肺的作用，貫注心脈而成為血。《靈樞·營衛生會篇》說：「中焦受氣取計，變化而赤，是謂血」。故稱脾胃為氣血生化之源。此外，腎取五臟六腑之精而藏之。精能生髓，髓可生血，故有「精血同源」之說。

中醫理論說明血，具有營養和滋潤全身的生理功能。血在脈中循行，內至臟腑，外達皮肉筋骨，如環無端，運行不息，不斷地對全身各臟腑組織器官啟著營養和滋潤的作用。《難經·二十二難》說：「血主濡之」就是此意。因此，若血不足，便可引起全身或局部血虛的病理變化，出現頭暈、目眩、面色無華、毛髮乾枯、肌膚乾燥、四肢麻木等症狀。

血是神志活動的物質基礎，血液充足，才能神志清晰，精神充沛。正如《靈樞·平人絕谷》中說「血脈和利，精神乃居」。若血虛，則神無所養，常會出現驚悸、失眠、多夢、健忘等病症。

健康小叮嚀

「粉圓茶」給你氣血圓滿

各位看官，此粉圓可不是珍珠粉圓喔，能調補氣血的粉圓是「粉光蔘」＋「桂圓」啦！古時候有南方「桂圓」北「人蔘」的說法，說明這兩樣自古就被視為滋補氣血的珍品。

粉光蔘（又名西洋蔘、花旗蔘、巴蔘），【性味】性涼，味苦、微甘。溫和、不燥熱、不上火，成分含有多種粉光蔘皂甘、多醣體、氨基酸、揮發油…等，是非常好的養氣聖品。

龍眼（又名桂圓），【性味】性溫，味甘。成份含有蛋白質、維生素ABC、糖類、脂肪、鈣、磷、鐵、有機酸、腺嘌呤…等，是補血養心安神的良品。

粉光蔘5片、桂圓肉6粒，放入350～500cc的蓋杯，熱水沖泡飲用。每天一份，不可過量。

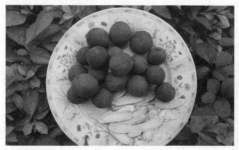
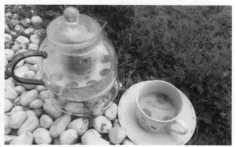

02
chapter

從認知「地上、地下；白天、夜晚」現象，讓「陰陽」不再難懂

從能量的觀點，理解「傷寒論」中的陰、陽。（三陽與三陰）？

　　受到傷害的人體（生病），醫聖仲景並不是以體內五臟六腑的面向來探討，所以如果是拿現代生理學的知識，死板板的套到《傷寒論》來理解，就算想破了頭也無法一窺全貌。《傷寒論》是以體內「陽氣」受傷的位置與程度來歸類，將其分成六個系統的受傷情形，而加以說明解析的。

　　「陽氣」上升地表，就像日光表現「陽熱」一般，清晨日出、日正當中、傍晚日暮，同樣都屬日光表現，卻有三種不同時段的溫差體現，這就如同人體體表組織「陽氣」變化，也歸類成三種階段，分別稱之為「三陽」。

　　「陽氣」下入地底，就像大地表現「陰寒」一般，夜晚、深夜、黎明，同樣都屬夜的表現，也有三種不同時段的溫差體現，這就如同人體體內臟腑「陽氣」的變化，也歸類成三種階段，分別稱之為「三陰」。

　　瞭解了這兩個區段，六個溫差變化，加上前段已經談到過的，我們身體能量（陽氣）的產生、輸佈、調節等，接下來就容易理解醫聖在《傷寒論》中，倡導的「三陽、三陰」部位，以及「三陽病、三陰病」等。

　　「三陽、三陰」部位表現，所形成「三陽病、三陰病」的病症歸類，是醫聖根據所蒐集到的大量臨床病案，依據發病的病因、病勢的演變而進行分類歸納之心得，是千古不朽的智慧結晶，非常值得我們用心來學習。

　　就我們身體能量的產生、傳輸、分布、調節來看：

分佈在全身肌表的能量是「太陽」；

軀幹胸腹腔內肌肉層的能量是「陽明」；

身體腔膜室、淋巴的能量是「少陽」；

消化道的消化、吸收運作能量是「太陰」；

執行心血循環運作能量是「少陰」；

負責身體能量物質生化的肝及提供心血循環動力器官的運作能量是「厥陰」。

當「三陽、三陰」的能量，發生不正常的運作時，所產生的病理現象稱之「三陽病、三陰病」。

六大系統的代號與影響傳變順序，分別為「太陽病→陽明病→少陽病→太陰病→少陰病→厥陰病」。

將這六大系統發病的時期，與當時的身體環境條件，受傷害的部位，加上體內產生的病理產物狀態，這些因素加總所造成的諸多現象，以「症狀」的表現來歸類出辨別六大系統的主要症狀，試圖以最簡單的臨床主證來教導人們認識疾病，便是《傷寒論》成書的最主要目的，也為我們開創了一個新的養生智慧。

體表的陽傷：太陽病、陽明病、少陽病

（1）太陽，人體體表皮膚與皮下組織、組織液部位的調節系統，負責體表毛孔開合發汗與體溫調控功能，並且在組織液部位負責第一線的防衛，由微血管提供大量免疫球蛋白，加上體內腸部外的大量淋巴液向體表供應，於此共同作用。

「太陽病」。人體為保持身體平衡狀態體溫，當在寒冷環境時，會降低體熱散失機制（如：停止汗的產生以降低熱的蒸散、體毛豎肌收縮讓毛髮直立以降低熱的對流散失、小動脈的平滑肌收縮降低血流量，以減少熱的傳導散失等），並增加體內熱的產生（如：骨骼肌的收縮、體溫調控中樞控制肌表的顫抖產熱、細胞直接將體內棕脂肪產熱等）供往體表傳輸，以增加體表的陽氣。

當熱源供輸或運作失常，或降低熱源散失機制失常，使得人體平衡狀態失去常態平衡，便會有怕冷、頭頸部僵硬、身體疼痛等現象，此為《傷寒論》中「太陽病」所說的主要臨床症狀：太陽之為病，脈浮，頭項強痛而惡寒。

（2）陽明，位置在太陽層之下，組織液的多寡與肌肉層的範圍，當組織液的消耗過度，體表熱調節與肌肉層也會跟著發生問題，進而引起腸部外的大量淋巴液嚴重耗損，導致腸道內水液嚴重不足而發生排便功能失調。

「陽明病」。當體表過熱，人體體溫平衡機制中散熱機制：A.流汗以增加熱的蒸散；B.豎毛肌舒張，肌膚平滑，增加熱的對流散失；C.小動脈上平滑肌舒張，血流量增加，以致有更多的熱經由傳導方式散失。便會自動啟動來調節體溫。

當人體散熱機制運作不正常，身體肌表產生大熱的狀況，為平衡身體的大熱而消耗大量水液，以致人體水液平衡失衡，導致在腸胃道間的水液，過度流失造成失衡狀態時，則會導致腸胃道熱盛或蠕動不良，形成腸道裡內容物堵塞，此為《傷寒論》中「陽明病」的主要臨床症狀：陽明之為病，胃家實是也。

（3）少陽，位於太陽與陽明層之間，在感冒疾病的急性轉慢性期或是恢復期，身體體表的循環代謝功能不足，發生在淋巴體系上的失調，屬於淋巴管、淋巴結…之類的淋巴體系問題。

「少陽病」。當人體內循環系統中，水液平衡發生失衡時，其影響會從肌表、組織間液，導致淋巴循環的失常。在胸腹腔部位（縱膈、橫膈部位）的淋巴循環，出現障礙而影響其對應部位之器官運作，這時的不正常運作，會使得身體產生之不舒服的症狀，如口苦、咽乾、嘔、目眩等，此為《傷寒論》中「少陽病」所述的主要臨床症狀：少陽之為病，口苦，咽乾，目眩也。

臟腑的陽傷：太陰病、少陰病、厥陰病

體內組織、器官能量運作性失衡，導致發生「三陰病」

（1）太陰病，是指疾病經過了前三個時期，由於體溫的消耗與腸道血液與津液的耗傷，進而影響到腸胃道的消化吸收功能，此時期歸屬「太陰

病」範疇。

當人體內平衡失衡，導致在腸胃道部位消化吸收功能低下，如《傷寒論》中「太陰病」的臨床證候：太陰之為病，腹滿而吐，食不下，自利益甚，時腹自痛。若下之，必胸下結硬。

（2）**少陰病**，指當人體的消化吸收功能不佳，沒有新的能量補充，接著體內屬於腦腎的內分泌與神經系統便會跟著混亂，而影響到心血循環系統，此時期歸屬「少陰病」範疇。

當人體內平衡失衡，導致在腸胃道部位消化吸收功能低下，進而導致心血循環系統功能低下，心血不足，沒有充分營養提供、傳輸給身體，以致精神不濟，其證候如：少陰之為病，脈微細，且欲寐也。

（3）**厥陰病**，人體兩大調控系統（內分泌與神經系統）皆失調，加上期待消化吸收的改善條件也不存在，此時面臨到的便是生死存亡的關頭，稱之為「厥陰病」時期。

當人體內平衡失衡，再進一步導致（1）循環系統動力器官「心臟」、（2）水液代謝主要器官「腎」、（3）主要血液中物質的新陳代謝器官「肝」，等的功能低下，以致於發生糖尿病、冠心病等相關證候：厥陰之為病，消渴，氣上撞心，心中疼熱，饑而不欲食，食則吐蚘。下之，利不止。

健康小叮嚀

「三里」三里灸不絕，一切災病息

陽氣不生，百病叢生，養生的真諦，就是要固護陽氣。『灸療』能夠激發經絡，達到調節機體各個組織器官的功能失調，調節人體陰陽的偏失，促使機體功能的活動恢復正常。早在《扁鵲心書》就有提到：『人無病時，常灸關元、氣海、命門、中脘，雖未得長生，亦可保百餘長壽。』

俗話說：『三里灸不絕，一切災病息。』由此可以看出我們祖先早已十分重視『灸』在防病保健方面的作用。

灸治百病的作用為：

1. 溫通經氣：袪散陰寒，治一切寒濕痹痛、陳寒痼疾。
2. 溫補益氣：扶陽固脫，治陽氣下陷及外脫危症。
3. 行氣活血：消瘀散結，治上下不平衡。
4. 預防疾病：保健強身，常灸關元、氣海、足三里

適灸者：久病寒症者、氣虛者、陽虛者。

不宜灸者：一切熱症不可灸。

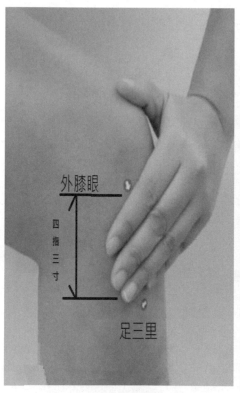
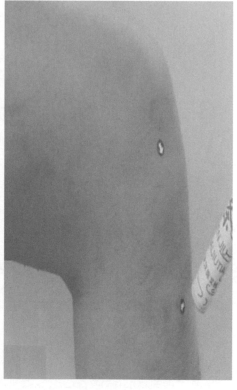

從《傷寒論》
提升人體自癒力

感冒：【英文catch cold】指著涼了，身體被寒冷所傷（體內「陽傷」），於是人體啟動自癒能力（正氣），鼓舞陽氣，開始展開一系列「傷寒」之後，「正邪相爭」的精彩表現。讓我們跟著《傷寒論》的條文去旅行，穿越時空，訪古探今，逐步學習醫聖仲景的健康療癒大智慧。

01 chapter

感冒初體驗

「感冒」中醫怎麼看？百病都是感冒惹的禍

「感冒」，不過是人體受到外在「溫度、濕度、懸浮物質、微生物」等的影響，導致體溫調節失衡。為了恢復平衡，身體發起了一連串的「作用」，這些機體「作用」下的變化，造成感受到明顯不舒服的症狀，且看古人如何看待「前因與後果」。

▶▶ 《傷寒論》條文

「太陽之為病，脈浮，頭項強痛而惡寒。」（條文01）
「太陽病，發熱汗出，惡風脈緩者，名為中風。」（條文02）
「太陽病，或已發熱，或未發熱，必惡寒，體痛，嘔逆，脈陰陽俱緊者，名曰傷寒。」（條文03）

▶▶ 條文解說

　　「感冒」，中醫稱之為「太陽病」。此條文為感冒病證的總綱，以脈象浮、頭痛、肩膀脖子僵硬痠疼、怕風、怕冷為其主要的症狀。

　　除「太陽病」的主要症狀外，還可依照兼有的症狀區分為二個證型：

　　「太陽病、中風證」，兼有發熱、汗出、惡風明顯、惡寒較不明顯、脈浮兼緩等；

　　「太陽病、傷寒證」，其兼症表現，或已發熱、或未發熱，惡寒明顯且惡風、身體痠痛、嘔逆、脈浮兼緊等。

▶▶ 生理病理解說1

　　「太陽之為病，脈浮，頭項強痛而惡寒。」（條文01）

　　太陽（指「大」的陽）：想像人體體表，可以直接照到陽光的範圍。這樣就能理解所有體表皮膚以及皮下組織液流動的位置層。其所占面積最大，所耗熱能也最多，陽能量因此最巨大，便以「太陽」來稱之。這部位所發生的一切病理變化，皆可視為「太陽病」。

　　太陽層的能量分佈，稱為「太陽經」，是體內陽氣升發匯聚於外，在最體表處，也就是表皮與皮下組織液層（又稱營衛層）的能量分佈路線。

重點說明：「太陽經」是人體的體表部位，為全身體表陽氣的輸佈　　　　　　位置。

　　當邪氣（細菌、病毒）侵犯人體，發生感冒症狀時，觀察症狀發生主要有二個方面：一個是影響「鼻腔呼吸道」功能的感冒；另一個則是影響「體表體溫」功能的感冒。後者感冒，主要是以損傷體表陽氣為

先，進而影響人體位置最表的「太陽經」，導致這個範圍發生了病症。如果沒有治療好，便會逐漸往下一層次「陽明經」、「少陽經」傳變。

之後隨著整個體表（三陽經總稱）的免疫防禦，與新陳代謝系統跟著混亂，便會正式進入損傷「體內臟腑」功能的階段，此時期稱之為「三陰病」，這樣的思維，就是感冒沒有完全恢復，會導致大多數的慢性疾病發生的原因。

重點說明：感冒拖久，雖然感冒症狀消失了，先別慶幸，這時已經轉為慢性病發生的關鍵。

「太陽病」，簡單來說，是指陽氣（免疫力），在體表抵抗風寒之邪（造成怕風怕冷症狀的細菌病毒）時，風寒邪氣較盛，體表陽氣不足以抵抗，便會因此怕風怕冷（稱為惡風寒）。

重點說明：「怕風」，就是體表有風邪；「怕寒」，就是體表有寒邪。

人體體溫調節中樞，在頭枕骨的頸椎範圍，當受到風寒影響後，整個頸背部的肌肉群都會有所反應，就經絡循行路徑而言，剛好是代號為「太陽」的膀胱經範圍，依照寒性「收引」的特性（遇冷則肌肉收縮的現象），收縮則不通，不通則痛，便會發生自後頸項往頭頂痛起，甚至痛到眉棱骨的頭痛症狀。

重點說明：「肌肉緊縮」是為了防止陽熱耗散的正常生理反應；「疼痛」則是警鐘，喚醒人體自癒機制。

此時體內血脈與裡陽，自會不斷地供給產生體表陽氣，用來抵禦外邪，脈管便會因此充盛而趨於體表，「浮脈」的現象自然明顯。（請參考王又老師的第一本著作《把脈自學聖經》一書，其中有詳細針對脈學原理與變化的說明）

重點說明：「浮脈」，感冒會有的脈象，是提供診斷很好的依據。

學習從體內陰陽平衡觀點來思考：

「惡寒」，是體溫平衡有失衡的表癥；「頭項強痛」，則是因頭頸部骨骼肌少（但佈滿了淋巴組織），當骨骼肌收縮產熱不足，而能夠產熱的棕色脂肪又相對較少時（甚或年長者已經沒有棕色脂肪），以致淺表肌肉層的組織間液循環不良而僵硬疼痛。

「脈浮」：小動脈之平滑肌舒張、血流量大，使得身體散熱傳導量增加，組織間水液充盛，脈動傳送感測靈敏，所以輕觸皮膚便可感覺脈動，但水液平衡尚未受影響。

在氣候多變化的季節，或是有冷氣空調的環境裡，注重頸部的保暖，當可減少熱的過度散失，所引起的僵直疼痛，也能預防風寒感冒的發生。

健康小叮嚀

頸部保暖很重要，頭痛感冒不易來。

▶▶ 生理病理解說2

＊「怕風」是感冒的先兆！

「太陽病，發熱汗出，惡風脈緩者，名為中風。」（條文02）

當人體吹到風、感受到風、怕風時，也就是說明風邪已經侵入人體表皮了。古人認為「風」來去無蹤、無孔不入，其性開泄，也就是能隨意進入體表而令毛孔打開。如果在不注意時吹到風，之後處在無風處

也會怕風時，則表示風邪已經侵犯人體，並且停留作用在體表皮膚與皮下，此時便是「太陽病‧中風證」初起，視為「傷風感冒」了。

重點說明：「傷風感冒」，中醫的病名稱之為「太陽病‧中風證」。

體表受風邪侵擾，剛開始會出現「惡風寒、頭痛、肩頸僵硬」等的「太陽病」症狀，之後體內的自我「調節機制」也會跟著運作，表現出鼓舞體內「陽氣」，供輸體表來進行抗邪反應，使得體表溫度升高而「發熱」。

重點說明：感冒「發燒」症狀，多是人體為了增強免疫力的必然現象，第一時間進行「退燒」，反而違反了人體正常抗邪機制，導致身體傷害，感冒反覆發作不癒。

人體體溫可經由毛細孔的開合來調節，以中醫學的說法，如果氣的固攝力（氣的功能之一）能正常作用於體表，便能控制毛細孔開合來散熱。感冒了，身體散熱的機制會讓體表形成汗出，則發熱的症狀將隨後自解，因此「太陽病‧中風證」雖有發熱，但現象較不明顯，會伴隨著汗出而緩解。

重點說明：「傷風感冒」的微微汗出，彷彿剛入侵皮膚的「風邪」，也因此跟著排出體外，感冒症狀也將隨之緩解。

一般濾過性病毒導致的感冒，血液中免疫球蛋白會大量進入體表淋巴層來抗邪，使體表組織液黏性增加，因此除了脈浮（浮取明顯、重按力減）外，指下還能感到些微粘的稠感，稱為「脈緩」。（請參考《把脈自學聖經》一書）

重點說明：「浮緩脈」是「傷風感冒」的基本脈象，很容易辨識鑑別。

學習從體內陰陽平衡觀點來思考：
「發熱」：是體內有致熱因子（病毒入侵體內的反應機制）。
「汗出」：則是將熱發散排出的生理正常反應（流汗是身體重要的

體溫平衡調節機制）。

「怕風」：當出汗散熱尚不足以將熱排盡時，張開的毛孔會使身體
以怕風的感受來體現。「風」，會加強對流熱的散失，
所以惡風是體溫平衡開始輕微失衡的表徵。

「脈緩」：顯示因為發熱汗出，以致體表「組織間液」不足，使得
對脈壓感傳不靈敏。

▶▶ 生理病理解說3

*「傷寒」感冒，來碗薑湯有效嗎？

「太陽病，或已發熱，或未發熱，必惡寒，體痛，嘔逆，脈陰陽俱
緊者，名曰傷寒。」（條文03）

感冒了，代表體表防衛之氣失守，風寒之邪大勝，按照先前條文說
明，很清楚這時期必令體表惡寒、怕冷、肌肉緊縮。緊縮的肌肉，又使
得血流不通而造成「體痛」；並使得吸氣時膈肌下降受到約束，肺氣不
得順利下降，而造成嘔逆感的發生。（此時體表還未產生發熱現象）

重點說明：「傷寒感冒」對身體的影響，有別於「傷風感冒」。

接著身體只好關緊門戶，令毛孔緊閉，使邪氣不得繼續入侵。此
時再提升兵力（陽氣）來決一死戰。這樣的過程，會造成體熱無法藉由
毛細孔往外宣發，使體溫不斷升高，而發生「高熱」症狀（這時期已發
熱）。

重點說明：「傷寒感冒」的高燒，跟毛孔緊閉不汗出有關，藉由發汗來
散熱，寒邪也將一併排出。

就算發燒，寒邪仍在體表之內，因此會同時出現體溫高，但是又
會出現怕冷而緊抱衣被，仍不解其寒的現象。「寒盛」令體表組織收引

緊僵，故脈同體徵而呈現「浮緊脈」。（脈象說明請參考《把脈自學聖經》一書）

重點說明：「浮緊脈」是「傷寒感冒」的基本脈象，很容易辨識鑑別。

學習從體內陰陽平衡觀點來思考：

「太陽病‧傷寒證」：必惡寒、體痛、嘔逆，脈陰陽俱緊。這些證候是指，當寒氣侵犯體表，身體「降低散熱」機制，是自我調節的反應，會造成以下症狀的發生：

a. 降低血流來減低熱的傳導散失；

b. 小動脈平滑肌過度的收縮以致於脈管有緊的現象；

c. 也相對造成體表肌膚部位、橫膈組織間液流動停滯，而有身體惡寒、疼痛症狀；

d. 由於小動脈平滑肌過度的緊縮，以致於淋巴液、組織液的流動障礙而有嘔逆的現象。

這些都是體溫平衡失衡的現象。

健康小叮嚀

身體減少散熱與產熱的機制不足以對抗寒氣時，應即時提供熱源給身體，以及阻絕寒邪，如喝熱薑湯、加衣暖身，當可減緩身體適應寒冷所產生的不適症狀。

「自癒力」的最佳補充品：桂枝湯

「感冒」過後，很多人會一直無法恢復正常的體質，西醫師只能建議多休息、多喝開水，試問，有多少人能真的多休息，不上班上學呢？

中醫學在這個時機，能夠依照「藥食同源」的原理，選用營養的天然植物，作為恢復體質的利器，以彌補現代人忙碌生活下的無奈。

▶▶ 《傷寒論》條文

「太陽中風，陽浮而陰弱，陽浮者，熱自發；陰弱者，汗自出，嗇嗇惡寒，淅淅惡風，翕翕發熱，鼻鳴乾嘔者，桂枝湯主之。」（條文04）

「太陽病，頭痛，發熱，汗出，惡風，桂枝湯主之。」（條文05）

▶▶ 條文解說

論述「太陽病・中風證」需使用「桂枝湯」的主要症狀。

「嗇嗇」：形容一個人因寒冷而畏縮情狀。

「淅淅」：形容吹到風時有如被澆冷水狀。

「翕翕」：形容熱氣聚集體表狀。

「嗇嗇惡寒，淅淅惡風，翕翕發熱，鼻鳴乾嘔者」，是形容「傷風感冒」時發生「惡寒、惡風、發熱」等的感受，還加上「鼻塞欲嘔」的症狀。

接著論述使用「桂枝湯」的病證。

「太陽病」是指之前條文「01太陽之為病，脈浮，頭項強痛而惡寒」。隨後出現傷風的證型，如發熱，汗出，惡風等症，見於條文「02太陽病，發熱汗出，惡風脈緩者，名為中風」。

因此，本條文實際上所指的是「太陽病」感受風邪（傷風感冒），會出現「脈浮緩、頭痛、頸項僵硬、怕風怕冷、發熱、伴隨汗出」等主要症狀供辨識。如果脈與症皆合於此條文，可用「桂枝湯」來治療。

▶▶ 生理病理解說

「太陽中風，陽浮而陰弱，陽浮者，熱自發；陰弱者，汗自出，嗇嗇惡寒，淅淅惡風，翕翕發熱，鼻鳴乾嘔者，桂枝湯主之。」（條文04）

「陽浮而陰弱」的「陽」，是指把脈時浮取的部位，「脈向健康」部落格（http：//leefire0932.pixnet.net/blog）之脈診教學提到，浮主表、主陽，相對沉主裡、主陰。所以在浮脈篇談到，浮取明顯、重按力減，相當於這裡的陽浮而陰弱。

此時陽氣正氣趨於體表，因此呈現表熱症狀（熱自發），發熱而汗出，使得體表津液耗損，故沉取弱（汗自出）。

重點說明：感冒脈象向上浮起時，是發熱、汗出的表現。

感冒病毒（風寒邪氣）侵犯人體體表後，會干擾人體體溫調節中樞，使之形成適合病毒繁殖的環境，令人感覺怕風怕寒，進而引發一些自我療癒的反應，包括發熱、頭痛、全身肌肉疼痛等，而病毒代謝毒素的產物，和細胞壞死所釋放出來的產物，也會造成上述反應的加劇。

感冒病毒還會導致宿主細胞變性、壞死、脫落，造成粘膜充血、水腫和分泌物增加，因此產生了鼻塞、鼻鳴等現象。體內氣血不斷供給體表抗邪所需，造成腸道供血不足，蠕動減緩，便發生了乾嘔食慾不振等症狀。

重點說明：面對以上感冒所發生的種種症狀與反應，唯有加強人體的自癒能力，快速度過這自我調整所帶來的不舒服時期，才是治療感冒的正確方式。現今西藥「對抗療法」已經不合時宜了，此時期使用「桂枝湯」方來處理，是個明智的抉擇。

學習從體內陰陽平衡觀點來思考：

身體有微微發熱，可說是人體被細菌、病毒等，產生的毒素直接刺激身體的溫度調節中樞（位於大腦內的下視丘），而引起體溫升高。

也可能是人體為了應付感染，發動巨噬細胞、白細胞等抵抗入侵生物的作用，產生複合體或代謝產物成為熱原，刺激「發熱」，此時便會發生「自汗」來蒸散熱，這是身體防衛機制，與體溫平衡機制正常運作的結果。

但是會發生輕微的惡風（怕風）、惡寒（怕冷），則顯示體溫平衡機制中，散熱、產熱的功能稍有不平衡的狀態。如果是明顯「惡風」，則是身體對風所產生的對流散熱，與體內產熱機制尚未達到平衡的表癥。「頭痛」則是水液平衡失衡的結果（頭部的淋巴液循環不通暢所致）。

方藥解說

方劑：桂枝湯：桂枝3 芍藥3 炙甘草2 大棗12 生薑3，分三服。

「桂枝」辛甘溫。辛溫達表，發散風寒邪氣，能將組織間液，連同病毒藉由毛孔排出體外。

「生薑」辛溫。溫胃發表，幫助脾胃運化，開胃氣，使甘草、大棗能被利用，以助體表津液與陽氣的補充，幫助發散寒邪而汗出。

「芍藥」苦酸微寒。可以防止上述藥材辛溫太過，而導致汗出過多損傷正氣，並且協助肺靜脈含氧血進入心臟後輸往頭身，來達到止痛的功效。

「炙甘草」甘溫。溫脾胃，補體表三焦津液之損耗。

「大棗」甘溫。提供人體營養與熱量。如同西醫為病患打點滴（葡萄糖液與生理食鹽水），以求快速恢復體力的原理。

示範說明：桂枝三錢、白芍三錢、大棗12枚、生薑三錢（藥用時皆是指老薑）、炙甘草二錢。約5碗水，先放入生薑、紅棗（剖），煮滾後，先中火悶煮10分鐘，再加入其餘藥材，改小火煮15分鐘，關火倒出分成三份。

先熱服一份，隨即啜熱粥，以助藥力。接著溫覆（蓋被子），使身體微似汗出即可，切不可令汗如水淋漓，如此汗出病可癒。如已癒，則停服剩下的藥。如病證猶在者，二小時後再服如前法。

重點說明：方劑之所以只列出組成藥物與用量比例，是因為在臨症用藥
上，需要依照患者情狀來增減，以便發揮最好的療效，所以不
明列以免產生誤導。如果要方便思考，原則上都以錢為單位。

「桂枝湯」方由於量少且無貴重藥材，因此相當便宜，通常15至
20元便可搞定，許多藥房不願抓或是會擅自建議增加其他藥材，須注意
寧可多跑幾家也不要隨意增加藥材，就這四味，再加上家裡的老薑即
可，便宜又非常有效。

又或者有人會懷疑量這麼少能治病嗎？要知道中藥治病劑量，是
有一定規範的。按照《黃帝內經》的概念，一切皆效法於天地，「太陽
病‧中風」，是指風邪侵犯人體最表層，部位在表皮與皮下組織液層，
其中充滿由體內陽氣蒸發的水液，所形成如同水蒸氣狀態的動能，稱之
為「氣」的物質，如雲霧一般。

如今此處發生病變，需由藥物前來支援，藥物也當「量少輕升」，
才能正確到達「氣」的部位。因此，雖然每味藥約開三錢，但是在分成
三份服用的時候，每次服用量只有一錢，如此輕的量，才能剛好作用在
體表，所以這都是一些不為人注意的細節，但對於療效卻很重要，不能
不注意。

重點說明：病在體表，藥量少，質輕升，效果好。

案例

最近身周圍的朋友陸續傳來重感冒的消息，沒多久，家人也出現了
感冒症狀。先是說怕風、背會冷、沒多久後開始後頭痛，痛至兩額、鼻
塞。按脈象，總按：右手浮取無力、中取略有力；左手略弦。

分析：冬天脈會比較沉，是因為身體要保持體溫以減少陽熱散失，
所以右手浮取無力（已屬摸得到脈了，雖未達到《傷寒論》的浮脈程
度，仍可視為脈浮弱，屬於表邪初起、正氣還未趨表之階段）。病毒初
犯人體之呼吸道黏膜，隨即進入三焦（細胞間液），去感染人體正常細

胞而導致發炎，以便有利其擴張繁殖病毒。

　　此病邪於寒冬流行，自然較喜寒的環境，一進入人體就會干擾體溫中樞，使體表溫度轉寒（惡寒）；淋巴防禦偵測到病毒，促使血管擴張，釋出更多免疫球蛋白到組織間來抗邪，使體表循環增加而發生脈浮與微發熱。

　　免疫球蛋白與病毒，隨著組織液循行至淋巴結，使後枕骨下淋巴與耳前、耳後淋巴腫大，影響頭部循環，開始出現頭部疼痛的症狀；病毒致使鼻黏膜腫大充血，加上體內散熱與調節體外冷空氣等多方因素，導致鼻部出現鼻塞不適的症狀；還有體內物質與能量（正氣）趨表，導致脾胃消化吸收能量不足，無法正常運化而沒胃口等。

　　綜合上述發展轉歸，而形成桂枝湯證之「脈浮，頭項強痛而惡寒，發熱、汗出、脈緩、鼻鳴、乾嘔」。

　　桂枝辛甘溫，能將組織間液連同病毒藉由毛孔排出體外。

　　炙甘草甘溫，溫脾胃、補體表三焦津液之損耗。

　　大棗甘溫，提供人體營養與熱量。

　　生薑辛溫，幫助脾胃運化，使甘草大棗能被吸收，又能助表散寒發汗。

　　芍藥苦酸微寒，防止上述辛溫太過導致汗出過多，協助肺靜脈含氧血入心輸往頭身，達到止痛的功效。

　　這五味藥皆不是殺菌藥，卻可以藉由發汗排毒、調補正氣來達到治病的效果，正確使用可半日癒，比起西藥來說要更健康不傷身，且康復速度快。

健康小叮嚀

　　「桂枝湯」並非直接針對發熱的因子來處理，而是藉中藥性味的特性，改善身體內環境之水液、熱能及提供營養，以恢復身體正常的平衡狀態，所以是感冒時期恢復「自癒力」的最佳補充品。

治病如烹小鮮！加油添醋效更佳

　　輕微「感冒」時，肩頸部的痠疼，往往讓人很難集中注意力，而造成上班、上課的困擾。使用中藥的方劑，可以視當時症狀，在基礎湯方之外，再針對這樣突出的病痛，加入適當的藥材，如肩頸部的痠疼可加入「葛根」，這樣的方法稱之為「加減」方。

▶▶ 《傷寒論》條文

「太陽病，項背強几几，反汗出惡風者，桂枝加葛根湯主之。」（條文06）

▶▶ 條文解說

「太陽‧中風」兼經脈不利的證治。

▶▶ 生理病理解說

　　來份番茄蛋炒飯。點了一份餐，廚師便開始配料，番茄、青蔥、蛋、米飯、鹽、油等組合起來便是了。如果當時這人容易脹氣，事先告知了廚師，廚師還可再加入生薑來幫他溫胃除脹。

　　治病如烹小鮮，不是要告訴大家治病像料理一樣容易，而是要表達一個方劑的運用，當根據症狀來選定主要方劑之後，還能如烹調一樣，依照些微的症狀變化來增減藥物。

重點說明：像這樣針對症狀進行微調藥物的作法，中醫稱之為「隨症加
　　　　　減」。

　　首先，看到「太陽病」這三個字，一定要先想到「01太陽之為病，
脈浮，頭項強痛而惡寒」。其中頭項強痛明顯時，又需與「03太陽病，
或已發熱，或未發熱，必惡寒，體痛，嘔逆，脈陰陽俱緊者，名曰傷
寒」之「體痛」相鑑別。

重點說明：其關鍵在於汗不汗出。

　　如03條「太陽病‧傷寒證」，因體表寒邪強、束縛體表毛孔，導致
緊閉不汗出，寒氣閉阻經脈導致項背身體疼痛；如02條「太陽病‧中風
證」，風性開泄（在02條文已談到）故汗出惡風、頭痛、肩頸僵硬。

重點說明：「太陽病‧傷寒證」不汗出、惡風寒；「太陽病‧中風證」
　　　　　汗出、惡風寒。

　　本條文（06）是在傷風感冒過程中，根據汗出惡風來得知體表乃風
邪入侵，寒邪不盛，雖然項背強几几（項背僵硬感），仍屬「太陽‧中
風‧桂枝湯證」，取桂枝湯扶正去邪，再加入「葛根」這味藥來緩解肌
肉僵硬便可。

重點說明：「葛根」針對肩背，如同「肌肉鬆弛劑」之功效。

　　學習從體內陰陽平衡觀點來思考：
　　注意體溫與水液平衡的問題。「項背強几几」是在頸背部位，水液
循環平衡失衡時，造成此部位感到僵硬，該部位小動脈平滑肌過度收
縮，以致血循環變差，或是水液流失（流汗）過度，使得該部位組織
間液循環變差所致。

　　亦或是久坐辦公桌、低頭族久未活動，姿勢固定造成頸背部的僵
硬。從汗出現象來觀察頸背部的僵硬，是該部位的水液流失，所造成水
液循環不良；汗出是體溫平衡的散熱機制，但惡風則是體表散熱，對風

所產生的熱散失，與體表血循環供熱失衡的現象。

方藥解說

　　方劑：桂枝加葛根湯：於桂枝湯內，加葛根三錢（同大棗先煮），餘依桂枝湯法。

　　「葛根」能使脾胃水濕，輕揚達表之肌肉層來解肌（如同肌肉鬆弛劑之功效）。

　　禁忌：多用反傷胃氣（升散太過）。

健康小叮嚀

　　當發生傷風感冒的過程中，項背僵硬感明顯時，別忘了「桂枝湯」能恢復自癒力，還需加入「葛根」來放鬆舒緩。

「感冒、便祕」作伙來

　　「感冒」屬於新發生的病症，如果患者本身，就有其他病症「如便祕」，這時候該先治療服用什麼，後治什麼，就成為一項重要的課題。

▶▶《傷寒論》條文

　　「太陽病，下之後，其氣上衝者，可與桂枝湯。」（條文07）

▶▶ 條文解說

　　「感冒、便祕」同時發生時，如果便秘症狀沒有明顯不舒服，可以暫時先不處裡，以便集中火力來對付感冒的病邪。傷風感冒，選「桂枝湯」；傷寒感冒，選「麻黃湯」。

　　感冒時期，便秘症狀明顯不舒服，則先瀉下助便、緩解症狀，之後感冒症狀「頭項強痛」仍在時，再使用「桂枝湯」來恢復自癒能力，解除感冒症狀。

▶▶ 生理病理解說

　　「太陽病」稱之為「表病或表證」，乃風寒邪氣侵犯體表「營衛」致病（指影響皮膚、皮下組織液功能），由於發熱汗出的關係，可能再進一步消耗體表與腸道的津液，導致嚴重不足的現象。

　　或者，此人本身就有腸道津液不足的「大便不通」現象，經「發熱汗出」而更加嚴重。這時雖有「太陽」表證，但大便不通（《傷寒論‧六經辨證》，屬於「陽明腑實證」）仍能同時發生。

重點說明：「太陽病」，症狀只有惡寒、發熱、脈浮的表證時，不可使用下法。

　　當「表證」與「裡證」同時出現時，「表證」急當先治表；「裡證」急當先治裡；「表裡皆急」則同治。

　　本條文「太陽病，下之後」，可以理解為「同時患有太陽表證，也有陽明裡證」，但是裡證較急（指便祕症狀），當先治裡。因此，先使用瀉下劑來去除大便，便祕解除後，症狀上的變化自然轉回感冒的不適，「其氣上衝」，就是在形容這「太陽病」表證轉強的現象。

重點說明：感冒同時便秘腹痛，腹痛甚者先瀉下。

「瀉下」之後，為一連串感覺上的變化，原本腹痛裡急症狀明顯，感冒表證相對來說較輕，因此，先處理大便不通的症狀。

瀉下後，腸道虛了，或有悶脹不適之感，但此時相對於表證而言，「太陽」表證的頭項強痛發熱…等症狀則更明顯，因此稱為「其氣上衝」，乃指邪氣由裡轉表之意，雖有些微裡證不舒服，但表證相對更急些，故急者先治之，可先給與「桂枝湯」來處理「太陽」表證。

重點說明：感冒經治療後，仍留有些微症狀時，「桂枝湯」適合進行收尾。

學習從體內陰陽平衡觀點來思考：

「太陽病」是體表平衡系統的散熱、產熱不平衡，所引發的肌表水液平衡狀態的失衡，如採用瀉下的方式處置，便使得體熱與水液更進一步的喪失。而頭部骨骼肌與棕色脂肪少，產熱的量最少，最容易先造成頭部骨骼肌循環變的最不通暢引發頭痛。

健康小叮嚀

三步驟，輕鬆減緩感冒頭痛。

1. 頭頸部前後左右伸展擺動，使骨骼肌收縮產熱。

2. 對整個頭部進行按摩。

3. 戴「帽子」對頭部進行保暖。

初期「感冒」胡亂醫，奇病怪症自然來

「感冒」，有許多人會採用一些偏方怪法來自行治療，雖然不見得每次都見效，也有機率會發生症狀更加的複雜。因此，參考古人的經驗，看看應該如何面對這樣的情況。

▶▶ 《傷寒論》條文

「太陽病，三日，已發汗，若吐，若下，若溫針，仍不解者，此為壞病。」（條文08）

「太陽病，發汗，遂漏不止，其人惡風，小便難，四肢微急，難以屈伸者，桂枝加附子湯主之。」（條文09）

「太陽病，下之後，脈促，胸滿者，桂枝去芍藥湯主之。若微惡寒者，桂枝去芍藥加附子湯主之。」（條文10）

▶▶ 條文解說

治療感冒症狀時，或發汗過多、或發汗不足；不應使用吐法而使用吐法、或吐之過多；又或以溫針促使發汗，等等手段來妄想解除症狀，不但疾病不能痊癒，還會因此使身體狀態更為紊亂，稱之為「壞病」。

例如「傷風感冒」的桂枝湯證患者，誤用「傷寒感冒」的麻黃湯來發汗，以致流汗不止、怕風、小便不利、四肢肌肉僵硬痠疼，或輕度痙攣、難以伸屈，可用「桂枝加附子湯」來恢復健康。

此條說明「太陽病」誤用發汗法，或是本該發汗，但是發汗太過，這類情況導致體表津液耗傷會有的症狀與治法。

又或者是說明初期感冒，而誤用瀉下藥後所產生的變症：脈象促、上腹部脹悶、以及微惡寒的證治。

▶▶ 生理病理解說1

「太陽病，三日，已發汗，若吐，若下，若溫針，仍不解者，此為壞病。」（條文08）

「太陽病」初發生二、三日，有需發汗的「傷寒‧麻黃湯證」；也有不需大汗出，而只要微似出汗的「傷風‧桂枝湯證」。

如果誤以為「太陽病」（感冒）初期，都理當大發汗來解除表邪而施以大汗法，導致汗出太過，損傷體內陽氣功能與津液物質，不但不能痊癒，還會造成新的病症發生：

重點說明：感冒時，不可亂服用會令人大汗出的退燒藥喔！

例如：感冒時期，胃腸道的津液，大量供應體表汗出所需；加上原本提供消化吸收的脾胃陽氣，也隨著津液一同耗散，兩因素相加，則會造成消化不良，阻塞脹氣上逆，而出現欲嘔非嘔的症狀。此時若是不能分辨其原因，是胃腸道津液不足，只按照症狀醫治而胡亂吐之，則胃腸道津液與陽氣將會更加受到傷害。

重點說明：感冒時，也不可亂服用會令人嘔吐的藥物。

或者下焦（指下腹腔）的「大腸」，生理功能主「津」，體表發熱汗出會產生「虹吸效應」，導致大腸津液不足，這些都會造成病症的轉移，而發生其他不舒服的症狀，則統稱之為「壞病」，需依照當時的狀況來「辨證論治」。

重點說明：往後條文會有許多這類，因誤治而產生的病症治法，此條文為以後的疾病傳變留下伏筆。

學習從體內陰陽平衡觀點來思考：

「太陽病‧傷寒證」的處理，採用「麻黃湯」，是為了提供身體體表熱源能量物質，「麻黃、桂枝」等藥材能讓身體發汗，將入侵在體表的「寒邪」祛除出去。

　　然而錯誤的使用吐法，耗費身體能量與胸腹部的水液物質；或用下法耗費身體能量，也將導致下腹腔的水液物質耗失，這完全是在破壞體內陰陽平衡，危害人體自癒力的錯誤治療。

健康小叮嚀

初期感冒三步驟：「多喝水、多休息、均衡飲食」，「自癒力」補強病自除，切不可過度勞累與強力治療。

▶▶ 生理病理解說2

＊感冒退燒藥「汗」一身，反覆發作身痙攣！

　　「太陽病，發汗，遂漏不止，其人惡風，小便難，四肢微急，難以屈伸者，桂枝加附子湯主之。」（條文09）

　　或許大家都有經驗，那就是在感冒發燒時，使用退燒藥或肛門塞劑。一經使用，便會發生大汗淋漓，汗多到衣褲都會跟著濕透，一會又怕冷、怕風，跟著反覆發燒。就在如此汗出熱退又復熱，再汗出熱退復熱的治療方式下，病情加重而傷透腦筋。其中的一種惡化現象，就是痙攣的發生。

重點說明：單純感冒發燒，立刻服藥汗出，燒退又復熱，說明「發燒」
　　　　　症狀也是人體「自癒力」的展現，不須貿然退燒。

　　發汗、遂漏不止，使得體內水分與鹽分（如鈉離子）快速流失，形成電解質失衡。人體內的鈉離子，大多存於血液及細胞外液（組織液）中，對人體的體液平衡，與其他的生理功能都有很大的影響。鈉離子是

細胞外液中帶正電的離子，在體內能維持滲透壓，與協助神經、心臟、肌肉…等各種生理功能正常運作。

重點說明：發燒汗出，請適時補充「鈉離子」水（如運動飲料），以便維持體內電解質平衡。

體內的「鈉」，主要是經由腎臟的尿液排除，當汗水大量流失時，鈉也會經由汗水排出體外。鈉離子含量減少時，體內的腎上腺皮質會分泌醛固酮，用來增加腎臟遠曲小管和集尿管的通透性，使更多的鈉可以再吸收回血管中。同時下視丘也會分泌抗利尿激素，用來作用於腎臟，以減少水分的排除，進而達到調控體內水液與鈉的比例，因此形成「小便難」的現象。

重點說明：感冒汗出多、小便不利別擔心，這也是體內正常的調節結果。

毛孔大開，體表空虛，使得風邪能再次入侵，而產生「惡風」的「太陽病」不解症狀。

人體肌肉組織和神經元，也會受到電解質的活動激活。例如肌肉收縮取決於鈣、鈉和鉀，這些關鍵電解質的平衡影響。電解質不平衡，會造成肌肉痙攣，常見運動選手於劇烈運動中，發生肌肉抽筋的症狀便是例子。

重點說明：此條文因汗出同樣有電解質不平衡的現象，初期先有四肢輕微僵硬痠疼，嚴重則四肢抽筋的症狀稱為「四肢微急，難以屈伸」。

「太陽病」發汗了，病症仍不解，感冒症狀似乎仍在時，思考發汗後的體內津液已傷，因此只須選用恢復自癒力的最佳調養方「桂枝湯」，來調和氣血津液，自能達到解除感冒餘症的功效，不可再用其他治療感冒的發表藥（發汗）來傷津耗液。

重點說明：感冒後的餘症，看似複雜，了解原理，治療也就不怎麼難了。

　　至於「加油添醋」來對付其他兼症，思考這些兼症起因，都是電解質不平衡所致，因此可以選用「炮附子」這味藥材來加入處理行列。因為「附子」，現代藥理發現，對於腦垂體與腎上腺皮質系統有興奮作用，能刺激人體快速分泌醛固酮來達到調節電解質的功能，電解質一恢復，小便難、四肢微急、難以屈伸等症自然得以解除。

重點說明：由此可知，古人對於中醫中藥的認知，是相當先進與科學
　　　　　的，值得我們用心來研究。

　　學習從體內陰陽平衡觀點來思考：
1. 發汗，是身體有「致熱源」時，維持體溫平衡的正常散熱機制，但「遂漏不止」則顯示散熱機制的自主神經系統中，交感神經不斷地興奮來產汗（調控排汗機制有失常的狀況）；
2. 惡風，顯示因風氣產生對流散熱量，與產熱機制失衡所致；
3. 小便難，則顯示水液平衡失常，無法正常的代謝；
4. 水液平衡失衡，身體大量水液及鹽分丟失，也造成四肢肌肉無法獲得足夠水液的濡養。

　　此時，因體內水液不停的流失，造成血容量變少，血壓降低，所以當下急需處理的是，阻止不適當的流汗，及讓血壓回復到正常狀態。
　　「附子」便是提升體內水液平衡系統中，下視丘—血循環—腎臟的運作，來恢復體內水液平衡（血壓）；「桂枝湯」則是調節肌表正常排汗狀態。所以在炎熱的天氣、運動等狀態，有大量流汗時，需補充能量以及低濃度的淡鹽水。
　　人體經由流汗蒸散體熱，須以微微發汗為佳，以此方式流汗，除了能將體熱逐步的蒸散外，不會大量流失體熱，體內的平衡系統亦能夠將所排出的水液，以及其內的電解質等，從體內適當的補充到體表，讓體表能繼續正常運作。

方藥解說

　　方劑：桂枝加附子湯：桂枝湯「桂枝3 芍藥3 炙甘草2 大棗12 生薑

3」加「炮附子3」（平常2 小孩0.5），分三服。

「炮附子」所含烏頭鹼有毒，食用過量中毒時，可致心率變慢，嚴重還會抽搐、昏迷致死。宜先煎0.5～1小時，直到淺嚐無麻辣感為度。非經醫師調配，切勿自行服用。

案例

女，20歲。感冒一週未癒，按其脈象：右手浮取大而無力，沉取無力，寸浮略滑，尺弱；左手正常，尺弱。（脈象認識與學習，請參考《把脈自學聖經》一書）

分析：浮取大而無力，沉取無力，歸屬虛脈。右手主氣，虛主氣津諸虛，乃感冒日久傷正，正氣虛則無以怯邪，邪停肌表導致惡風惡寒、身體酸疼，流連未癒；寸浮略滑，肺有水濕，時清涕出，遇冷尤甚；兩尺弱，乃平日腎陽不足，無以溫體表三焦導致惡寒甚。

一般西藥在處理感冒過程中，沒有調補正氣的處方，再加上年輕人不注意飲食睡眠，無法靠自然方式調養身體，導致以上感冒症狀一直無法解除。以上分析，了解自身症狀與病因後，便能有助快速治癒。

參考《傷寒論》條文：太陽病，發汗，遂漏不止，其人惡風，小便難，四肢微急，難以屈伸者，桂枝加附子湯主之。

「芍藥、生薑、大棗」溫中補津（補正氣），「桂枝」發表怯邪（將營衛之氣疏表），「炮附子」溫裡陽、補表陽（溫腎與溫通體表，去肺與體表寒邪）。數日後見面，歡喜告知好喝又速效。

健康小叮嚀

「發燒」也是一種「自癒力」運作的表現，先別急著退燒，體溫每升高1度，免疫力就能提升6倍喔！

「自癒力」運作三指標：1.有胃口、2.有體力、3.夜能眠。

▶▶ 生理病理解說3

＊感冒「下下」藥，心臟亂亂跳！

　　「太陽病，下之後，脈促，胸滿者，桂枝去芍藥湯主之。若微惡寒者，桂枝去芍藥加附子湯主之。」（條文10）

　　感冒期間，誤用了瀉下藥之後，有一種可能，會出現「脈促」的現象。《把脈自學聖經》促脈篇有提到，促脈為脈搏「動而中止，止無定數」，速率為數的脈象，是交感神經興奮增高，當竇性心動過速，伴有傳導阻滯、心律不整的脈象。

重點說明：感冒誤治，症狀也會隨之改變。

　　這是因為瀉下時，直接影響大小腸黏膜對水分的吸收，又因腸腔內的滲透壓改變，大量水分停留在腸腔內，造成腸管擴張，腸壁遭受嚴重刺激蠕動而致瀉，讓人體耗失大量的水分。這時影響到腸道血液與養份流入肝門靜脈的總量，使得下腔靜脈回流入心的血液不足，便造成脈促的心臟代償性不規則跳動（心律不整），因此出現胸悶滿塞的不舒服症狀。

重點說明：症狀改變，要思考生理的變化為何，方能做出正確判斷。

方藥解說

　　方劑：桂枝去芍藥湯：「桂枝3 炙甘草2 大棗12 生薑3」，分三服。怕冷，加「炮附子2（小孩0.5）。

　　「桂枝湯」方中的「大棗、生薑、甘草」，可以適時補充流失的水分與營養，但是「芍藥」味酸收斂的特性，能作用在動脈和靜脈壁的血管平滑肌上，達到擴張血管、降血壓的作用，這時使用會讓心血更加不足，而造成胸滿更盛，所以應該去除。

「微惡寒」，代表心力有衰弱的現象，無法振奮體表陽氣導致微惡寒，須靠少量的「炮附子」來強心，使心臟功能恢復，便能改善症狀。

學習從體內陰陽平衡觀點來思考：

當身體水液流失過量，使得可運作的血容量變少、心率變快，是心搏量減少之故，身體為保持血壓、心輸量的平衡，所產生的補償現象。

由於「太陽病」誤下，以致於身體能量物質、水液的大量流失，導致血壓下降，體內平衡系統中，啟動短期血壓調節，提升心律，如此更加消耗身體能量，而導致心率更快、心律不整，進而發生（脈促）及胸悶、胸脹等症狀。

桂枝去芍藥湯、桂枝去芍藥加附子湯，便是用來改善體內水液狀態，提供身體物質能量的恢復，靠著自癒能力來調節之觀念，而非直接對心率、心律不整來處理治療。

健康小叮嚀

再好的藥方，也要按照當時的狀況來「增、減」藥味，方能達到最佳功效。
這就是為什麼同樣的疾病，A君服這方有效，推薦B君服用則療效差的原因。

「過敏、皮膚癢」！原來也是「感冒」

「感冒」過後，許多人會開始發生「皮膚癢」的症狀，沒有起紅疹，睡覺時悶熱才會發作，甚至白天穿某些衣服也會發生，時間一久，不知不覺真的變成過敏皮膚「慢性蕁麻疹」。

▶▶《傷寒論》條文

「太陽病，得之八九日，如瘧狀，發熱惡寒，熱多寒少，其人不嘔，清便欲自可，一日二、三度發，以其不能得少汗出，身必癢，宜桂枝麻黃各半湯主之。」（條文11）

▶▶ 條文解說

得了「太陽病」已有八九日（指好一陣子）而仍不癒，表現出身體體溫發熱，與感覺怕風、怕冷的症狀。好像瘧疾一般的時而發熱、時而惡寒，發熱時間明顯長於惡寒時間，且一天內反覆發作2～3次，還會同時感到皮膚過敏、身癢的症狀。

沒有伴隨嘔症（「少陽病」症狀，之後條文再詳解）；排便也正常（指沒出現「陽明病」的不大便症狀）。這是因為感冒病邪存在體表，發汗祛邪不完全所導致的，宜服「桂枝麻黃各半湯」來改善。

▶▶ 生理病理解說

得了「太陽病」已有八九日（指好一陣子）而仍不癒時，通常感冒症狀會進而發生變化，以《傷寒論》「六經傳變」的順序來思考，會出現二種情況：

重點說明：這是患了感冒「太陽病」一段時日，病症發生變化的可能情形。

「太陽」表邪（指感冒邪氣），趁虛入裡而形成1.「陽明病」（脈大、高熱、不惡寒或不大便）；或者是2.「少陽病」（脈弦、往來寒熱、胸脇苦滿、乾嘔不能食）。

既然本條文的症狀，已非典型的「太陽病」症狀了，就需要思考有無向裡傳變的可能性，致使導致證型的改變。如果發展成為「陽明病」，可能形成「陽明經病」的高熱、不惡寒；或是「陽明腑病」的便秘、大便不出等症狀。

重點說明：這是「六經傳變」的一般傳變順序。

比較條文中發熱惡寒、清便欲自可（無大便不通）的症狀，說明病邪並未內傳「陽明經」肌表層與「陽明腑」裡的部位，可以先排除「陽明病」的可能性。

重點說明：「陽明腑病」主症為不大便；「陽明經病」主症為高熱、不惡寒而惡熱。

第2項可能性的思考：「太陽病」的發熱、惡寒，是指同時具有身體體溫發熱，與感覺怕風、怕冷的症狀。如今症狀的轉變，好像瘧疾一般的「時而發熱」、「時而惡寒」，發熱時間明顯長於惡寒時間，好似「少陽病」的「往來寒熱」。

但是從「少陽病」的其他主症來參考判斷，發現其人不嘔，且無胸脇苦滿，光憑如瘧狀，發熱惡寒，熱多寒少，不足以判斷邪入「少

陽」，所以這時期也不可使用「少陽病」的柴胡劑來治療。

　　以上兩種「感冒表證」，向裡傳變的可能性都排除了，就只剩下仍屬「太陽病」的可能。所以思考將條文這樣調整，「如瘧狀，發熱惡寒，熱多寒少，無陽明少陽證，一日二、三度發，以其不能得少汗出，身必癢」，是否能更清楚此證仍屬「太陽病」表證。

重點說明：每項「病」，都有其主要症狀可以對照，這在中醫辨證上是
　　　　　非常重要的關鍵。

　　所以，得病已八九日而不傳也不癒，表示此時寒邪已弱（惡寒輕），同樣的正氣也弱（營衛之氣不足），時時隨胃氣鼓動（飲食後的補充），能造成溫陽發熱的功效，但是作用力不持久而無法完全祛邪，還非得藥物的作用不可。

重點說明：適時輔助正氣，使「自癒力」能正常發揮，也是治癒疾病的
　　　　　方法之一。

　　學習從體內陰陽平衡觀點來思考：

　　引發「嘔」的原因很多，而產生嘔的動力來自於膈肌、腹肌急劇的收縮，使得腸道逆向蠕動。條文中的說明沒有嘔的症狀，顯示腹部內環境穩定，只有體溫平衡調節不穩定，身體時能發熱出汗，藉由散熱祛除體表入侵的病毒，但無法持續產熱發汗來對付病源體，此為身體提供體溫平衡之能量不足所致。

　　「桂麻各半湯」。其中桂枝湯成份，改善身體內環境之水液、熱能及提供營養；麻黃湯成份，作用肌表發汗，而將病毒排出體外。如此生理機制恢復，便能幫助體表溫度恢復到穩定的平衡狀態。

方藥解說

　　方劑：桂麻各半湯：桂枝1.5 芍藥1 甘草1 麻黃1 杏仁1 生薑1 大棗4，分三服。

　　汗不出，停留在皮膚間形成濕阻，影響肺氣的宣發，氣鬱化火而

生風，《內經》病機十九條「諸痛癢瘡，皆屬於心。」；《外科大成》「諸瘡痛癢，皆屬於火……，風盛則癢。」，造成一日二、三度發，以其不能得少汗出，身必癢。

此時身體已虛，雖有表邪，仍不能承受一般劑量之麻黃湯（發汗劑），因此鑑於症狀發生在皮膚，藥材量少輕升便可達到病症所在，採用一半劑量的麻黃湯來發汗解熱止癢，加上一半劑量的桂枝湯來補營衛之虛，合成了桂枝麻黃各半湯這個方劑來治癒。

記得使用此方仍須遵照桂枝湯的服用法，溫覆（蓋被子）使身體微似汗出即可，切不可令汗如水淋漓。

健康小叮嚀

洗熱水澡、蓋被悶熱、手指劃過皮膚的時候，皮膚立刻過敏癢，這些都跟「感冒」沒有痊癒有關。

「自癒力」的「瞑眩反應」

相信許多人都有這樣的經驗，在服完感冒藥後，會感到症狀突然「加重」的感覺，特別是「身重」、「無力」、「煩躁」，恨不得馬上被敲昏來逃避這樣難受的症狀。睡一覺後，便渾身舒暢，百病全消，這就是「瞑眩」反應的表現。

▶▶《傷寒論》條文

「太陽病，初服桂枝湯，反煩不解者，先刺風池、風府，卻與桂枝湯則愈。」（條文12）

▶▶ 條文解說

　　「感冒」，正確的服用「桂枝湯」，頭痛、肩膀脖子僵硬痠疼、怕風、怕冷的症狀沒有完全解除，還因此增加了煩躁的現象。這時可以先針刺「風池、風府」這兩個穴位，之後再服用「桂枝湯」，「感冒」症狀便能痊癒。

▶▶ 生理病理解說

　　人體免疫系統是對抗疾病的防線，而免疫系統主要分布在淋巴組織，頸部的淋巴組織是對抗感冒病毒的第一道防線，可以抑制細菌、病毒蔓延到其他器官組織。

　　因此，當「太陽病」感冒時，由於頸深部淋巴結，是收集鼻咽、喉、氣管、甲狀腺等處的淋巴液，大量淋巴流經淋巴結，會使得頸部淋巴結輕微腫大，此時服用辛溫性質的「桂枝湯」劑，有時會因為助長體表組織液滲入毛細淋巴管後，形成淋巴液的增加與大量流動，而導致上焦心肺出現煩熱的現象，此煩熱通 俗的講法，例如稱為「上火」的現象。

重點說明：感冒服用「桂枝湯」而發生煩躁，是屬於藥力發揮作用，無須擔心。

　　這時並不是藥方開的不對，如果真的覺得這症狀不舒服，疏通淋巴結阻塞便能改善。就傳統中醫觀念，認為這是因為風邪凝結於「太陽經」的道路上，由於藥力不能流通，因此須先以針刺解除其結塞。

重點說明：針灸治療對於疏通體表經絡，有立即見效之功，值得大家學習推廣。

　　換個角度思考，在我們的枕骨下方，有好多條頸部肌肉包圍淋巴、血管、頸椎和頭顱，因為「太陽病」引起的頸項僵硬，會導致枕骨下到頸部的循環受阻，此時再給予溫熱藥，便有可能發生煩熱症狀。古人認為風邪本自項入，必刺「風池、風府」，疏通其來路，以出其邪，之後仍服「桂枝湯」以調和榮衛則癒。

重點說明：本條說明服用「桂枝湯」後，自癒力恢復的過程中，可能出現的好轉反應（又稱瞑眩反應或逆轉反應）與處理方法。

　　「風池」穴位置在頸後方，與風府穴（督脈）相平行，為胸鎖乳突肌與斜方肌上端之間的凹陷中，處枕骨下緣；

　　「風府」穴內伴行著動脈，深層有枕大神經和枕動脈，再深層有硬脊膜和脊髓，兩穴刺激對於放鬆頸部肌肉與協助淋巴、血液、腦脊液的循環有很大幫助，針刺可以舒緩煩熱症狀。

重點說明：時常按壓熱敷「風池穴」，對頭、頸、肩三部的各類症狀，都能緩解與改善。

　　學習從體內陰陽平衡觀點來思考：

　　淋巴液是體內水液平衡中的一環，淋巴系統是人體重要免疫系統的器官，也負責引流組織液、淋巴液，和靜脈溝通，所以淋巴系統也是人體負責平衡（自癒力）的重要器官。

　　當針灸的針插進人體之後，人體自身會辨識有外物入侵，會啟動自癒反應，同時激發該部位組織液、淋巴液的流通，促進該部位的水液循環，進而調整身體的平衡狀態。風池、風府部位下針，能促進該部位水液循環，恢復體溫平衡。

健康小叮嚀

「風池穴」擊退感冒症狀！

按壓頸部風池穴位，左右皆有，將手掌放在耳朵後方，「食指、中指、無名指、小指」等四指朝上，將拇指指腹放耳垂後水平方向凹陷處（便是風池穴），重力揉按3～5分鐘，感到痠痛、脹麻感明顯，便能改善感冒症狀。「吹風機」熱風針對左右風池穴烘吹，10～15分鐘，也能達到緩解效果。

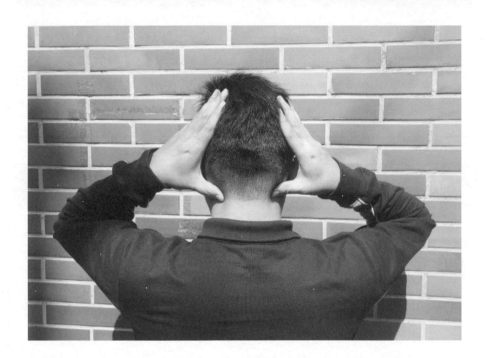

「傷風感冒」應不應該泡澡、運動來改善？

「感冒」怕風怕冷頭痛時會發現，流流汗可以緩解不舒服的症狀，因此許多人會試著「泡澡、活動」來促進發汗。這樣的思維到底是對還是錯的呢？還是有什麼該注意的事項來輔助，真的可以用來緩解症狀？

▶▶ 《傷寒論》條文

「服桂枝湯，大汗出、脈洪大者，與桂枝湯如前法。若形如瘧，一日再發者，汗出必解，宜桂枝二麻黃一湯。」（條文13）

「服桂枝湯，大汗出後，大煩渴不解，脈洪大者，白虎加人參湯主之。」（條文14）

▶▶ 條文解說

「太陽病」，服用「桂枝湯」的轉歸及證治。「太陽病・中風證」服用「桂枝湯」，大汗出期間會發生洪大脈的可能，之後如果傷風感冒症狀仍在，同樣以「桂枝湯」來調理。

如果症狀疑似出現寒熱往來的如瘧狀，一日發作二次，屬體表症狀時，仍用發汗法來祛邪，宜桂枝二麻黃一湯。

如果在洪大脈期間，發生大汗淋漓、煩渴甚等症狀，則表示病程已進入「陽明病・經證」的階段，這時則須改選用「白虎加人參湯」來改善。

▶▶ 生理病理解說1

　　「服桂枝湯，大汗出、脈洪大者，與桂枝湯如前法。若形如瘧，一日再發者，汗出必解，宜桂枝二麻黃一湯。」（條文13）

　　「太陽病」傷風的「桂枝湯」證，服用「桂枝湯」方法「溫熱服用，須臾啜熱粥以助藥力，溫覆取微似汗，不可令如水淋漓。汗出病差，停後服。服一劑盡，病證猶在者，更作服。」

　　臨床上，常見病人認為大汗出，會讓症狀緩解得快，病就好得快。因此，在溫覆（指蓋被）取汗時，發生過度汗出，甚至自行加上劇烈運動，或泡熱水澡來幫助汗出，實際上這樣處理的方式，會讓身體體液大量流失，損傷正氣，導致體表空虛而再次受到邪氣侵犯（二度感冒）。

重點說明：感冒使之發汗，症狀會減輕時，仍不可大汗出，不然汗出緩解，又會隨之復發。

　　大汗出期間，如果剛好正是體表發熱時，會出現類似發熱不惡寒、脈象浮大明顯如洪大脈。隨著汗出而耗傷體表津液與正氣，邪氣便會試著往裡傳變。

重點說明：感冒發汗太過，雖然症狀緩解，但是隨之發生其他症狀，這就視為病邪「傳變」了。

　　此時，如果人體裡部的防禦能力仍在時，邪氣將無法往裡傳變，其中之一的變化，會出現體表風寒邪氣因汗出而減弱，正氣也相對耗散的洪大（指浮大）卻無力的脈象，症狀則仍是「太陽病‧中風證」（體表發熱、惡風寒），仍用桂枝湯來調和體表營衛之氣，以達扶正祛邪的目的。

重點說明：感冒發汗後，病邪可向體內傳變，也能停留原處蟄伏。

　　如果是出現類似（條文11條）的如瘧狀（但無瘧症），則表示因為汗出，導致此時正氣比該條文時期更加虛弱，這時寒邪已弱、正氣也弱（惡寒輕），加上胃氣鼓動也減少，則發熱次數也就相對減少。因此，

這樣的時期無法順利發汗祛邪，也不足以在皮膚間蓄熱而發癢。

由於致病因素相同，只在正虛的程度上有異，因此選用相同方劑，而在補充正氣的桂枝湯劑量稍稍增加，而成為桂枝二麻黃一湯。

重點說明：感冒後，時而怕風，加件衣服又太熱，這是體虛現象，本方
　　　　　劑適用。

學習從體內陰陽平衡觀點來思考：

傷風感冒，服用桂枝湯而流大汗，便發生大量流失水液和蒸散大量的體熱。

水液因此大量流失，會造成血壓低下，在正常情況下，身體平衡系統（自癒力）會啟動血壓調整機制，藉由下視丘上的滲透壓接受器刺激，引發口渴現象而飲水；加上合成抗利尿激素，引發小動脈平滑肌的收縮與提升腎臟遠曲小管、集尿管對水的重吸收，達到提升血量和血壓。

體熱大量散失後，要保持體溫平衡，需要產熱來補充，當能量不夠時便會形成身體感到怕冷，用桂枝湯可以補充能量，也可加速恢復水液的平衡狀態。

方藥解說

方劑：桂二麻一湯：桂枝3 芍藥2 麻黃1 杏仁1 甘草2 生薑2 大棗5，分三服。

「桂枝湯」可以補充能量，也可加速恢復水液的平衡狀態。如瘧狀，但發熱、惡寒的頻率小，顯示體溫平衡恢復狀態比較好，因此需「麻黃湯」發汗排出病理產物的量也不需太多。

健康小叮嚀

「傷風感冒」泡澡、運動汗出後常可緩解症狀，但也會因汗出過多而症狀復發。記得微微出汗就好，擦乾身子、喝水、休息，半日便可痊癒。

▶▶ 生理病理解說2

＊「暑天半個瓜，藥物不用抓」？

　　「服桂枝湯，大汗出後，大煩渴不解，脈洪大者，白虎加人參湯主之。」（條文14）

　　服用「桂枝湯」之後；出大汗，並且發生大煩渴的「熱盛傷津」現象時，可能是因為身體不斷發熱汗出，使血管中血液含水量一直發散而嚴重缺少，導致出現大煩渴不解的症狀（血中有熱，影響到心，而產生煩的現象；血中水分缺少使得濃度上升，刺激下視丘渴覺神經，造成大渴的感覺）。

重點說明：這樣顯示病邪已經開始傳變了。

　　這個時期視為病邪由「太陽病」轉入裡，而形成「陽明病」的機轉。主要症狀表現不再有「太陽病」惡風寒的症狀，而是以「發熱、汗出、煩渴、脈洪大」等為其主症的「熱盛傷津」表現。

重點說明：此時稱之為「陽明病・經證」或是「白虎湯證」。

　　如果錯過洪大有力脈的「白虎湯」治療時機，心臟會因為大量汗出，而導致電解質不平衡（尤其是鈉鉀離子），最後出現脈象「洪大而無力」的心臟衰弱現象，此時除了仍使用「白虎湯」。

　　藉由「石膏」清除體表熱，「知母」清血中之熱，「甘草、梗米」來養胃補津；還剩下恢復心臟的氣血方面，就需要再加入「人參」來大補氣血，而成為「白虎加人參湯」，以恢復人體的自癒力。

重點說明：一般病症發生時，體現心臟無力的狀態，正是「人參」的使用時機。

　　學習從體內陰陽平衡觀點來思考：

學習從體內陰陽平衡觀點來思考：

當身體大汗之後，流失大量的水液（陰液的流失），體內平衡機制（自癒力）會啟動血液調節機制，藉由口渴飲水來回復水液、血量及血壓平衡常態，如果得以補充足夠水液，人體將自我平衡而自癒。

當喝水，仍不能緩解口渴的現象時，表示所喝的水，不足以經由腸胃道系統來進入身體，人體的調控機制（自癒力），接著偵測大汗造成水液及鹽分同時大量流失的因素，啟動腎素—血管張力素—醛固酮機制，及飲水來提升體內水液及鈉離子的含量，藉此恢復水液、血壓、血量的平衡。

「煩」是自體感覺的熱感（陽熱反應），是血脈中的水液，隨體表大汗流失後，自體所感受到的血熱現象，是血液中水液的變動平衡，自癒調節的一環。隨之「渴飲」，則是陰水平衡陽熱的生理自癒反應。

方藥解說

方劑：白虎加人參湯：石膏16 知母6 炙甘草2 粳米（適量） 人參2，分三服。

「石膏」性味辛、甘，大寒。歸肺、胃經。辛能解肌退熱，寒能清熱瀉火，甘寒則除煩止渴，屬於清瀉肺胃二經氣分實熱的要藥，並且常與「知母」同用。其主要成分為水硫酸鈣，根據研究，對於內毒素發熱，具有明顯的解熱效果，並且能夠明顯減輕口渴症狀。

「知母」，性味苦、甘，寒。歸肺、胃、腎經。其甘寒質潤，善清肺胃氣分實熱，而除煩止渴。

上兩味藥，用來除熱止煩渴，同時還需「甘草」「粳米」來補津液，順便防止寒藥損傷脾胃的運化功能。最後加上「人參」來強心補氣、生津固表，如此才算完整的組合，而成為這個白虎加人參湯方。

健康小叮嚀

　　「暑天半個瓜，藥物不用抓」，西瓜是天然的「白虎湯」。

　　在夏日中暑時，多汗、發熱、心煩、口渴、尿少等症狀，都適合使用西瓜作輔助治療。西瓜皮煎水服用，或是去綠皮紅肉，食用皮下白肉處，效果最佳。

自從「感冒」後，就開始怕熱也怕冷，應該如何調整？

　　「感冒」過後，如果沒有真的好好調理，是許多平時「輕微」症狀的發生原因。小看了這樣的關鍵，隨之而來的可能就是「體質」的不良，一天到晚都在生病。

▶▶《傷寒論》條文

　　「太陽病，發熱惡寒，熱多寒少，脈微弱者，不可發大汗，宜桂枝二越婢一湯。」（條文15）

▶▶條文解說

　　「感冒」，發熱、惡寒同時發生，發熱感受多、惡寒感受較少，雖然仍應採用發汗的方式來治療感冒，但是由於按其脈象「細小無力」，屬於正氣微弱的體質，不可汗出過多，否則將導致體內津氣耗傷，而轉變為其他複雜的病症，可以選用「桂枝二越婢一湯」來治療。

▶▶ 生理病理解說

　　太陽病（感冒），可以出現如（第11條文）的如瘧狀，發熱惡寒，熱多寒少；也可能出現本條文的非如瘧狀，而同一時間發熱惡寒，熱多寒少之症狀。

　　有關「脈微弱」方面：

　　a. 顯示平均動脈壓（MAP）低於60mmHg。血液灌注力不足，無法將血液灌注到器官，提供所需要的養分、氧氣等維生所需的物質。「平均動脈壓（英文縮寫為MAP（mean artery pressure），指一個心動周期中，動脈血壓的平均值。成年人正常值為70~105mmHg。

重點說明：計算公式如下：平均動脈壓＝（收縮壓＋2×舒張壓）/3；或：平均動脈壓＝舒張壓＋1/3脈壓差。）」

　　b. 並且「脈壓差」也會偏低，收縮壓心搏量低下，心輸出量下降，供應身體養分、氧氣量降低。正常脈壓差在：20~60mmHg之間，小於20mmHg為脈壓差過小，大於60mmHg為脈壓差過大。

重點說明：脈壓差＝收縮壓（高血壓）—舒張壓（低血壓）。

　　因此，「脈微弱」提示了體內體液平衡中，心臟能量不足，產生血液循環量不足，以致於相關體液「組織液、淋巴液」的平衡受到改變，沒有足夠水液進行流汗散熱機制。

重點說明：「脈微弱」不可發汗。

　　這時期發生感冒症狀，必須慎用發汗法來治療感冒症狀。「桂枝二越婢一湯」的治療策略，是用「桂枝湯」的成分來調和營衛正氣（補不足）；體表鬱熱，可以靠少量的「石膏」來清熱；再加上少量的「麻黃」，其所含麻黃鹼素，用來興奮中樞神經，鼓動心臟、收縮血管、升高血壓，使的脈壓回復正常，也就是使得心搏量回復正常，幫助體表循環來恢復正氣。

　　身體發熱時，會感到輕微惡寒，此時身體虛弱，體表因寒而鬱熱，如果虛弱與鬱熱改善，身體也將回復健康，「桂枝二越婢一湯」（「越」有去除改善之意；「婢」古代罪犯妻女沒入官家為奴稱之，此指輕微兼症。）

　　學習從體內陰陽平衡觀點來思考：

　　「太陽病」發熱惡寒，熱多寒少的現象，如（11、13條）所述，皆為體溫平衡失調，其原因在於能夠讓體溫平衡的產熱排汗機制，運作功能不足，以致於祛除病毒狀態無法持續進行，所呈現發熱惡寒、熱多寒少的現象。

　　一般人感冒的脈象，是脈「浮緩或緊」，顯示心肌肌力沒有虛弱的狀態。當感冒出現脈微弱的現象時，顯示此人體質，心肺功能較差，可從低強度有氧運動開始，逐步加重強度（從慢速到快速健走、有氧呼吸伸展健身操、太極拳等）來強化心肌肌力。

方藥解說

　　方劑：桂二越一湯：桂枝2 芍藥2 甘草2 生薑1 大棗4 麻黃0.7 石膏16，分二服。

　　當一個人的脈象呈現微弱脈時，指脈象非常無力，而脈的跳動力是由體內陽氣多寡來決定的，無力時則表示體內陽氣不足。此條文「太陽病」的寒邪是弱的（體表惡寒輕，且沒有傳變），同樣的正氣「自癒力」也弱（脈無力）。

　　當飲食支援鼓動裡陽，使暖暖的胃，熱發散到體表來暖身抗寒後，逐漸熱退，體表寒邪便會使毛孔收斂，加上體內陽氣衰退不足，無法持續大量宣通體表導致熱鬱，因此感覺熱多寒少。

　　在這時，屬「太陽病」虛弱體質的情況下，調和營衛正氣仍選用「桂枝湯」，體表鬱熱可以靠少量的「石膏」來清熱，再加上少量的「麻黃」，其所含麻黃鹼素，用來興奮中樞神經，鼓動心臟、收縮血管、升高血壓，幫助體表循環來恢復正氣，而形成「桂枝二越婢一湯」。

健康小叮嚀

產熱排汗機制功能不足，冷熱不調真麻煩。

持續慢速到快速健走、有氧呼吸伸展健身操、太極拳等，都能促進心肺功能，恢復體溫調節的產熱排汗機制。

胃腸虛弱，小心感冒「濕」來困

愛吃生冷食物，暴飲暴食，「胃腸虛弱」是現代人常見難解的問題。如果再加上遇到了「感冒」，該怎麼治療改善，學問就在條文中。

▶▶《傷寒論》條文

「服桂枝湯，復下之，仍頭項強痛，翕翕發熱，無汗，心下滿微痛，小便不利者，桂枝去桂加茯苓白朮湯主之。」（條文16）

▶▶ 條文解說

同時發生「傷風感冒」，與胃腸道脹悶微痛（心下滿微痛）的不舒服症狀，先服用了「桂枝湯」，之後再用「下法」治療心下滿微痛，結果症狀仍有頭項強痛，翕翕發熱，無汗，心下滿微痛，小便不利，選用「桂枝去桂加茯苓白朮湯」來改善。

▶▶ 生理病理解說

　　此條文敘述中，並未用「誤」「反」字眼，說明此人原本就有「傷風・桂枝湯證」，與心下滿的不適現象，依照治療順序原則，當太陽表證較急時，當先處理表證，服「桂枝湯」，之後再用下法，處理症狀比較不急的心下滿微痛。

重點說明：當病症發生，先治急症，後治緩症。

　　如果無法改善緩解其症狀，可常見仍有「頭項強痛，翕翕發熱，無汗，心下滿微痛，小便不利」等症，這時候病症治療的思路如下：

　　症狀存在「頭項強痛、翕翕發熱」時，如果仍是先前不癒所造成的，當伴隨著存在「太陽病」所屬的兩個邪氣，所影響之症狀「惡風、惡寒」才是。如今使用「桂枝湯」治療感冒之後，雖仍有部分症狀未癒，但並無「惡風寒」的表現，這時就該換個方式來治療了。

　　思考先前「桂枝湯」發汗祛邪的過程中，可能因為藥力不足，或是服用方法不當，導致汗出不徹，形成「邪正相爭」時的大量代謝產物，停滯於皮膚下。

重點說明：此時中醫稱之為「濕困肌表」。

　　「濕邪」性質重滯，也會造成頭項強痛而無汗的類似「太陽病」症狀；同時不利陽氣外散，阻礙陽氣升發，便形成翕翕發熱的鬱熱現象。加上原本體質問題的腸道虛弱，運化水濕不利，形成濕阻滿痛，在服用瀉下藥物之後，更傷脾胃運化之陽氣與腸道水液，屬於代謝產物的濕邪滯留仍然無法去除，這時便出現心下滿微痛的症狀無法改善，與津傷的小便不利症狀。

方藥解說

　　方劑：桂枝去桂加苓朮湯：芍藥3 炙甘草2 生薑3 大棗12 茯苓3 白朮3，分三服。

當體表與腸道有濕邪時，非「白朮、茯苓」不足以去除。

服用「桂枝湯」是為了提供肌表能量，協助身體的體溫平衡（動態平衡）自癒機制，能夠正常的作用，以達到排出少許的汗液，蒸散體表熱。這是以交感神經系統來調控汗腺機制，達到產汗、排汗，做為體溫平衡的調節功能。

但利用產汗、排汗來散熱的過程受阻，使體溫平衡無法正常執行，其中一個原因，便是體表環境的「濕邪」阻礙所導致的。

條文中採用下法，試圖改善屬於「濕邪」所導致的消化道蠕動不良，上腹部悶脹（心下滿悶微痛），以及水液平衡中，水液代謝機制發生問題的小便不利症狀，仍是屬於不當的治療，所以症狀並未因此而消除。

由於腹部內腸胃道的消化系統，與泌尿系統都極為複雜，相當於第二個腦的複雜度，當腹部內的臟器功能異常時，可能的原因非常多，按照中醫胃腸道的功能來思考，無非是體內環境的水液平衡失衡所造成的。

「醫聖」用「茯苓、白朮」來調理腹腔水液循環，根據現代藥理研究，茯苓有調節鈉、鉀、氯等電解離子與鎮靜的作用，白朮有利尿的作用，這些都是恢復腹部內水液平衡狀態的重要因子。當感冒病患同時具有外、內濕邪時，以調和肌表營衛的桂枝湯為主，去掉桂枝，加上茯苓、白朮協助，從排尿策略調理身體體溫、體液，以達到恢復正常的平衡狀態。

白朮：（1）苦燥濕，甘補脾，止肌熱，溫和中。（2）在血補血，在氣補氣，無汗能發，有汗能止。濕從汗出，濕去汗止，止汗同耆，芍之類，發汗加辛散之味。專門處理體表間的濕鬱肌熱。

茯苓：甘溫益脾，助陽，淡滲利竅，除濕。助脾胃運化水濕邪氣，利尿除濕。

表裡濕氣，經汗、利而有出路，原本因虛而產生的不適之症，仍可用「桂枝湯」來補虛，但是「濕邪」忌用溫熱之品，桂枝的辛溫，有可能使「濕邪」更加黏滯，因此形成「桂枝去桂加茯苓白朮湯」。

　　學習從體內陰陽平衡觀點來思考：

　　當體內水液平衡失衡時，中醫稱之為體內有「濕邪」，將會導致體溫調節跟著失衡，則成為濕熱、寒濕等證，嚴重下去，還會使得體內相關臟器系統也連帶失衡。

健康小叮嚀

　　「濕」性的體質，常服「白朮、茯苓」效果佳。

　　濕性體質，多見濕疹、浮腫、腹鳴、下痢、多痰、困倦、身體沉重等。茯苓、白朮各三錢，加上黃耆、白扁豆各三錢，900cc水同煮10分鐘，當茶飲。

（亦可同食材燉煮成湯品服用）

複雜型的「感冒」

「見山不是山」，「脈浮、汗出、怕冷」不一定是感冒了！

你不愛運動，又時常飲食不正常、熬夜嗎？身體虛弱，常常無故自汗出，一吹到風就怕冷怕風，渾身跟著不對勁。別先誤以為常常感冒，這時誤服感冒藥，沒病反而吃出病來喔！

▶▶ 《傷寒論》條文

「傷寒，脈浮，自汗出，小便數，心煩，微惡寒，腳攣急，反與桂枝湯。得之便厥，咽中乾，煩躁，吐逆者，作甘草乾薑湯與之。若厥愈，足溫者，更作芍藥甘草湯與之。若胃氣不和，譫語者，少與調胃承氣湯。若重發汗，復加燒針，得之者，四逆湯主之。」（條文17）

▶▶ 條文解說

類似「太陽病・傷寒證」，脈浮，體表陽氣虛而自汗出，感受些微風寒邪氣，引發小便頻繁，尿頻，心煩，腳攣急等不舒服的症狀，屬於虛寒、津液不足的體質。此時期如果誤用了辛溫發汗的藥物，則可能發生病症的傳變，與其應有症狀與治療方法。

▶▶ 生理病理解說

　　請回想先前所提到的「太陽病‧傷寒證」，應該要符合第二條條文「太陽病，或已發熱，或未發熱，必惡寒，體痛，嘔逆，脈陰陽俱緊者，名曰傷寒。」才是。因此，照理說，此時期怕冷要相當明顯，而且還會全身骨節痠疼，這樣才是「傷寒證」最重要的辨識症狀。

重點說明：「傷寒感冒」，惡寒明顯，身體骨節痠疼，脈浮緊。

　　本條文中「脈浮」，指病位在人體表層，是「太陽病脈」沒錯，但是並未點出「傷寒證」的浮緊脈，這是疑問一；自汗出，微惡寒，如同傷風一般，而非「傷寒證」的惡寒盛與不汗出，這是疑問二。因此，可以思考傷寒二字，是指體表陽氣虛弱，氣的固攝之力無法正常運作，這時體表毛孔打開汗出之後，無法緊閉，就算是環境中的些微風寒之氣，都能令人感受怕冷。

重點說明：汗出、怕冷、脈浮，可能是體表陽氣虛弱，不一定是感
**　　　　　冒了。**

　　此時服用辛溫發汗的「桂枝湯」就不大合宜，在沒有明辨其他兼症的情況下，很容易因此錯判而誤用了。

　　再來思考兼症與主症的關係：當自汗出時，小便應該減少才是，今小便反數（頻繁），可能是因為體表陽氣虛弱，接著耗損了體內的陽氣，使得膀胱無力，一點點的尿液就能壓迫逼尿神經使得出現尿頻的現象；自汗出加上頻尿，水分與電解質丟失過度，影響神經系統感傳則出現心煩、腳攣急的症狀。

　　如此虛寒津液不足的體質，再用辛溫發汗的「桂枝湯」，隨著再次的發汗，則會進一步的發生體內功能混亂，例如：使得陽氣更為耗散，而出現四肢厥冷；水液更加耗傷則咽中乾、煩躁；中焦因發散太過而損傷脾胃陽氣，形成陰寒痰濕，困阻脾胃，而出現劇烈打嗝嘔吐（一般來說吐出之物狀如白色透明黏痰樣）。

重點說明：當發生體表虛弱不足的體質，就算是使用輕微的發汗劑，也
　　　　　有可能因此發生複雜的症狀。

方藥解說

方劑：

甘草乾薑湯：炙甘草4 乾薑2，分二服。

芍藥甘草湯：炙甘草4 芍藥4，分二服。

調胃承氣湯：酒洗大黃4 芒硝2 炙甘草2，少少溫服之。

四逆湯：炙甘草2 乾薑1.5 生附子3，分二服。

　　所有疾病，如果遇上了中焦脾胃功能運化失常，就算是服用仙丹妙藥都沒法作用。因此，陰寒痰濕，困阻脾胃，必須溫補中焦脾胃，同時去除痰濕邪氣，這時選用「乾薑」再適合不過了。配上「甘草」的甘甜，來回補耗損的中焦津液，使脾胃溫暖。依照脾主肌肉四肢的原理，當溫熱得以外達手足時，則肢體厥冷的現象，也能因此得到改善。

　　之後選用「芍藥甘草湯」來幫助周圍血管通透，達到緩解肌肉攣急的症狀。

　　如果是服用辛溫發汗的「桂枝湯」，使腸道水液不足，而形成胃氣不和的「不大便」現象，「不大便」會使得糞便中的毒素進入血液，隨著血液循環影響到腦部，而出現譫語症狀（不自主的胡言亂語）。

　　這時服用像「調胃承氣湯」，這樣的瀉下劑來改善腸道環境，糞便出則毒素隨之排出，症狀自然能解除。（原已津傷，千萬不可使用大小承氣湯來峻下傷津）

　　又如果是因為辛溫發汗的「桂枝湯」重發汗之，再加上燒針取汗，將可能導致陽氣虛脫而出現「少陰證」的四肢逆冷，這時就需要改用「四逆湯」來溫裡救急了（這方面會在往後章節再補充說明）。

　　學習從體內陰陽平衡觀點來思考：

　　傷寒，是寒邪造成體溫平衡失常的現象，但脈浮、自汗出，顯示體

溫平衡朝向恢復狀態發展，然而能夠依靠自汗出來蒸散體熱，依照水液平衡調整的觀點，小便應該變少才對。

因此「小便數」顯示體內水液平衡失衡的現象，主要負責水液代謝的途徑，是經由泌尿系統來執行，其中控制逼尿肌、平滑肌上的交感神經功能低下，副交感神經功能興奮，使得逼尿肌過度的收縮，以致於小便次數頻率增多。

此外，「腳攣急」，顯示腳部肌肉的水液循環代謝不良；「心煩」熱象，也顯示體內水液平衡有失衡的現象。

健康小叮嚀

運動後的「鐵腿」神方——「芍藥甘草湯」。腳抽筋、腹痛，也能快速緩解喔。

感冒肩頸痠疼，中藥也有「肌肉鬆弛劑」嗎？

有些的中藥藥方，作用在某方面的病症，確實有其明確的成效，因此使用上如同服用西藥一般，有這「症」就可服用這個「方」。但是，這都是屬於少方面的特例，大多數的藥方，都還是需要經過辨症明確後方能使用喔！

▶▶ 《傷寒論》條文

「太陽病，項背強几几，無汗惡風，葛根湯主之。」（條文18）

▶▶ 條文解說

「風寒感冒」，頸背部僵硬痠疼，惡風、汗不出。可以思考「傷風」感冒時，調和體表營衛之氣，選用「桂枝湯」；「傷寒」感冒時，發汗解表，選用「麻黃湯」來加減應變。

▶▶ 生理病理解說

「太陽病」的發生，會表現「脈浮」的現象。

如果惡風明顯，且微惡寒、汗出者，是屬於之前提到過的「中風（傷風）・桂枝湯證」；

惡寒明顯而微惡風、無汗者是屬於「傷寒・麻黃湯證」。

如今症狀以惡風明顯、無汗來呈現，似乎是介於兩者之間，所以可以採取加減方來應變。

在「太陽病」的辨證中，脈浮與惡風明顯，是「桂枝湯證」使用上很重要的依據，雖然條文沒提到脈浮，但實際上，凡條文之首有提到「太陽病」時，皆可視為包含脈浮的現象。如果再加上些微寒邪的侵犯，便會形成之前條文06「太陽病，項背強几几，反汗出惡風者，桂枝加葛根湯主之。」的適應證。

重點說明：比較

（第06條文）的汗出、惡風，是排汗蒸散體熱過度，進而不能適應「風」所產生對流、熱散失的現象，而發生怕風的感覺。因此，「桂枝湯」補虛，調和體表耗散之營衛，加入「葛根」輕揚達表之肌肉層來解肌。

（第18條文）的無汗、惡風，是體表產熱機制已經不能產熱，使得排汗停滯，無法將病邪排出體外，且對於受風所產生的熱對流增加，加重散失體表熱，無法達到體表的熱平衡，所形成的怕風症狀。

因此，仍用「桂枝湯」補虛，調和體表耗散之營衛，「葛根」輕揚達表之肌肉層來解肌，再多加了「麻黃」來產熱發汗，改善體表狀態。

方藥解說

　　方劑：葛根湯：葛根4 麻黃3 桂枝2 芍藥2 炙甘草2 生薑3 大棗12，分三服。

　　本條文的症狀，也是建立在脈浮、惡風的基礎上，同樣可以使用「桂枝湯」方來加減。再加上原本「太陽病」的症狀（頭項強痛），受到較強的寒邪侵入，閉阻經脈，導致項背身體的疼痛更加嚴重，進而往下延伸到背腰部都僵硬疼痛。

　　這樣的現象，同樣可以依靠「葛根」的擴張血管，使外週阻力下降，緩解病人的「項強」症狀。

　　寒性收引，束縛體表毛孔導致緊閉不汗出，則需要靠「麻黃」中的麻黃鹼成分，來興奮心臟與中樞神經，達到發汗，祛除寒邪的作用。因此當無汗時，就比第06條多加了麻黃，而成為另一個湯方（葛根湯）。

　　學習從體內陰陽平衡觀點來思考：

　　本條文與第六條文，都是體溫平衡失衡，造成頸背部體液平衡失常，而發生僵硬的症狀。

健康小叮嚀

　　「葛根湯」號稱中藥方劑中的肌肉鬆弛劑，對於頸項痠痛、肩周炎、神經痛、僵直性脊椎炎、落枕、眼皮亂跳、重症肌無力等效果佳。

「異病同治」的中醫智慧

當「感冒」發生，如果同時也出現其他的病症，有沒有可能這其他的病症，也是「感冒」所誘發出來的。「感冒」讓身體發生運作失衡，導致其他臟腑功能受到牽連影響，中醫的智慧，便是在這相互干擾的失序中，試圖找出簡單立即的恢復關鍵。

▶▶ 《傷寒論》條文

「太陽與陽明合病者，必自下利，葛根湯主之。」（條文19）

▶▶ 條文解說

感冒時的症狀，同時出現屬於「太陽病」的主症「脈浮、頭項強痛而惡寒」，與「陽明病」的主症「腹滿大便硬（或不大便）、潮熱譫語、手足腋下濈然汗出」等症狀。接下來便會誘發泄瀉的症狀，可用「葛根湯」來治療。

▶▶ 生理病理解說

所謂「陽明病」，白話來說，是指感冒病症的發展過程中，出現：
「發熱、汗出、不惡寒、反惡熱」的體表症狀，稱之為「陽明病‧經證」；
或是「腹滿、不大便」的腸道不適症狀，稱之為「陽明病‧腑

證」。

如《醫宗金鑑傷寒論註‧辨陽明病脈證并治》「陽明主裏，內候胃中，外候肌肉，故有病經、病府之分。如論中身熱煩渴，目痛鼻乾，不得眠，不惡寒，反惡熱者，此陽明經病也。潮熱讝語，手足腋下濈然汗出，腹滿痛，大便硬者，此陽明府病也。」（關於陽明病的詳細解說，將於之後「便秘、黃疸篇」再述）

重點說明：「陽明病」有兩個證型，經證、腑證。腹滿、不大便，是「陽明病‧腑證」的特有症狀。

按照第18條條文內容，「葛根湯」使用時機，是運用在體表感受較強的風寒邪氣時；本條文同樣使用「葛根湯」，表示致病因子或有相似之處可以參考。

「太陽病」症狀，脈浮、頭項強痛而惡寒。原本腸胃道食物消化所需要的血液，都因為要供往體表來抗邪，而引起消化不良、水穀堆積，形成腹滿不大便的症狀（「陽明病」）。這時，腸道壞菌得以大量滋生，刺激而形成腹脹、腹痛，再加上寒氣束縛體表，導致毛孔緊閉而不汗出，腸道水液沒有出路，累積到一定程度時，必將刺激腸道內壁，而引起腹瀉的現象。

重點說明：感冒之後的病症轉變，也可能導致腹瀉的發生。

方藥解說

由此可知，本條文並不是病毒引起的腸胃型感冒，而是單純感冒，引起腸道功能失調。因此，非常適合用「葛根湯」來處理這樣的時機。

「葛根」在《本草備藥》裡，稱之為脾胃虛弱體質的「泄瀉聖藥」。現代藥理研究其對於腸胃道有明顯解痙作用，能對抗乙醯膽鹼所致的腸管痙攣，並且能直接擴張血管，幫助循環代謝正常。

學習從體內陰陽平衡觀點來思考：

如果能藉由「葛根與麻黃」這兩味藥的作用，將體表風寒邪氣，經

由發汗排出體外，不但「太陽病證」可以解除，就連腸道水液都能正常輸送到體表，以提供發汗所需的津液，這樣體溫與水液皆能平衡，泄瀉下利的症狀，自然能得到緩解。

再來，仍然別忽略「自癒力」的恢復，用「桂枝湯」來補充因為下利，所導致的腸道虛弱現象，與補充體表的津液所需。感冒好了，血液正常回到腸道幫助蠕動與消化，腹滿大便硬（或不大便）也就相對改善了。

健康小叮嚀

「葛根」屬豆科值物，塊狀球莖內含豐富澱粉，能促進胃液腸液的分泌，改善胃腸道消化功能，增強免疫力與自癒力，達到預防重於治療的效果。

葛粉和水，1：2的比例調勻，顏色會變得比乾粉純白，接著用熱開水沖泡後，即可食用。（可加入適量的糖來調味）

「感冒」噁心、嘔吐，中醫治療也行

「感冒」所引發的兼症，並不是思考用什麼要來消除症狀，而是應該思考這「兼症」與感冒之間的關聯，為什麼會發生？有沒有可以同時解除「感冒」症狀，還能靠「加減」藥物就能一併消除兼症的處方。

▶▶ 《傷寒論》條文

「太陽與陽明合病，不下利，但嘔者，葛根加半夏湯主之。」（條文20）

▶▶ 條文解說

　　承上條（19條），「太陽與陽明合病」的病症不變，但是在腹脹、腹痛之後，本條文並不是發生下利，而是呈現嘔吐的症狀，因此同樣使用「葛根湯」，只需再加入「半夏」止嘔，而成為葛根加半夏湯。

▶▶ 生理病理解說

　　之所以「不下利」，而是表現出「嘔」的症狀，其原因在於腸胃道消化不良，所形成的積滯（邪實）在上所引起。對於體內腸胃道積滯，會因為位置的不同，而有兩種可能情況的發生：

　　當堆積在腸道時，腸道出口為肛門，因此排除積滯的道路，自然是往下運行，形成肛門排出的「自下利」現象。

重點說明：突然發生下利泄瀉 ，有時是人體自我排邪反應，無須驚慌。

　　當堆積在胃口時，其出口離咽喉最近，人體自行排邪的管道，便是利用嘔吐最為迅速。

　　這樣祛除實邪的模式，形成最符合人體自然生理運作的治病準則，如「邪在表宜汗，在上焦宜吐，在中下宜下，此汗吐下三法也」。

重點說明：突然發生嘔吐，有時是人體自我排邪反應，無須驚慌。

方藥解說

　　方劑：葛根加半夏湯：葛根湯加半夏3～8錢，分三服。

　　本條文病症，就是採用吐法來治療嘔症，當致病原因的體表風寒邪氣未除，仍無法解除其症狀。因此，依舊是使用「葛根湯」來祛除表邪，增加「半夏」來處理胃中的痰食阻滯，當病邪解除，人體便不需要

藉由嘔吐來排邪，嘔吐自止，病自癒。

「半夏」，性味：辛溫有毒，體滑性燥。禁忌：孕婦忌之。煎服量約3～10g，一般宜炮製過後使用。炮製：生半夏用流動水浸泡七日，瀝去涎，切片，薑汁拌（性畏生薑，用之以制其毒，得薑而功愈彰），成為薑製半夏。「薑半夏」長於降逆止嘔。現代藥理研究發現「薑半夏」能抑制嘔吐中樞而止嘔，其中所含的葡萄糖醛酸衍化物，有顯著的解毒作用。

學習從體內陰陽平衡觀點來思考：

當體內溫度平衡失衡時，感冒症狀隨之發生，其衍生出的病理產物，更會增加症狀的複雜程度。所以在思考人體自癒力的恢復平衡時，除了體質方面如體溫、水液的平衡外，還可運用加入單味藥材的作用，來快速排出障礙（特殊症狀），以利療程的縮短。

健康小叮嚀

感冒症狀明顯，兼有噁心、嘔吐，在醫生診斷無惡化危險的情況下，「葛根加半夏湯」是不錯的選擇。

「腸病毒」沒在怕，「芩連葛草」保護您

　　家中有嬰幼兒的家長，一聽到「腸病毒」大流行，就開始擔心孩子出門會不會受到感染？與其他孩子遊玩會不會有事？上幼稚園、小學，便一整天擔心受怕，心神不寧。原來古方中就有非常好的解決方法，值得分享給大家。

▶▶《傷寒論》條文

　　「太陽病，桂枝證，醫反下之，利遂不止，喘而汗出者，葛根黃連黃芩甘草湯主之。」（條文21）

▶▶ 條文解說

　　「太陽病‧桂枝證」，應當以「桂枝湯」發汗祛邪。今醫者「反」用下法，導致下利不止、喘而汗出的症狀，治以「葛根黃連黃芩甘草湯」（又稱「葛根芩連湯」）。

▶▶ 生理病理解說

　　「太陽病‧桂枝證」，當以「桂枝湯」汗之，而不可下利也。本條文醫者「反」用下法，白話來說就是「誤治」。而「遂」是指某一因素引起另一件事的意思。因為誤治導致體表風寒邪氣（如濾過性病毒）趁機入裡，而出現下利不止的症狀，應當與條文19條「太陽與陽明合病

者，必自下利…」有所區別。

重點說明：感冒病毒導致泄瀉，「葛根芩連湯」是主要方劑。

感冒病毒初期侵犯人體，多從鼻咽口部侵入，並在局部粘膜或淋巴組織中繁殖，因此引起感冒的初期表症（如太陽病‧桂枝證）。如果病毒強盛，可以進一步侵入局部淋巴結，并由此進入血液循環，導致傳播至全身器官，如中樞神經系統、心臟、肺、肝、肌肉…等引起病變。

重點說明：體虛之人感冒不可輕忽，嚴重將導致器官病變的發生。

人體百分之六十的淋巴球都集中在腸道，由於誤用瀉下藥，導致腸胃道虛弱，淋巴防禦系統能力下降（中醫稱為誤下裡虛），使得原本在體表局部粘膜的感冒病毒，得以快速突破淋巴防線，而使得腸胃道感染發炎，引起痙攣性腹痛、腹瀉，如水樣狀一日數次的水瀉。

重點說明：胃腸道的健康，關係到體內免疫系統的強健與否。

腸道發炎發熱：
a. 阻礙了呼吸運動的膈肌下降，使得肺氣不得降而逆喘；
b. 誘發交感神經興奮而汗出。

方藥解說

方劑：葛根芩連湯：葛根8 黃芩3 黃連3 炙甘草2，分二服。
需要採用消炎抗病毒的方法，才能快速防止病毒的傳變。因此，直接選用中藥裡，最普遍好用的消炎殺菌、抗病毒藥材「黃芩、黃連」這兩味藥。

由於這兩味是屬於苦寒劑，容易損傷脾胃陽氣，所以加入甘緩性質的「甘草」來調和一下，加上對於腸胃道有明顯解痙止痛作用，號稱脾胃虛弱泄瀉之聖藥的「葛根」，組成了「葛根黃連黃芩甘草湯」來處理各類的腸胃發炎症狀。

案例

男，48歲，除夕前一天告知，已發燒水瀉2天，其間，有在他處看病服藥未見改善，剛回診換藥，猶豫是否要再繼續服用。

症見發熱、微惡寒、水瀉、食入即吐、全身無力而喘、脈數而不定數。

參考《傷寒論・太陽病上篇》太陽病，桂枝證，醫反下之，利遂不止，脈促者，表未解也，喘而汗出者，葛根芩連湯主之。此乃表邪入裡致利。

今人發熱、微惡寒（有表症）、水瀉、食入即吐（表邪入裡導致，胃發炎則食入即吐；腸發炎則水瀉），全身無力而喘（泄瀉，水液與營養失調，導致全身無力而喘），脈數而不定數（促脈）。

此時期與「葛根芩連湯」病因病機相當。服用此湯，由於湯劑的作用「盪滌」（指作用強烈快速），所到之處立刻清熱消炎止痛，果不其然，二服癒。

學習從體內陰陽平衡觀點來思考：

利遂不止	腸胃道因病毒或細菌感染（外部物質進入淋巴循環），造成該部位水液平衡失衡。
喘而汗出	喘（氣喘吁吁）是呼吸調控中的一種補償現象。呼吸調控是維持體內血液的酸鹼、供氧平衡，及腦脊液酸鹼平衡。然而「喘」也是肺臟或心臟功能發生問題時，即會引起的呼吸困難症狀。

此條文中的「喘」，原因應歸為外因感染（屬「太陽病」）；抑或是內因（呼吸調控）機制問題。從治療方劑的策略來思考，「喘」非病因，而是利遂不止所引發的症狀。

汗出方面，交感神經興奮，激發汗腺分泌汗液。此時的汗並非為體溫平衡所做的散熱，而是交感神經興奮所致，此汗會耗傷身體的水液，會加重身體水液平衡失衡狀態。

健康小叮嚀

「腸病毒」的最佳選擇，葛根黃連黃芩甘草湯。

腸病毒發作期，又吐又瀉，無法進食，嚴重影響了人體自癒力，請24小時內不要進食，以免刺激胃腸道導致發炎不癒，多休息，適度口含化「淡鹽水」，以補充流失的電解質，期間每2～3小時口含化一次「葛根芩連湯」，直至吐、瀉停止。

24小時後方可進食，第一餐以白粥、白土司等簡單，單一食物為主，之後以清淡食物慢慢恢復正常飲食即可。

「凍」抹條ㄟ「冰火九重天」

寒流來襲，淋雨受寒，最容易發生「怕冷、高燒」同時併見的「傷寒」型感冒。這時期症狀看似嚴重，但是恢復也能相當迅速，掌握以下原則，寒邪將難逃驅散。

▶▶《傷寒論》條文

「太陽病，頭痛發熱，身疼腰痛，骨節疼痛，惡風，無汗而喘者，麻黃湯主之。」（條文22）

▶▶ 條文解說

　　本條文是承接條文3「太陽病，或已發熱，或未發熱，必惡寒，體痛，嘔逆，脈陰陽俱緊者，名曰傷寒。」「傷寒證」的症狀與治法。

　　傷於寒邪，體表寒邪強盛，會出現頭項身體僵硬痠痛、骨節疼痛、有嘔逆喘感、或發熱明顯、或還沒發熱、但無汗、惡寒明顯、輕微惡風、脈浮緊等症狀，屬於「麻黃湯」的治療範圍。

▶▶ 生理病理解說

　　以下先就「太陽病‧表證」的兩個系列來比較說明：

　　「太陽病」的基本脈證，是「脈浮，頭項強痛而惡寒」。但是因為風寒邪氣的不同，而有「中風與傷寒」這兩類不同的發展。

　　傷於風邪，會出現「頭項強痛、微發熱、汗出、惡風明顯、輕微惡寒、脈浮緩」的證型，稱之為「中風證或桂枝湯證」；

　　傷於寒邪，會出現「頭項身體強痛、骨節疼痛、有嘔逆喘感、或發熱明顯、或還沒發熱、但無汗、惡寒明顯、輕微惡風、脈浮緊」的證型，稱之為「傷寒證或麻黃湯證」。

　　「太陽病‧傷寒證」，體表寒邪強盛，使得毛孔緊閉而無汗，寒氣停留導致血脈凝滯不通，而出現身疼腰痛、骨節疼痛、惡寒甚等症狀。寒性收引，使肺氣下降不利（吸氣時膈肌下降困難），造成嘔逆喘等症狀。

重點說明：同樣屬「太陽病」，感受邪氣的不同，症狀與選方也會有所
　　　　　區別。

方藥解說

方劑：麻黃湯：麻黃3 杏仁3 桂枝2 炙甘草1，分三服

使用「麻黃」為主劑，靠其中的麻黃鹼成分來興奮心臟、收縮血管、升高血壓，並且興奮中樞神經來達到開毛孔、發汗、去除寒邪的作用。加入「桂枝」來溫通血脈，通則不痛，疼痛自除。

佐以「杏仁」，讓苦杏仁苷分解後，所產生的少量氫氰酸，來輕微抑制呼吸中樞，而起鎮咳平喘，防止麻黃鹼的過度興奮，所導致大汗不止的壞證。

再加入少量的「甘草」，來調補損傷的正氣。就由這四味藥來組成「麻黃湯」方，形成發汗劑裡，傷寒「表寒實證」的代表方。

案例

元旦假期前，一學生前往日本北海道遊玩，好好感受南方人無法體會到的大雪紛飛美景。回國時，除了伴手禮之外，也沒忘了帶回「傷寒證」這項特產。

自述，回國隔天，全身惡寒非常明顯，加衣蓋被，身處密室不透風卻暖爐常伴，仍然感受寒冷發抖。全身接著僵硬痠疼，不出汗，之後發燒熱盛，疲累想睡，休息數日汗出逐漸自癒。

數日後，於課堂上討論，得到的心得是「終於體會到什麼是傷寒證的惡寒甚了」，也不得不相信人體「自癒力」的作用。

學習從體內陰陽平衡觀點來思考：

本條文所述之總總症狀，皆起因於寒邪的停留，如果能令毛孔打開，使體內蓄積失衡的溫熱之氣，能夠藉由發汗來溫表驅除寒邪，一切不舒服的症狀將自行改善。

健康小叮嚀

　　寒流來襲時的「傷寒感冒」，極度惡寒，全身骨節痠疼，汗不出，發燒、怕冷同時來，可善用便宜有效的「麻黃湯」。

　　寒流來襲（寒邪盛）所導致的「傷寒感冒」，是人體體溫調節失衡所造成的「怕冷發燒」，常會誤認為是病毒感染的「流行性感冒」所造成的怕冷發燒，而錯用了克流感等藥物。

　　「流行性感冒」在怕冷發燒時，是先怕冷發抖，後產熱發燒，常伴有明顯呼吸系統的發炎病症，如咳嗽、咽喉腫痛、黃綠痰等，可汗出，主要脈象為浮數脈；「傷寒感冒」則是同時怕冷發燒，可伴有喘咳症狀，汗不出，主要脈象為浮緊脈。

翻雲覆雨的「大青龍」

　　「大青龍」翻雲攪水，雷鳴閃電，傾盆暴雨，勢之駿猛無比。在冷冽「風寒」襲人之時，唯有靠「青龍」之勢，方能「大汗」如雨，外散酷寒，內解裡熱。

▶▶ 《傷寒論》條文

「太陽中風，脈浮緊，發熱惡寒，身疼痛，不汗出，而煩躁者，大青龍湯主之。若脈微弱，汗出惡風者，不可服，服之則厥逆筋肉瞤。」（條文23）

▶▶ 條文解說

　　「太陽病‧中風證」（之前條文已詳述過，不再重複），脈應當出現浮緩脈，如今轉變成浮緊脈，發熱、惡寒、身疼痛甚而煩躁，代表體表風寒邪氣，由原本的風邪甚、寒邪輕（中風證），轉變為寒邪甚、風邪輕（傷寒證），治以「大青龍湯」。

　　注意，如果是「脈微弱、汗出惡風」的「表裡皆虛」體質，不能使用「發汗與解熱」力道都強的「大青龍湯」，以免導致大汗出與電解質失調，而發生肌肉痙攣與四肢逆冷等症狀。

▶▶ 生理病理解說

　　「傷寒證」凡使用「麻黃湯」來發汗祛除寒邪後，可以出現下列3種情況的發生：

　　a.「寒邪」抵擋不住辛溫發散的藥力，隨著汗出排出體外而痊癒。

　　b.「寒邪」太強，「麻黃湯」的辛溫發散功能力道不夠，無法出汗排寒，反而導致辛溫的藥力蓄積化為熱邪，熱邪上擾心神（稱為由表入裡），而出現因熱而煩悶、因熱而身體躁動不安的「表寒裡熱」現象。

重點說明：「大青龍湯」的使用時機。

　　c.如果使用「麻黃湯」後，出現脈微弱、汗出惡風的表裡皆虛的現象，當然不能再使用發汗與解熱力道都強的「大青龍湯」。如果使用，將導致大汗出而電解質失衡，引發肌肉抖動痙攣的「肉瞤」；大汗出，使得體表陽氣衰微，「石膏」又將體內的陽氣給傷害了，因此會表現出「表裡陽氣皆衰微」的四肢厥逆（四肢逆冷）症狀。

重點說明：「大青龍湯」的使用禁忌。

方藥解說

方劑：大青龍湯：麻黃6 石膏4 杏仁2 炙甘草2 桂枝2 生薑2 大棗12，分四服。

這類原本「體表寒盛」束縛毛孔，導致散熱不良，而發熱的發燒怕冷現象，進一步會形成表寒盛，與裡熱同時存在的證型（稱為表寒裡熱證）。思考處理表寒盛仍用「麻黃湯」，但是已有前車之鑑，需要再加上同屬辛溫發汗的「生薑」，藉由其對心臟、呼吸中樞、血管運動中樞的興奮作用，來加強達到開毛孔、散表寒、解表熱的作用。

由於發汗力道威猛，需嚴防體內津液嚴重丟失而傷正氣，因此佐以「大棗」補充流失的津液；剩餘的裡熱則靠「石膏」來清除，如此表裡兩解，形成大青龍湯的方劑特點。其治療策略，「麻黃」在體表產熱發散將病毒排出；「石膏」降低體內的熱，減緩免疫反應。

案例

「類流感」，又名新型流行性感冒。從其症狀看來，跟一般的流行性感冒有點類似。類流感症狀為突然發病，有發燒及呼吸道症狀，且具肌肉酸痛、頭痛、極度倦怠感其中一種症狀者。

男，25歲，早上起床發現喉嚨腫痛、發燒、頭痛、肌肉酸痛、怕風怕冷、橈骨動脈搏動明顯。過年期間回到南部鄉下，看病實在不方便，家中成藥吃了半天未見改善。

《傷寒論・太陽病下篇》：「太陽中風，脈浮緊，發熱惡寒，身疼痛，不汗出而煩躁者，大青龍湯主之。若……此為逆也。」

參照大青龍湯條文，風寒侵表導致發熱、惡寒，寒束經脈導致身疼痛、不汗出，寒邪入肺化熱而煩躁；現今案例出現發燒、怕風、怕冷之風寒侵表症狀，頭痛、肌肉酸痛之寒束經脈症狀，再加上喉嚨腫痛之寒邪入肺化熱症狀，橈骨動脈搏動明顯之脈浮……正好符合體表熱、肺裡

也熱的「大青龍湯」使用時機，經飲用一日癒。

學習從體內陰陽平衡觀點來思考：

脈浮緊（惡寒、身疼痛、不汗出），顯示身體感到怕冷明顯，在人體自我調節體溫平衡的作用下，為減少體表熱能的散失，小動脈極度收縮使得當時脈象呈現「緊」如索的現象；身體發熱的現象，顯示體內抗（病）毒免疫機制在反應，這些症狀都是「自癒力」試圖自癒的手段，所引發的不適症狀。

汗出惡風，顯現出體表排除病毒功能正常，只是汗出時，熱的蒸散會因為「風」，加速了對熱能的散失；脈微弱，則顯示脈搏壓低（心臟心搏量少，心肌力不足），身體能量極為不足。

健康小叮嚀

流行性感冒症狀嚴重，不妨考慮「大青龍湯」使用時機。

「大青龍湯」是一劑非常強烈的發汗劑，雖然流感症狀嚴重時，或者支氣管炎、肺炎、腦炎…等，許多急性發炎、發熱的病症都有在使用，但是請謹慎判斷使用時機，並且記得服用後「汗出」即停止服用，「脈微弱」也不不可再行服用，以免導致體質過虛，煩躁不眠而發生危險。

寒冬冰雪天，奇怪！誰會買冰吃？

最近日幣貶值，日本旅遊撿便宜正夯，來到北海道的各個景點，好吃的牛奶冰淇淋等著大家來品嚐。本著醫者的良知，能這麼肆無忌憚的吃冰嗎？北方寒冷的氣候環境，怎麼有這麼多賣冰的小店，誰會在冷天還想要吃冰的呢？

▶▶《傷寒論》條文

「傷寒，脈浮緩，身不疼，但重，乍有輕時，大青龍湯主之。」（條文24）

▶▶ 條文解說

「太陽病·傷寒證」，或發熱明顯，或還沒發熱，但無汗、惡寒明顯、輕微惡風。另外，身體骨節疼痛的症狀沒有出現，而是感受身重卻時常忽然轉輕，仍然屬於表寒實，同時有裡熱的「大青龍湯」使用時機。

▶▶ 生理病理解說

怎麼知道已經得到「太陽病·傷寒證」呢？應該要有「太陽病」的傷寒證症狀才是。將「或發熱明顯、或還沒發熱、但無汗、惡寒明顯、輕微惡風」等症狀提醒一下以供辨認。

重點說明：感冒生病時，主要證型的認識很重要。

這時，應當感到身體骨節疼痛的症狀沒有出現，而是感受身重，卻又時常忽然轉輕，這點可以從脈浮緩來理解。緩為風邪，也主濕氣，原本得了傷寒脈浮緊的「表寒盛」證，之後可能因為裡陽沒有出路，鬱積化熱，熱蒸肺胃水氣升騰達表，表寒受到溼熱之氣影響，脈象跟著轉為緩軟。

隨著體內陽氣的消長變化，熱退濕留則身感困重，待熱盛濕行時則轉而身輕，此仍然屬於表寒實，同時又有裡熱的「大青龍湯」使用時機。

對於體表形成的水濕邪氣，還有一個條文可以提供我們思考。如《金匱要略》條文：「飲水流行，歸於四肢，當汗出而不汗出，身重疼重，謂之溢飲。」「病溢飲者，當發其汗，大青龍湯主之，小青龍湯亦主之。」

方藥解說

當體表四肢存在著水氣，並且不汗出時，可以導致身重，與「傷寒」寒束體表，都同樣可以藉由「麻黃湯」來發汗，汗出則寒邪與水濕可以同時去除。

如果同時發生又有裡熱時，則加入「石膏」來清除。由於發汗與清熱皆會耗傷津氣，加入「生薑、大棗」就可以調補津液與正氣。這就是為什麼「中風脈浮緊、傷寒脈浮緩、溢飲」等證，當發其汗時，皆能使用「大青龍湯」的道理。

學習從體內陰陽平衡觀點來思考：

「傷寒證」脈浮主表，緊主寒盛，寒性收引，導致體表毛孔、肌肉都緊縮僵硬，阻礙氣血通行而造成疼痛。如今發生「傷寒證」浮緩脈，表示人體除了體溫調節異常外，還有體表水液代謝也跟著受到影響，藉由調整毛孔宣發功能，恢復體溫與水液的平衡，看似複雜難辨的症狀，仍能簡單輕易地化解。

案例

　　冬傷於寒，春必溫病。春天咳嗽一例：

　　《內經・陰陽應象大論》曰：冬傷於寒，春必溫病。這句話在傷寒學派與溫病學派的解說，一直有著很多不同的看法，讓我想到最近感冒咳嗽的案例：

　　男，22歲，起初咽喉腫痛、鼻流清涕轉黃、微發熱、咳嗽有痰音但咳出不易。目前久咳不癒，在西醫與中醫間輪流處理已一個多月，仍未見改善，西醫研判已成慢性氣喘或建議抽血檢查是否黴漿菌感染。

　　脈象：兩手總按皆數，獨異在右寸偏浮大略滑，兩尺沉弱。

　　分析：冬天寒氣侵犯損傷體陽，使腎陽不得收藏，大量趨於體表抵抗寒邪。時間一長，陽氣不足，寒邪也不強時，便會雙雙停留在肺間，隱而未發。等春天來到，大環境陽氣升起（氣溫回暖），使得體內腎陽也被鼓動跟著向外升發（兩尺因而沉弱）。

　　當陽氣達表，與寒邪及其產生的病理產物（痰飲）相作用時，便會化為實證而出現初起咽喉腫痛、鼻流清涕轉黃、微發熱、咳嗽有痰音，但咳出不易的溫熱性疾病（數脈＋右寸獨異）。此時使用清熱消炎藥必使陽氣受傷，痰飲再度內伏而導致久咳（似氣喘咳）的症狀，久久不癒。

　　既然已服藥一個多月，此時已不可再使用辛涼解表藥，而應該改服辛溫解表之荊防敗毒散。一帖初服與再服時，都發生嘔吐痰涎與食物，擔心有問題而詢問，經了解咳嗽大幅改善，並且除了剩下胃部仍有點因嘔吐後而感到不舒服外，其他都正常。

　　因此，可見體內痰飲之盛，造成來不及自體吸收，體內自癒力作用認為邪氣在上，嘔吐排除最快，雖然荊防敗毒散並非嘔吐劑，但是自體還是以嘔吐來袪邪，正好反應人體自我調整機制是最好的治病利器。飯後再服一帖皆未再發生嘔吐，並且咳嗽已癒，僅喉咽還稍有輕微怪怪感覺，吩咐其後續調補一下肺腎……。

健康小叮嚀

冬寒吃冰，可別過了頭而損傷體內陽氣。

記得早年在華中一帶天寒地凍的時節，常會口渴、咽乾（痛）、煩躁，特想吃點冰品才會舒服。學習中醫之後，便能理解這是為什麼？冬天風寒太甚，使得體內陽氣無法透發，接著便鬱而化熱，而發生體表怕風怕寒，衣服裹著跟粽子一般，但是仍想吃冰的特殊感受。

但是，可別因此有了藉口而不顧及體質，不避寒涼之品的肆意飲食，就算當時沒事，也勢必為將來患病埋下一個重要因子。

家家常見的鼻水「共共勞」

求救！鼻水一直流，流的很誇張，如水一般一碰衛生紙就被吸掉。這是剛收到同學的發文。脈象略浮，「鼻三針」下了一小時，拔針後一小時，期間鼻水有止住，但沒多久又開始流，服過一次科學中藥「小青龍湯」也沒特別效用，該如何是好QQ！

回覆：鼻水清晰，肺部寒氣甚，「小青龍湯」沒錯，是不是服法能修正一下，如「桂枝湯」服法，服藥後增加暖胃如熱粥湯麵，或薑茶的食療法，配上悶汗來排除寒邪。

昨天用完「薑湯和小青龍湯科中」後，鼻水就止住了。

▶▶ 《傷寒論》條文

「傷寒表不解，心下有水氣，乾嘔發熱而咳，或渴，或利，或噎，或小便不利，少腹滿，或喘者，小青龍湯主之。」（條文25）

▶▶ 條文解說

　　傷寒表證未除，仍有發熱惡寒、頭痛身痛、無汗等症狀。同時還出現病理產物的痰飲作祟，導致症狀異常多變的現象。

▶▶ 生理病理解說

　　由於傷寒感冒，體內陽熱溫度不斷支援體表，勢必加速耗傷體內的陽氣。體內陽氣原本作用是用來溫化轉換陰血的，這樣的消耗，連帶導致體內其他功能失調，病理產物便應運而生，因此症狀可能有以下幾種變化：

a. 體內陽氣不足，脾胃生理功能之一（脾陽運化水濕）發生問題而生痰飲。

b. 此人本身就有肺氣虛弱的體質，肺間存在著痰液（如慢性支氣管炎、氣喘的人），遇到寒邪傷陽入裡（指影響肺的運作），將導致水停「心下」（又稱胃口或膈），水為陰邪，阻礙脾氣升清而形成乾嘔；寒氣刺激肺間痰液而形成咳嗽。

c. 寒邪影響脾胃陽氣，使得運化水濕失常，無法蒸騰濡養細胞，導致症狀可以兼有「口渴」的現象。

d. 腸道水濕由於裡陽不足，無法溫化吸收為身體所用，水性趨下，便因此發生下注則產生下利的症狀。

e. 胃陽受損，腐熟水穀失常，降氣傳導糟粕無力導致食積氣壅，便會刺激在上的膈間神經形成噎症（指打嗝）。

f. 寒邪如果是損傷太陽膀胱經的陽氣，可能導致膀胱腑的陽氣跟著損傷，使溫化下焦水液形成尿液排出的功能出現問題，便會兼有小便不利、小腹脹滿的症狀；下焦停水，使得肺氣不得降，不降則喘。

重點說明：當感冒耗傷體內的陽氣，接下來引起的症狀變化，也就跟著
　　　　　複雜得多了。

方藥解說

　　方劑：小青龍湯：麻黃3 桂枝3 芍藥3 炙甘草3 乾薑3 細辛3 五味子8
半夏3，分三服。

　　（同樣是傷寒感冒，「麻黃湯」是處理表寒實證；「大青龍湯」
是治療表寒實且裡有熱證；「小青龍湯」則是表寒實兼裡有寒飲證。）

　　經過之前條文的認識，相信已經能理解「表寒實證」選用「麻黃
湯」方。接著按照生理病理變化的分析來加減方劑：

　　去「杏仁」（肺與腸間有水飲，不需再去滋潤）；補陽氣虛損，
選擇「桂枝湯」的功效，去大棗（同樣不需滋潤藥），並且因為脾胃寒
盛，所以改生薑為「乾薑」。

　　斂肺氣止咳平喘，加入「五味子」來收斂逆氣；

　　去除肺與胃間水飲痰濕，加「薑半夏」；

　　溫肺腎，加入辛溫散寒的「細辛」。

　　這樣的組合，成為袪除「表寒實、兼裡有寒飲」的「小青龍湯」。

　　學習從體內陰陽平衡觀點來思考：

　　傷寒感冒耗傷體內的陽氣，按照陰陽對立消長的原則，寒邪最會損
傷陽氣，導致體內能量平衡失衡，進而改變細胞膜物理特性，使得組織
間液與細胞液的流動性降低，造成體內水液平衡失衡的現象。

　　心下有水氣（膈肌部位水液平衡失常），乾嘔發熱而咳（乾嘔，心
下有水氣要排除的反應現象），或渴，或利，或噎，或小便不利等症狀
便因此跟著發生。

案例

　　最近北方冷氣團來襲，週遭不斷出現感冒的人，大體上都屬於麻黃
湯、葛根湯、小青龍湯等的證型，如果用對方劑，可以一日內痊癒，一

點也不輸西藥的治療效果。

女，38歲，突然噴嚏不停、鼻水不止、清稀透明如水狀。

脈象：右寸浮取略緊，中取略大；關浮；尺沉。左手三部皆弱脈。

分析：右手寸浮略緊，浮脈主表證風邪侵襲，緊主寒邪。風寒襲肺，鼻水不止且惡寒；中取略大，大屬病進，邪欲入裡，咽喉應有不適現象，如脹感或者略痛等。

右關脈浮，胃氣趨表協助抗邪；尺沉乃冬日正常之腎脈。

左手三部弱脈，可視為此人身體素虛，注意表邪一去，應速補虛以防二次感冒。

詢問後病家回覆：咽喉確有異樣，似乎要發炎了，但是還未發生；會餓，想吃熱粥（此乃胃氣作用，自癒力損傷不嚴重）；身體無力、惡寒。

先給予「小青龍湯」。一帖湯藥足已，體虛不可過服。服後啜熱稀粥，溫覆，換乾淨衣物，休息。（同桂枝湯服法以存正氣）

健康小叮嚀

鼻水「共共勞」！「小青龍湯」立效。

鼻過敏是現代家庭中，普遍多見的惱人病症之一，當發作時期，鼻塞、鼻流清涕，有時就像水龍頭關不了而不斷出水一樣，一會就要用掉一整包的衛生紙，這時就是「小青龍湯」的佳時機。

不怕天冷、飲冷，「氣喘」來報到

　　夏日冷氣冷飲，春秋冷熱溫差變化大，冬天寒風侵襲，現代的小孩，雖然生長在南方溫暖的環境，但也擺脫不了呼吸道過敏、氣喘的毛病。除了「氣管擴張劑」的使用，難道就沒有真正能夠幫助痊癒的方法嗎？

　　如何改善體質，排出導致氣喘發作的根源，中醫擅長的的就是根據個體，抽絲剝繭，去發掘出致病的真相。別再消極的只是使用「氣管擴張劑」，認為這是一輩子不會好的病症。

　　（以下引用「鼻病氣喘」名醫林燦城醫師，在其臉書所發表的一個文章，讓中西結合專業醫師告訴您真相！）

　　題目：言不可治者，未得其術也！

　　　　有一個8歲的小學生，去年被北部某大醫學中心診斷為氣喘，並加入該院的「氣喘照護特別門診」，天天用類固醇、擴張劑，但情況卻不見改善。

　　　　今年1月5日他來此初診，改用中西醫結合療法，逐漸拋開西藥類固醇、擴張劑，一個月後，已不再用西藥，至六月中旬，基本上已經痊癒，完全拋開類固醇、擴張劑，呼吸順暢得很，健康也改善，不再「動不動就感冒」。

　　　　在西醫的氣喘指引裡常見到一句話：「Asthma cannot be cured, but could be controlled.」「氣喘不能根治，但是（只能）控制」。而西醫治氣喘，完全聽Global Initiative for Asthma （GINA）的，GINA每年改版，CINA說的，台灣醫師都相信，從不加以懷疑。

　　　　GINA診斷氣喘的標準，是依據臨床症狀，諸如「呼吸困難、喘鳴、胸悶……」，再加上某些肺功能指標。重要的一點是，這些症狀是「非器質性」，而且是「可回復」的。顯然當中有矛盾，既然是「非器質性、是功能性、可回復的」，卻又不能（根）治癒？

　　　　因為西醫只懂得一直用「類固醇、擴張劑、白三烯抑制劑」來抑制功能，與身體自救的方向相反，方法不對，南轅北轍，當然不能根

治。「不能根治，所以就要一輩子用類固醇」，這當然是幫西藥廠賺錢的最高指導原則。

西方人不懂「治病求本、順天應人」之道，一昧地相信「對抗療法」。他們是在替藥廠推銷藥品，台灣的醫師也不動頭腦，照單全收，悲哉！

（摘錄自臉書林燦城醫師，恩加診所網站https：//www.facebook.com/lintc253.allergy/？fref=ts）

▶▶《傷寒論》條文

「傷寒，心下有水氣，咳而微喘，發熱不渴，小青龍湯主之。」（條文26）

▶▶ 條文解說

傷寒感冒，胸腔胃口素有痰飲停滯的人（常見於氣喘體質的患者），立刻會發生氣喘咳嗽的症狀，可以伴隨著發燒，口不渴，適合「小青龍湯」來改善。

▶▶ 生理病理解說

上一條文（25條）是以表證為主，兼有心下有水氣。本條文則是「心下有水氣」，而且表症仍在。差別在於水飲較盛，濕盛則不渴。

案例

男，38歲，連續三週夜咳甚（無法睡眠），直至咳出黏白痰才能

得到緩解。經西醫治療屬於腺病毒感染，至今已看了四回仍未見改善。（其本身抽煙且每日飲冷飲，因此歸因這方面影響復原）

脈象：左手寸關之間浮弦；右寸浮點，中取弦；關緩；兩尺沉。

分析：兩寸浮弦，屬於飲疾之脈；右關緩脈主濕，此乃寒傷肺胃，痰凝之象。

此乃寒飲所傷，而非感染，應當溫化寒痰。

《傷寒論‧辨太陽病脈證並治》「傷寒，心下有水氣，咳而微喘，發熱不渴，小青龍湯主之。」

此方為冬天針對寒邪傷肺，導致水飲為病，屬於這個季節最常使用的方劑，可以溫肺化飲。現今就算是夏日炎炎，如果嗜食冰冷，且外在環境又有冷氣空調加持，仍能造成「傷寒，心下有水氣」的喘咳症發作。

經詢問，小青龍湯「一帖癒」。

學習從體內陰陽平衡觀點來思考：

同樣是表寒實、兼裡有寒飲，如果服用「小青龍湯」這類辛溫發散方，之後發生口渴現象，反而是辛溫發散水飲，使得心下水飲去除的徵候，為病欲解之現象。

臨床上不管是25或26條文的適應症，當服用「小青龍湯」後如果出現口渴現象，代表水飲已除，應立即停藥，口渴是一個非常好的指標，不得忽略，待胃氣回復津液自生，口渴的現象自然會消除。

健康小叮嚀

天冷「氣喘」發作，請先經由醫師診治，切不可自行購買「小青龍湯」來服用。

由於氣喘症是有可能危及生命的病症，當發作時的證型不同，採取治療的方劑也不同，因此不可自行服藥，以免延誤病情而發生危險。

感冒後身體虛弱，感覺一直沒好怎麼辦？

　　號稱中藥方劑之「群方之首」，這「桂枝湯」有著無比重要的使命，那就是當人體剛經歷大戰結束後，百業待興，極需要尋求外援，來協助人體整頓家園。沒有比「桂枝湯」還來得適合用在這樣的時期，這也是西醫對抗式的治療感冒病症後，所缺乏的輔助恢復環節。

　　西方醫學治療感冒不是不好，如果能中西結合的運用，攻補兼備的恢復健康，這樣會更好。摒棄門戶之見，取彼之長、補己之短，讓醫術與知識不斷提升向上吧！

▶▶ 《傷寒論》條文

「太陽病，外證未解，脈浮弱者，當以汗解，宜桂枝湯。」（條文27）
「太陽病，外證未解，不可下也，欲解外者，宜桂枝湯。」（條文29）

▶▶ 條文解說

　　當得到「太陽病」感冒，在外證未解時（如頭項強痛而惡寒等表症仍在），如果脈象是呈現脈浮弱，則屬於表虛證，毫無疑問應當選用補表虛、調和營衛來散邪的「桂枝湯」。服用後表氣足，則微似汗出而解表邪。

　　「太陽病」感冒，在外證明顯未解時，就算兼有裡症，仍應先治療較急迫的表證，宜「桂枝湯」加減方來運用。

▶▶ 生理病理解說1

「太陽病，外證未解，脈浮弱者，當以汗解，宜桂枝湯。」（條文27）

這一個條文，視其「太陽病」，脈浮弱，宜用「桂枝湯」。好像簡單到沒有需要專設獨立條文的必要，因此，個人覺得本條文應該可以更進一步的思考，所以會有接下來的想法。

「太陽病」，外證未解（指有其他的兼症未解，而不是單指感冒的表證未解。說明部分太陽病證仍然明顯，並且有了新的發展），病邪一部分已經侵入於裡，而兼有裡證（腹滿不大便）。

當脈浮弱時，呈現表虛營衛不足的脈象，就算出現「裡假實」的症狀（因為體表有邪氣，腸道陽氣與津液不斷輸往體表，導致脾胃運化不良而「腹滿」；津傷則「不大便」），仍然不可以使用下法，以免更傷正氣而造成壞證。應當先處理表虛營衛不足，宜「桂枝湯」。

▶▶ 生理病理解說2

「太陽病，外證未解，不可下也，欲解外者，宜桂枝湯。」（條文29）

如同27條條文情況，當「太陽病」，外證未解，病邪一部分已經侵入於裡，而呈現腹滿不大便等裡實之症。

在此時，如果無法明辨脈象體質時，外證未解書寫於條文之前，當然是以外證為「急者」。治病先治「急」的原則，先解外證，仍以「「太陽病」的治療原則來處理。」

這裡使用「宜」字而非「主」字，表示應該視其當時症狀，考慮「桂枝湯」或是「桂枝湯」的加減方來解外。待外證解除，如果裡證還未消失，再視其症狀處理之。

健康小叮嚀

　　「桂枝湯」往往可以用來恢復感冒後的虛弱體質，順便解除剩餘的感冒症狀。

「喘」症 ≠「氣喘」病？

　　「喘」，該不該直接使用氣管擴張劑？需多家長會害怕，孩子因此終生「氣喘」無法根除，而掙扎要不要長時間使用！

　　其實，「喘」還得分辨一下程度。「氣喘」發生時，已經呈現吸不進氣，鎖骨周圍孔隙塌陷明顯，面白唇紫，這時為了保命，一定要先使用氣管擴張劑。但是輕微感冒，微咳微喘，這時有可能是肺部虛弱，受到干擾所誘發的「喘」。

　　這時期，「擴張氣管」將導致邪氣停留，沒有「氣喘」也會真的變成「氣喘」。滋養肺臟，協助排除肺間邪氣，恢復呼吸正常的功能，「喘」症便能澈底的改善。

▶▶《傷寒論》條文

　　「太陽病下之，微喘者，表未解故也，桂枝加厚朴杏子湯主之。」（條文28）

▶▶ 條文解說

　　「太陽病」而兼有可下之證，先瀉下後，發生輕微喘症，治以桂枝加厚朴杏子湯。

▶▶ 生理病理解說

　　當「太陽病」，體表之邪仍在，而同時兼有裡症時，依照「急則治其標，緩則治其本」的原則，舉例如下：

　　條文07：太陽病，下之後，其氣上衝者，可與桂枝湯。

　　條文10：太陽病，下之後，脈促，胸滿者，桂枝去芍藥湯主之。

重點說明：以上都是得了「太陽病」而兼有可下之證，先治以瀉下法所引發的症狀，以及後續處理方藥。

　　使用瀉下法之後，裡症解除，按照中醫臟腑生理功能思考，肺與大腸互為表裡關係，瀉下所損傷的大腸津液，部分來自於肺臟津液的支援。當「太陽病」發生的同時，瀉下藥所消耗的能量，也可能導致上焦胸腔的能量空虛，使得感冒邪氣趁機入「肺」。

重點說明：疾病傳變，通常都有其規律與原則，掌握生理功能關聯，便不難理解其中的奧義。

　　肺臟的生理功能，是主氣、司呼吸，稍有邪氣侵犯，便能導致氣逆而喘。此時屬於輕微喘症，表邪初入還未形成裡實證，既然邪氣是由表入，同樣由表排出即可，除了使用「桂枝湯」來解除表邪外，還必須使用補「肺津」與平喘的藥物。

重點說明：感冒邪氣侵犯是由表入，如要將其排出，採用汗法，同樣由表排出體外最佳。

方藥解說

方劑：桂枝加朴杏湯：桂枝3 芍藥3 炙甘草3 生薑3 大棗12 厚朴2 杏仁3，分三服。

上焦胸腔的能量空虛，感冒風寒邪氣，自然容易侵犯肺臟而造成「喘」症的發生。「桂枝湯」補虛，調整汗腺功能，改善體表循環，增強免疫力，可將導致氣管痙攣的因子澈底排除。

加入屬木蘭科的「厚朴」，溫中降逆，改善氣喘的「氣上逆」現象；還有「杏仁」潤肺降逆解痙，共同解除風寒外感所導致的喘症。

本方可以促進血液循環，緩解支氣管平滑肌痙攣。主要用於支氣管哮喘、感冒、咳嗽，見發熱惡風，汗自出，喘咳，頭痛，脈緩者。

健康小叮嚀

感冒時，不是所有「喘」症都是「氣喘」病的發作，謹慎看待氣管擴張劑與類固醇藥物的使用。

「氣管擴張劑」可以擴張氣管，通暢呼吸道而平喘，但是在感冒時期，也能將痰液中的細菌、病毒等，強制留存在體內；更別提「類固醇」的矇蔽身體「自癒」機制，所達到「掩耳盜鈴」般的緩解療效。

如果「喘」症只是因為感冒了，引起身體「自癒力」的作用發揮，藉由「咳喘」來清除肺部、氣管、咽喉等處的邪氣，「桂枝加朴杏湯」的補正祛邪、降氣平喘的機理，才是正確的治療方式。

發燒、流鼻血，正常嗎？

「感冒」中醫認為是有「邪氣」由外部侵犯人體。相對的，如果侵入的「邪氣」，遭受到人體免疫系統「正氣」的頑強對抗，入侵的管道，也能成為「邪氣」排除的通道。

這樣的原則，是中醫學獨特又實用的見解。善用這樣的思維，你將發現古人藉由不斷的累積智慧，累積成為中醫的學問，是多麼的靈活與了不起。

▶▶ 《傷寒論》條文

「傷寒脈浮緊，不發汗，因致衄者，麻黃湯主之。」（條文32）

「太陽病，脈浮緊，無汗發熱身疼痛，八、九日不解，表證仍在，其人發煩目瞑，劇者必衄，麻黃湯主之。」（條文30）

▶▶ 條文解說

「太陽病‧傷寒證」，期間發生了衄血（指流鼻血）的症狀，可用「麻黃湯」止衄血。

「太陽病」，脈浮緊（傷寒脈），無汗、發熱、身疼痛（傷寒證），經過八、九日，表寒實證仍在。可能隨著體內正氣的提升，出現發煩、目眩、衄血（流鼻血）等，快速發散邪氣的特殊反應，還是使用「麻黃湯」來治療。

▶▶生理病理解說1

「傷寒脈浮緊，不發汗，因致衄者，麻黃湯主之。」（條文32）

「太陽病‧傷寒證」，本來應該給予「麻黃湯」來發汗，但是因為錯過了發汗的時期，以致發生了衄血（指流鼻血）的症狀。

這是因為表寒日久，鬱肺化熱，肺主皮毛且開竅於鼻，當「傷寒證」導致寒束體表皮毛時，鬱熱無法順利藉由體表散出，只好透過第二管道的鼻竅血脈衄血而出，此時如果能用「麻黃湯」來打開體表毛孔，順利發汗來散去寒熱邪氣，自然肺裡不再有熱而衄血自止。這就是「麻黃湯」能止衄血原因。

重點說明：傷寒感冒期間，突然流鼻血，可視為「自癒力」在排除鬱熱
　　　　　邪氣，乃好轉現象。除非血流不止，「傷寒證」也未除，方
　　　　　使用「麻黃湯」。

▶▶生理病理解說2

「太陽病，脈浮緊，無汗發熱身疼痛，八、九日不解，表證仍在，其人發煩目瞑，劇者必衄，麻黃湯主之。」（條文30）

「太陽病‧傷寒證」，經過八、九日的變化，就目前已知道的條文，可以出現幾種可能性：

A‧體內正氣（自癒力）順利抗邪成功，自汗出而表寒自解。

B‧表寒盛引發體內水飲為病，如25、26條文的「小青龍湯」證。

C‧表寒日久，鬱肺化熱形成表寒實、裡熱的症狀，如條文23、24的「大青龍湯」證。

D‧病邪已離開太陽經，轉而深入到「陽明經或少陽經」。

E‧「傷寒證」期間，能吃多休息，通常在自癒力提升時，會自體

興奮、升壓、汗出來祛邪，這時可能發生發煩、目眩、衄血（流鼻血）等現象，此時是一種即將自癒的表現。也能於此時服用「麻黃湯」來止衄血，除表邪。（32條）

F・如30條文，寒邪依舊停留在「太陽經」，傷寒證型沒有改變，當然還是使用「麻黃湯」來處理表寒實證。

方藥解說

「傷寒證」在服用「麻黃湯」後，通常會出現汗出，症狀緩慢消失而趨於痊癒的現象。當然也有例外，例如出現發煩、目眩、衄血等快速發散邪氣的特殊反應。

研判應該是「麻黃」的藥力發作所產生的現象，由於麻黃鹼可以興奮心臟、收縮血管、升高血壓、興奮中樞神經而汗出祛邪，當遇到藥力強作用時，體內所產生的熱，自然會影響心神而發煩，血壓上升而目眩，嚴重則衄血，以瀉熱自救來達到平衡。

因此，當出現這類症狀，表示藥力已達，邪氣將去，屬於速癒的瞑眩反應。

案例

老師您好：我是學生○○○，想請問一個問題，因為我目前在感冒，都是集中在上呼吸道感染的問題，包括狂打噴嚏，狂流清涕，並且會鼻塞。

今天我一早上飛來法國，發生一個問題，就在飛機快到巴黎，在一萬英尺開始下降時，我的左眉上方的額頭開始劇痛，痛到左眉跟眼眶都很痛，那時甚至害怕會因感冒塞住，而發生血管爆掉的感覺，就這樣一路劇痛到落地（經過30分鐘吧），落地之後是有好一點，但現在三不五時左眉上緣還是會痛一下、痛一下的，例如喝了咖啡，或吹到冷風都會明顯的疼痛，但法國目前氣溫都在10度上下了。

我上呼吸道感冒的現象，可能也不會在幾天就好，實在很害怕10/14回台灣又遇到一樣的劇痛，不知道我左額還撐的住嗎？

想問老師這有什麼方法我可以做的？我目前有帶的有：

針：1寸、1.5寸、3寸針（但這可以帶上飛機使用嗎）；

藥：葛根湯、麻黃湯、柴胡桂枝湯，芍藥甘草湯，安中散等等。

請問學生這幾天或飛機上應該怎麼處理這問題嗎？

謝謝老師，感恩

回覆：

1. 狂打噴嚏，狂流清涕，並且會鼻塞，似（小青龍湯證），檢視一下上課所學，寸上有無過敏點反應，以及主體脈有無浮弦（緊）狀。

2. 氣壓改變有可能導致瘀阻的疼痛，再加上寒性收引，吹風受寒，痹阻更甚則痛。1寸針左眉痛點下方眼框上緣，入針或阿是點入針皆可改善。

3. 「麻黃湯或葛根湯」可以先吃，吃完服熱湯品，蓋被流汗後擦乾看看，這類感冒一般會藉由流鼻血來解除壓力，你的情況則是發在眼眶附近。參考條文「太陽病，脈浮緊，無汗發熱身疼痛，八、九日不解，表證仍在，其人發煩目瞑，劇者必衄，麻黃湯主之。」

4. 傷寒感冒好了，就不用怕坐飛機還會痛了。

數日後：老師您好，我已經回到台北了，回程時由於感冒已經好了，就沒有這個問題了（雖然心裡還是會緊張XD），謝謝老師的指導，感恩。從我的iPad傳送。

學習從體內陰陽平衡觀點來思考：

鼻乃肺之竅，出血是一種清除血熱最直接的方式，當肺臟熱盛，人體以瀉熱自救來達到溫度的平衡，因此發煩、目眩、衄血，可以思考是自癒能力的一種表現。

健康小叮嚀

發燒、流鼻血，可以是自癒的表現，也可能是鼻腔嚴重感染，或因環境過於乾燥…等眾多因素，應經由醫師判斷，以免延誤病情。

「感冒」後的變症

感冒痊癒跟「喝水」沒關？

　　「感冒」症狀由原本怕風怕冷，轉變成發熱怕熱，或是潮熱腹痛大便硬，這時稱之為「太陽病」傳變為「陽明病」。

　　當症狀介於「太陽、陽明」兩者之間，同時具有部分症狀，可以稱為「二陽併病」，依此條文來探討「感冒」證型轉變之機理，以便能深入認識病症發展的過程。

▶▶ 《傷寒論》條文

「二陽併病，太陽初得病時，發其汗，汗先出不徹，因轉屬陽明，續自微汗出，不惡寒，如此可小發汗。設面色緣緣正赤者，陽氣拂鬱，不得越，其人短氣，但坐，更發汗則癒。」（條文31）

▶▶ 條文解說

　　這裡所謂的「二陽併病」，是指「太陽病與陽明病」的併病，為初患「太陽病」者，在「太陽病」未癒之時，一部分的病邪，進一步侵入「陽明」層的證治。（「陽明」層說明，請參考先前的陰、陽（三陽與三陰）？」單元）。

▶▶ 生理病理解說

　　風寒邪氣初犯人體體表，屬「太陽病」的範圍。接著，或因失治、或因誤治、又或邪盛內傳，因而轉屬「陽明」。「太陽」主表，相對於「太陽」，則「陽明」主裏，「陽明」內候胃中，外候肌肉，病在外者稱為「病經」，病在內者稱為「病腑」。

　　《至真要大論》曰：「兩陽合明，謂之陽明」。說明「陽明」為陽氣最盛，而人體陰陽之氣的多寡，與疾病的發生具有密切的相關。

　　因此，「陽明病」多「邪正相爭」劇烈，以出現「裡熱實證」為主。如「身熱煩渴、目痛鼻乾、不得眠、不惡寒、反惡熱」者，此「陽明經」病；潮熱譫語，手足腋下濈然汗出，腹滿痛，大便硬者，此「陽明腑」病。

重點說明：「陽明病」的發生，症狀往往較為劇烈與明顯。

　　「太陽病」初起，服「桂枝湯」汗出，需注意其條文的注意事項，如「…，去滓，適寒溫，服一升，服已，須臾，啜熱稀粥一升餘，以助藥力，溫覆令一時許，遍身漐漐微似有汗者益佳，不可令如水流漓，病必不除。」

重點說明：「桂枝湯」的作用力和緩，往往需搭配注意事項的方法一同使用，方能奏效。

今發汗不得宜，一部分邪氣轉入「陽明」，且殘存「太陽病」的表證，如頭項強痛，稱之為「汗先出不徹」。

怎麼知道邪氣有轉入「陽明」呢？剛剛提到「陽明」為陽氣最盛，風寒邪氣由「太陽」層進入最接近太陽的「陽明」經（肌肉層），引動陽氣起而抗寒，其陽氣盛使得惡寒消除，而出現不惡寒的現象；邪正相爭，陽氣驅邪則出現如同服用「桂枝湯」後的自微汗出。

重點說明：「陽明經」病最主要鑑別症狀為「發熱、不惡寒、但惡熱」。

此時感冒症狀，開始要由寒化熱了，大多的邪氣還是在表，如此仍應該使用「桂枝湯」來調補體表營衛之氣，並且正確的服用「桂枝湯」來微似汗出，就能一次解除「二陽併病」的問題。

如果還沒來得及服藥，則「陽明經」熱，會漸漸循著經絡的循行上到面部，這時表邪鬱積肌表，而出現滿臉通紅（面色緣緣正赤），熱鬱上焦則呼吸短促不得臥，此時邪氣仍在表，還未轉入「陽明腑」而出現不大便的症狀。

重點說明：面部，是「陽明」經絡循行的路徑。

按照治療準則，「邪在表則汗之」，同樣使用汗法便可治癒。由於有表虛加上有鬱熱，可以考慮「桂枝湯」來補虛，「麻黃湯」來發表解鬱熱等的方向，選用如「桂枝二越婢一湯」來治療。

學習從體內陰陽平衡觀點來思考：

感冒「太陽病」，經由汗出的表現，反應體內免疫系統已充分支援體表，達到將邪氣排出，補充體表營衛正氣的現象。

汗出不當，耗傷體表津液，體內反而無法藉由津液來維持體溫恆定，這時便會使感冒症狀，轉成發熱、不惡寒的「陽明經」病；

如果耗傷的是體內胃腸道津液，則腸道津液枯竭，不大便的「陽明腑」病便因此形成。這樣的疾病發展，都是水液失衡所造成的結果。

健康小叮嚀

感冒時期，水分的補充非常重要，適時的口含化方式緩慢補充水分，不但有助於新陳代謝，驅除病邪，還能防止感冒症狀的異常變化。

感冒痊癒與否，跟「喝水」沒有直接關係，但是「喝水」確是有助於感冒的痊癒。尤其是在人體感冒發熱期間，胃口不佳，發汗所流失的水分，當然需要藉由飲水攝取來補充。但是切記不可狂飲牛飲，以免造成體內鈉離子濃度受到稀釋，導致肌肉抽搐的現象。

感冒發汗後，還會「身體痿疼」嗎？

「感冒」發燒引起的身體痿疼，在經過治療（發汗退燒）後，往往還會剩下四肢無力痿疼的餘症，讓人還想多休息，好好睡上個覺。但是事與願違，還有許多事情等著處理，哪能就這麼停下腳步呢？

這是現代人的無奈，有沒有方法可以快速讓人度過這個時期呢？答案是：有的。整個人體的發展變化，都在字裡行間能夠推敲理解，讓我們繼續看下去！

▶▶ 《傷寒論》條文

「發汗後身疼痛，脈沉遲者，桂枝加芍藥生薑各一兩，人參三兩，新加湯主之。」（條文33）

▶▶ 條文解說

　　感冒經過發汗治療後，大多數的症狀得到緩解或消除，剩下身體經脈內「營衛之氣」停滯不通，而發生疼痛的症狀未解除，改服「桂枝新加湯」（簡稱）。

▶▶ 生理病理解說

　　「發汗後」，是指「太陽病」感冒發汗後，大多數的症狀得到緩解或消除，僅餘下一兩個症狀未解除，或者症狀發生了改變。

　　感冒發汗後，剩下身疼痛並未解除，原本的「浮緩或浮數」脈，改變為「沉遲脈」。因此，由沉遲脈來分析，沉脈主裡（相對體表來說），這時期「邪氣與正氣」皆在此作用，也就表示體表陽氣空虛（皮下營衛物質缺乏），使得邪氣得以直趨於裡，影響肌肉筋骨層次。

重點說明：脈象改變，便是反應出體內跟著產生了變化，雖然體表症狀
　　　　　可能仍未完全消除，一樣要思考判斷脈象所代表的意義。

　　因此，這裡的身疼痛，已經不是風寒邪氣作用體表所產生的了，反而可以視為發汗後，體表津液消耗，表陽隨之耗散，導致經脈營衛之氣停滯不通，肌肉筋骨失養所產生的疼痛。

方藥解說

　　方劑：桂枝新加湯：桂枝3 芍藥4 炙甘草2 生薑4 大棗12 人參3，分三服。

　　由於排出的汗液與陽氣，首先是由腸道供應的，《素問·玉機真藏論》曰「中央土以灌四旁」，當消耗過度時，也應當由此脾胃來調整。在調補體表營衛之氣的「桂枝湯」方裡，加入「人參」來補益氣血。

另外，特別加重「生薑」來除裡寒、助陽氣外達於表；加重「芍藥」來增加內臟器官的血流量（稱為收陰氣的功能）。當脾胃得到營養補充且能正常運作，接著氣血津液輸送體表，補足了營衛之氣，人體自當病癒，沉遲的脈象自然得以消除。

學習從體內陰陽平衡觀點來思考：

遲脈主寒，沉遲為裡寒，說明風寒邪氣能夠入裡，表示表陽空虛，裡陽也相對不足，此時如果不及時調補，接下來將影響體內臟腑正常的運作了。「虛則補之」，相對治療起來也比較單純些。

健康小叮嚀

「發汗」緩解感冒症狀，以「微似汗出」為佳，要注意不要汗出過度，以免一連串症狀接踵而來。

不管是「感冒」發汗後，還是「孕婦生產」疼痛汗出，都有可能發生脈象「沉遲無力」的身疼痛症狀，「桂枝新加湯」是不錯的調理湯方。

感冒後的「氣喘」症狀，中藥也能治療嗎？

感冒「氣喘」誘發真正的氣喘發作，此時期屬於「氣喘」病症，而不是「感冒」的喘症。治療方向，也就從用「感冒」藥來平喘，改為直接針對「氣喘」病症來緩解改善的用方。

▶▶ 《傷寒論》條文

「發汗後，喘家，不可更行桂枝湯。汗出而喘，無大熱者，可與麻黃杏仁甘草石膏湯。」（條文34）

▶▶ 條文解說

　　氣喘病患，在得到「感冒」時誘發喘症，經發汗治療感冒後，喘的現象未痊癒時，不可視為感冒未癒的喘而使用「桂枝湯」。

▶▶ 生理病理解說

　　「太陽病」，發汗後，大多數的症狀得到緩解或消除，如果是平常就患有喘證的人（稱為喘家），此時容易殘留氣喘的餘症，是不能當做感冒未癒而再給予「桂枝湯」的。

　　因為表證已解，這裡的餘喘，是因為原本此人就是肺虛的體質，當風寒邪氣侵犯人體時，中醫學「肺」之臟腑功能，主體表之皮毛，開竅於鼻，很容易造成一部分的邪氣，通過這樣的管道干擾肺部，導致氣喘發作。

重點說明：感冒後輕微「氣喘」症狀，是肺部功能受阻，這時已經不當感冒來看待了。

　　當使用「桂枝湯」這類表藥發汗後，表證解除，體表的熱也相對解除了（稱之為汗出、無大熱），但是屬裡的肺部邪氣，並沒有因此消失，因此形成「汗出而喘」的現象，此時病位在肺，而非原本的體表營衛層，自然不可再服「桂枝湯」，而是應該選用「麻黃」系列的藥材來宣肺平喘。

方藥解說

　　方劑：麻杏石甘湯：麻黃3 杏仁2 石膏3 甘草2，分三服。
　　「麻黃」宣發肺裡的風寒邪氣；

「石膏」能清除風寒所導致的鬱熱；

「杏仁與甘草」用來補肺虛與潤肺。

由於此「喘」屬於餘症，當服用「麻杏甘石湯」後，喘症解除時，就應當停止再服。臨床上多用於感冒後的餘熱喘症，或是喘息性支氣管炎。

學習從體內陰陽平衡觀點來思考：

「麻黃湯」是風寒感冒時服用的辛溫解表藥，換一味藥（去桂枝改石膏），就成為辛涼解表的「麻杏甘石湯」。

肺部正氣虛，呼吸系統內的病理產物無法改善，刺激導致過敏反應，誘發氣管收縮狹窄而痙攣，這便是氣鬱而化熱的一種表現，也是人體試圖自行祛邪的方式。

協助體內快速祛邪，避免喘症劇烈的發生，「辛」能發散宣肺、「涼」能散熱、「甘」能補虛，這些手段，都是一種恢復體內平衡的方式。

健康小叮嚀

「氣喘」有寒證、熱證之分，沒掌握到辨證要點，氣喘疾病是無法改善治癒的。

熱證的氣喘，常會伴隨著痰濃稠或黃綠，這時可用「麻杏甘石湯」改善；

寒證的氣喘，常會伴隨著清稀有泡沫的痰，可用「小青龍湯」來改善。

現代醫學對氣喘所使用的抗組織胺或類固醇，都是針對熱證時期所使用的，對於氣喘發作不管證型而一昧的使用，不但無法澈底改善，還會衍生一些麻煩的後遺症。

感冒發汗後的「心慌心悸」，急性發作怎麼辦？

　　針對汗流過多之後，往往令人感到無力與虛脫，甚至還會發生「心跳」異常，胸悶心慌等的不舒服症狀。無論是什麼原因導致的汗多，皆有其共通的特性，針對這個方面來思考改善，你將發現簡單的藥味，也能有極強的效用。

▶▶《傷寒論》條文

「發汗過多，其人叉手自冒心，心下悸，欲得按者，桂枝甘草湯主之。」（條文35）

▶▶ 條文解說

　　「太陽病」，發汗，汗出過多，發生心慌悸動不適，不自覺以手按壓心臟方覺安定，桂枝甘草湯主之。

▶▶ 生理病理解說

　　「太陽病」，發汗，汗出過多，之前條文探討過一些變化如：
　　「09‧遂漏不止，其人惡風，小便難，四肢微急，難以屈伸者，桂枝加附子湯主之。」；
　　「13‧服桂枝湯，大汗出、脈洪大者，與桂枝湯如前法。若形如瘧，一日再發者，汗出必解，宜桂枝二麻黃一湯。」；

「14‧服桂枝湯，大汗出後，大煩渴不解，脈洪大者，白虎加人參湯主之。」

如今汗後，發生胸部心臟或心下悸動明顯，使人出現兩手交叉重疊，按壓心胸部來鎮抑跳動的行為；這是因為大汗出後，體內電解質（如鈉鉀…）等的微量元素失衡。

重點說明：感覺形容為「心慌、驚慌」，又稱為「怔忡」感。

這類影響體內電解質平衡的礦物質，與我們心臟跳動之電訊傳導有關，也與肌肉的活動有關。當汗出導致四肢肌肉電解質不平衡，則發生「09條的四肢微急，難以屈伸」；

如果影響的是心臟或腸道的電解質，則會發生明顯心悸顫動，或腸道痙攣上衝的症狀（本條文），症狀形容為「心下悸、欲得按」。

方藥解說

方劑：桂枝甘草湯：桂枝4炙甘草2，急煎頓服。

《本草備要》記載：甘草，味甘，生用氣平，補脾胃不足，而瀉心火。甘者緩也，火急甚者，必以此緩之。用在此時，「甘草」如同中和劑，還具有緩解心臟與胃腸平滑肌痙攣的作用。

再加上「桂枝」所含的桂皮油，有強心、健胃、緩解胃腸道痙攣等作用；桂皮醛有鎮痛、鎮靜、抗驚厥作用。兩者相加起來剛好處理本條症狀，令人不得不佩服〈仲景〉用藥的精準。

學習從體內陰陽平衡觀點來思考：

體內汗液的丟失，其中包含津液的耗傷，以及電解質的失衡。津液耗傷，導致肌肉顫動異常，這是思考陰陽平衡觀點之後，很容易理解的，陰陽理論中「陰虛則陽亢」，也說明了其間的現象。

採取恢復津液的方式，順勢安定鎮靜亢進的肌群，也就能快速地達到陰陽平衡目的。

健康小叮嚀

「心慌悸動」，雖然只是感冒發汗後的症狀，但是也別輕忽了它。心臟失養無力，血脈供輸異常，稍不留意，也是有可能發生危險的。

臨床上，許多長期失眠、躁鬱的患者，身體都會發生這類「心慌悸動」的症狀。就算當時並沒有任何感冒的症狀，也能使用「桂枝甘草湯」，先力求穩定「心」跳，讓不安的「心」先行強壯而穩定，接著「心神」也能自然跟著平復穩定。

腹內「小豬亂竄」，匪夷所思的疾病

特殊的古病名「奔豚」，令現代醫家百思不解的病症，簡單的來說，這類怪怪的病症，其實已經普遍的發生在你我的四周。知道是什麼病症嗎？「自律神經失調」應該聽過了吧！這樣人體官能失衡的疑難雜症，早在千年以前已經有所紀錄了。

▶▶ 《傷寒論》條文

「發汗後，其人臍下悸者，欲作奔豚，茯苓桂枝甘草大棗湯主之。」
（條文36）

▶▶ 條文解說

　　「太陽病」，發汗後，令人感到臍下悸動，隨之即將發生胸悶、心慌、噁心、欲嘔等極端難受的症狀，可服「茯苓桂枝甘草大棗湯」來防止其發生。

▶▶ 生理病理解說

　　「奔豚」症狀是什麼？「豚」字是指小豬的意思，而「奔豚」就是指人體體內有隻小豬正在上下亂竄。而在《金匱要略·奔豚氣病脈證治第八篇》有較詳細的說明：

　　例如，發病症狀與原因的條文：「奔豚病，從少腹上衝咽喉，發作欲死，復還止者，皆從驚恐得之」。

重點說明：「奔豚」這個病症，現代找不到與之相關吻合的病，較為接
　　　　　近的是屬於「自律神經失調」導致「精神官能」疾患。

　　說明「奔豚病」發作時，先從少腹痛起，接著感覺有一股氣從少腹上衝心胸咽喉，這時令人感到胸悶心慌噁心欲嘔等極端難受的症狀，之後隨著衝氣減緩，難過也跟著舒緩，終至正常。

重點說明：這類胸悶心慌噁心欲嘔症狀，通常突然發生，毫無徵兆
　　　　　可言。

　　「驚恐」是「奔豚病」很重要的發病因素。而「奔豚病」最早是出現在《難經·第五十六難》中：「腎之積名曰奔豚，發於少腹上至心下，若豚狀，或上或下無時，久不已，令人喘逆。」。

　　在《傷寒論·太陽篇》中，「奔豚病」多因於汗出，津液損傷而誘

發火邪，因而導致「驚證」。因為「驚證」，接著容易發生「情志」內傷的現象（如七情致病中的對應關係，喜傷心、怒傷肝、憂思傷脾、悲傷肺、驚恐傷腎）。

重點說明：莫名的「驚恐」是「奔豚病」很重要的發病因素。

「驚恐」傷腎。現代醫學研究視「驚恐」過後，腦內掌管記憶的海馬迴，烙印著「驚恐」當時的相關訊息，當汗出傷津時，體內電解質失調，這類神經傳遞因子的失衡，誘發記憶的感知「驚恐」，使得腎上腺素分泌增加，感覺上如火邪循腎經道路上慣肝膈，入肺中，循喉嚨至舌本，導致「奔豚病」的發生。

重點說明：「驚恐」→腎上腺素分泌增加→「奔豚病」。現代多視為「自律神經」失調。

方藥解說

方劑：苓桂甘棗湯：茯苓8 大棗15 桂枝3 炙甘草2，分三服。

以上現象，中醫視為「心陽虛」，下焦「水邪」欲乘虛上沖（水盛剋火），而見到「臍下悸」的症狀。

「茯苓」安神寧心，利水滲濕，能調節電解質的平衡，鎮靜除驚；

「桂枝」溫補心陽，加上「大棗」的鞏固中焦，共同防止水邪由下焦上沖；

「甘草」補充流失的津液，緩解緊張（火邪），這四味藥共同組成此方。

學習從體內陰陽平衡觀點來思考：

精神情志的失衡（例如過度驚恐），往往也能造成生理系統上的疾病，此乃「身、心」兩方面失去了平衡的現象，也因此種下了「生理」疾病影響成為「心腦」協調失衡病症的結果。

健康小叮嚀

　　反覆胃腸蠕動、上逆、嘔噁,可能與精神情志壓力相關,腸胃科久治不癒者,不妨換個方向調整看看。

　　「奔豚病」在臨床上,可見於「歇斯底里症、疝氣痛、小兒自體中毒證、胃擴張、胃痙攣」等的症狀反應。

胃脹、腹滿,一肚子「氣」

　　打開電視廣告,到處充滿著養生保健品的廣告,其中針對過敏、免疫系統提升、排便減肥等方面,就佔了絕大部分。這類有關整腸,培養腸道益生菌的產品,都號稱能夠明顯改善這類的病症,生意也相對的非常火紅。

　　能夠想到嗎?原來這樣的體質,發生原因其實都跟「感冒」不適當的治療有關。不只是成因與變化,就連怎樣恢復改善,書中也都有完整的記載。

▶▶《傷寒論》條文

「發汗後,腹脹滿者,厚朴生薑半夏甘草人參湯主之。」(條文37)

▶▶條文解說

　　感冒發汗後,時常腹部脹滿難受,服用「厚朴生薑半夏甘草人參湯」。

▶▶ 生理病理解說

發汗後，表證去除了，但是卻發生腹部有如吹氣球一樣「脹滿」不舒服。這是由於發汗時，腸胃道的津液隨之發散到體表，使脾胃運化之「氣」也相對耗散，而造成腹部腸道的停滯現象。

這時存在於腸道裡的細菌與消化酵素，仍不斷發酵分解飲食水穀，便形成了腹部「氣滯型」的虛性脹滿，屬於腸胃的機能衰弱所致。

重點說明：虛性腹脹滿，需與「承氣湯」類的「腹部實滿」（腹脹大、痛不可按）相鑑別。

方藥解說

方劑：厚朴生薑半夏甘草人參湯：厚朴8 生薑8 半夏8 炙甘草2 人參1，分三服。

既然是腸胃的機能衰弱所致，補虛除脹氣便能改善這類狀況。

補脾胃機能衰弱（指土虛），不外乎用「人蔘」；

暖脾胃、助陽化氣，不外乎用「生薑」；

由於腸道停滯，導致水穀積滯形成了痰食毒素，藉由「半夏」的和胃健脾、除濕化痰與解毒作用來處理；再加上處理濕阻中焦，氣滯不利所用的「厚朴」；加入「甘草」來調和諸藥，共同組成了這個方劑，用來專門處理腹部「虛性脹滿」的症狀。

學習從體內陰陽平衡觀點來思考：

由於腸胃道的消化吸收，需要「陽」熱的分解腐熟之力，以及「氣」的蠕動來推動食糜。當「陽氣」不足（虛）時，其作用的「陰液」（水穀食糜）自然形成壅實阻滯，「補不足、瀉有餘」，恢復腸胃道的陰陽平衡，便能確保問題的澈底根除。

健康小叮嚀

　　腹滿痛、不大便，是屬於「實證」的證型，不能使用「厚朴生薑半夏甘草人參湯」，而是應該考慮「承氣湯」系列。

　　臨床上，「厚朴生薑半夏甘草人參湯」並不侷限於發汗後的腹脹滿，只要是有腹脹、食慾不振的「虛滿」，皆可使用本方。

怎麼感冒過後，「梅尼爾氏症」找上門

　　這可是「感冒」過後，尤其是引發中內耳炎之後，很容易發生的症狀。無論再壯實的體質，都經不起這麼折騰，沒想到中藥針對這個方面，效果會如此的好，非常值得推薦給各位學習。

▶▶《傷寒論》條文

　　「傷寒，若吐若下後，心下逆滿，氣上衝胸，起則頭眩，脈沉緊，發汗則動經，身為振振搖者，苓桂朮甘湯主之。」（條文38）

▶▶條文解說

　　「傷風感冒」，或吐法、或瀉下法之後，心下胃口處脹滿，呃逆氣上衝，躺臥起身則頭眩難受，可服「苓桂朮甘湯」。如果以為是感冒沒好的餘症，而誤用了發汗法，則會更加的眩暈、身不穩，而無法支撐。

▶▶ 生理病理解說

這段條文要稍微調動一下順序，這樣才比較容易理解。

患了「傷寒感冒」，又有「可吐、或可下」之症狀，使用催吐法或瀉下法之後，出現：

心下逆滿（指脹滿）（《傷寒論》中所提到的心下，並不是指心部，而是指胃部）。其感覺像是一股氣上衝胸中，這是由於吐下損傷了體內的陽氣，導致裡虛（腸道無力、水穀停滯），此時由於吸氣後，膈肌無法正常下降，而產生胃氣不降反逆的現象。

另外，當安靜平躺時，並不會眩暈，但是此時可能有兩種情況正在演變中：

a. 食道與胃的交接處，「賁門括約肌」無力，關閉不全，導致胃酸上逆，刺激耳咽管，形成耳咽部組織液分泌增加與停積。

b. 裡虛，使得腸胃道淋巴循環不利，水飲停留胃間，最終影響上焦水液代謝。

以上情形，將可能導致起身後，出現頭部眩暈的症狀。此時的脈象，由於證型已經轉為裡證，因此會出現沉脈，再加上胃間水飲停留，陰寒之邪盛，邪正相爭，脈當弦緊，而造成「沉緊脈」的發生。

方藥解說

方劑：苓桂朮甘湯：茯苓4 桂枝3 白朮2 甘草2，分三服。

選用「苓桂朮甘湯」來改善「心下逆滿、氣上衝胸、起則頭眩」的症狀。「茯苓、白朮」運化水濕；「桂枝、甘草」補虛、強心、降逆氣。如此腸道環境改善，症狀自然消除。

如果沒有注意到沉緊脈，而仍以為是「表證」導致，而誤用發汗藥，則會進一步惡化，造成「動經，身為振振搖」。原本裡虛狀況，隨發汗損傷體內陽氣，最終導致「裡陽虛」而水泛，除眩暈明顯外，還會身體振振搖動不穩。

條文中雖然沒有明載藥方，但是此時與「真武湯」的適應症極為吻

合，可以考慮使用。

學習從體內陰陽平衡觀點來思考：

當體內水液平衡失衡，可以先是體內陽氣虛衰，不能溫化、運化水液，導致水液氾濫（陽虛水泛），停滯、阻滯陽氣（陰盛鬱遏陽氣），陽鬱則「化熱生風」而「動搖不定」。這樣來思考體內生理病理現象，就比較能夠理解古今見解的關聯。

健康小叮嚀

頭好暈，整個房子都在旋轉，保持良好生活習慣才是關鍵。

「梅尼爾氏症」，又稱為「內淋巴水腫」。是造成陣發性、旋轉性眩暈的常見原因之一，有以下生活不良型態或疾病的人，易造成發生：

1. 經常疲勞過度的人。

2. 長期睡眠品質不良的人。

3. 飲食過鹹的人。

4. 長期酗酒或菸癮過重的人。

5. 容易緊張、情緒起伏過大的人。

6. 生活、環境、工作壓力過大的人。

7. 在噪音強烈的環境工作者。

8. 過敏性體質的人。

9. 頭部曾經受過外傷的人。

10. 罹患感冒後、鼻過敏、鼻竇炎、慢性中耳炎、慢性咽喉炎、糖尿病、甲狀腺機能低下、腎

上腺功能低下、梅毒等疾病者。

當發生「眩暈」症狀時，都可以參考「苓桂朮甘湯」。

天冷腳抽筋，這是貧血的表現嗎？

什麼樣的人會容易發生腳抽筋？除了青春期，成長痛導致的抽筋外，最常發生的人便是老年人了。由於年紀大了，心腎功能退化，四肢循環不良，在血不濡養肌筋的情況下，導致筋縮的抽筋現象，尤其在天冷循環更差的條件下尤甚。

至於好發時間通常偏重半夜，那是因為夜半時體內陽氣衰退，四肢血液回流臟器、胃腸道以利進行新陳代謝，將導致原本就缺血的肢體，因此更加的嚴重，便發生夜半抽筋的現象。

本條文雖然未提及到「抽筋」的症狀，但在臨床上，「附子」能改善心腎功能不彰的現象，增加心血輸出量，加上「芍藥、甘草」能放鬆肢體肌肉，柔筋緩急，乃攣急痙症的特效藥，特別在此列舉出來分享給大家。

▶▶ 《傷寒論》條文

「發汗，病不解，反惡寒者，芍藥甘草附子湯主之。」（條文39）

▶▶ 條文解說

「太陽病」發汗後，病不解，表現出「裡虛」惡寒的現象，服用「芍藥甘草附子湯」。

▶▶ 生理病理解說

　　「太陽病」發汗後，病不解時，惡寒本來就是「表證」之一，不應該會使用到「反」這個字，所以可知此時「太陽病」已解，這裡的「惡寒」並不是指「表寒」，而是指「裡寒」，病症已轉入裡，而成為「少陰病」的惡寒證。

重點說明：長時間身體虛弱的人，在「太陽病」發汗後，可能發生「裡虛」更盛的現象。

　　「少陰病」為六經病之一。是外感疾病發展過程中，屬於比較「危重」階段。多因邪氣傳入「少陰」（指影響心腎功能），導致心腎陽氣衰微的現象。

重點說明：「少陰病」，以「脈微細、但欲寐」為主要臨床表現。

　　具體發生原因有「傳經、直中」兩種途徑。
　　「傳經」多由「太陰病」傳變而來；
　　「直中」，則是外邪不經過「三陽經」的傳變，直接進入「三陰」之臟而發病，或因誤治、或因素體陽虛，抗邪無力，寒邪直接侵入「少陰」。

方藥解說

　　方劑：芍藥甘草附子湯：芍藥3 炙甘草2 炮附子6，分三服。
　　本條文是由於寒邪損傷體內陽氣，汗出又再耗傷，導致「裡陽虛」。此時使用「芍藥甘草附子湯」，其中「附子」用來恢復裡陽而消除惡寒感；「芍藥」能增強心肌營養性血流量的作用，促進血液循環而補裡虛；「炙甘草」甘甜，補陰液、滋養體表組織而補表虛。
　　學習從體內陰陽平衡觀點來思考：
　　「裡寒盛」則壯裡陽來恢復平衡；就津血耗傷而言，補津養血並重，補虛恢復正氣。上三味藥的組成，雖然看似簡單，卻是相當精準的

掌握了病因與病機，這樣的使用組合，值得後人深思。

健康小叮嚀

一遇天冷就「腳抽筋」，這是「腎陽虛＋陰血虛」的表現，不是單純的貧血。

老年人腎陽虛，體內溫度無法溫煦體表，惡寒是一種表現，遇到天冷尤甚，造成肢體循環不良；加上年紀大，臟腑功能衰退，常發生陰血不足的貧血現象，而導致筋脈失養。兩者因素相加，便會天冷就發生腳攣急而抽筋的症狀，服用「芍藥甘草附子湯」陰陽雙補有效。

肺炎煩躁真嚇人，茯苓四逆湯有妙用

「感冒」病情急轉直下，此時期通常都送往醫院，在住院期間，躁擾不眠的症狀，最令人難以忍受。

白天的躁擾，大多數家人、室友、醫護人員都在忙碌，對於患者這樣的症狀通常能夠忍受。但是一到夜晚，躁擾異常的症狀，不但旁人無法好好休息，連日間忙於工作的親人，夜晚都因此無法睡眠，再健康的身體也禁不起這樣的折磨。

其實，服用中藥是可以明顯改善這樣的現象的。「茯苓四逆湯」就是使用在這樣的時機。

▶▶ 《傷寒論》條文

「發汗若下之，病仍不解，煩躁者，茯苓四逆湯主之。」（條文40）

▶▶ 條文解說

　　「表邪直中少陰」寒化的證型之一。當有「表證」使用汗法後，或是當有可下之症，而使用下法後，病仍不解，病症轉而入裡，發生「陰證」煩躁的現象，改服「茯苓四逆湯」。

▶▶ 生理病理解說

　　「若」指「或」。當有「表證」使用汗法後，或是有可下之症而使用下法後，病仍不解時（如39條病不解，病症已轉入裡），證型轉變後，仍然出現不舒服的症狀。本條只舉示「煩躁」一症為「茯苓四逆湯」的使用時機，如有它症，當參酌脈症來分析加減。

　　本條文情況，感冒經過汗、下後，身體勢必跟著虛弱（表裡陽傷），接著身體功能運作也會相對遲緩，導致新陳代謝不良（陽虛則寒）。

　　例如感冒服了感冒藥，不但沒效，還接著幾天不大便而兼腹痛，如再服用瀉下藥，則便是排出了，卻導致裡更虛了。這時感冒容易因此轉成肺炎，這便是邪氣由表入裡，直接形成「少陰病」證的表現。

重點說明：感冒不當處置，嚴重惡化，「六經辨證」多屬「少陰病」的
　　　　　範圍。

　　「肺炎」的病證期間症狀，包括咳嗽、有膿的痰、呼吸急促、肋膜胸悶疼痛、發燒和發抖；

　　臨床上老年人發生時，症狀會變得較模糊不清，並且較不具專一性，如四肢乏力、煩躁不安、意識不清、腹瀉、食慾不佳等。

　　這類同時具有「煩躁」症狀的熱證；又有「虛弱」功能不彰的寒證時，以「六經辨證」來思考，這是屬於「表邪直中少陰」寒化的證型之

一，為「少陰」本病。

另一方面，可尤其選用「四逆湯」加減而得知。「茯苓四逆湯」適應症，臨床上會出現「脈微細、但欲寐、惡寒踡臥、下利清穀、四肢逆冷」等症狀，這乃是由於「心腎陽虛，陰寒內盛」所致。

方藥解說

方劑：茯苓四逆湯：茯苓6 人參1 生附子3 炙甘草2 乾薑1.5，分三服。

「寒」生於內，則「虛陽」外越。若能助其裡陽恢復，則外假熱的現象自除，故使用「四逆湯」來專溫裡陽，再加入「茯苓」來引浮火入陰、歸腎（安神除煩躁），而形成「茯苓四逆湯」這個湯方。

學習從體內陰陽平衡觀點來思考：

當體內陰陽平衡失衡時，「陽虛則寒」，更進一步還能再發生陰陽的劇烈變化，例如本條文的這個時期，體內大寒，迫使原本存藏在裡的陽氣，聚集於外，導致陽熱在外而擾亂心神，產生煩躁症狀，這時則稱之為「真裡寒而外假熱」的陰證煩躁。

此時如果伴有體溫上升或表有熱感，但是「脈浮遲或虛或沉遲或微，手足厥冷、小便清澄、舌濕無胎」等「脈症不和」的現象，都是輔助鑑別「真寒假熱」的訊息，必須與「大青龍湯」證的「表實寒、裡實熱」之煩躁；「大承氣湯」證之「裡實」煩躁相區別。

健康小叮嚀

許多危急重症，都能夠出現「真裡寒而外假熱」的階段，當這時期呈現「煩躁」症狀凸顯時，不管是什麼疾病所導致的，都屬「茯苓四逆湯」的適應症。

當人體「惡」「什麼？」，就是「什麼？」邪氣太超過了

我們常常可以發生一些「怕」的症狀，例如：怕風、怕熱、怕寒、怕食、怕飲…。其實，「怕」什麼？就是體內這個「什麼」異常，所以身體不能接受而產生「怕」的反應。

同理可證，怕窮、怕吃苦、怕老婆…，也可以理解本身就……哈哈，各位看官自己猜想吧！

▶▶ 《傷寒論》條文

「發汗後惡寒者，虛故也，不惡寒，但熱者，實也，當和胃氣，與調胃承氣湯。」（條文41）

▶▶ 條文解說

發汗後，惡寒者，虛故也，是指前條39條文「芍藥甘草附子湯」證。發汗後不惡寒，但惡熱，體內有熱邪實證，當通降胃氣為和，服「調胃承氣湯」。

▶▶ 生理病理解說

　　發汗後，惡寒者，虛故也，是指前條39條文「芍藥甘草附子湯」證。如今發汗後，不惡寒（表證已解），但熱者（指惡熱），這時就要想到「當體內發生「惡」什麼時，通常就是那種邪氣太過」。

重點說明：體內「惡熱」，就是裡有熱邪的表現。

　　汗後，如果導致腸胃道津液的損傷，很容易形成腸道阻塞的「裡實證」，腸道毒素不斷刺激內壁，會造成發炎的「熱證」，此時應當「和胃氣」（腸道腑器行而不藏，通降為和），使用「調胃承氣湯」來小小的通調腸道，便可消除此不適症狀。

方藥解說

　　方劑：調胃承氣湯：酒洗大黃4 芒硝2 炙甘草2，少少溫服之。

　　「承氣」即順氣之意，「調胃承氣湯」乃三承氣湯中（大、小、調胃承氣），最緩和的瀉下劑。

　　閱讀本條文時，還可以參考複習第17條條文相關內容。

　　學習從體內陰陽平衡觀點來思考：

　　「熱者寒之清之、實則瀉之」，當體內陰陽平衡失衡時，恢復陰陽平衡就能消除病症，本方藥味雖然精簡，卻是掌握了平衡陰陽的關鍵。

健康小叮嚀

「怕冷」就是體內太冷；「吃不下」就是食物積滯；依此類推。

身體氣象站！「風濕」酸疼來搗蛋

台灣海島型的氣候，水氣濕氣足，「風濕」病痛發生的機率非常的高，許多人通常會笑稱自己就是一個「氣象台」，只要一發生變天前，四肢骨節的痠疼便因此來報到。

這裡提供的兩個方子，是中醫最常使用的藥方，跟著條文來認識，理解前因變化與後果，重點不是要各位自行購買服用，而是要思考如何事前的防範「風寒濕」邪，澈底杜絕發作的可能性。

▶▶《傷寒論》條文

「傷寒八九日，風濕相搏，身體疼煩，不能自轉側，不嘔不渴，脈浮虛而澀者，桂枝附子湯主之。若其人大便鞕，小便自利者，去桂加白朮湯主之。」（條文95）

「風濕相搏，骨節疼煩，掣痛不得屈伸，近之則痛劇，汗出短氣，小便不利，惡風不欲去衣，或身微腫者，甘草附子湯主之。」（條文96）

▶▶ 條文解說

患了傷寒表證八九日不解，脈浮虛再加上浮澀脈，風、寒、濕三氣合邪痺著肌表，導致經脈不利，而發生身體疼煩，不能自轉側等症，不嘔不渴，表邪未內傳入裡，桂枝附子湯主之。服藥後，大便鞕、小便自利，身體疼煩，不能自轉側的病症仍未除，去桂加白朮湯主之。

風濕邪氣相搏入裡，導致骨節疼煩掣痛，不得屈伸，近之則痛劇等急性風濕性關節炎，汗出惡風，非得穿衣才覺得比較好，短氣，小便不利，或身微腫，甘草附子湯主之。

▶▶ 生理病理解說1

「傷寒八九日，風濕相搏，身體疼煩，不能自轉側，不嘔不渴，脈浮虛而澀者，桂枝附子湯主之。若其人大便鞕，小便自利者，去桂加白朮湯主之。」（條文95）

本條文內容，就脈象而言，浮取診察體表狀態，「虛」指搏動無力，反應體表氣血津液的不足，此時期易受外在環境所干擾（稱為邪氣入侵）。脈澀說明脈道滯澀不通，含有濕邪擠壓阻滯脈道之意。風寒襲表則身體疼煩，濕邪入侵肌表則身痛不能自轉側。

脈浮虛而澀，按照《把脈自學聖經》一書的歸類，屬於浮脈類的脈象，整體脈應該視為「浮虛澀、沉更無力或無」。可見體內陽氣已經虛弱到無法調節供輸體表，不加入「附子」這味藥，不足以振奮裡陽。

按照《傷寒論》所指示，體表氣血津液是屬於「太陽」層，而這些營養、防禦與能量的物質，稱之為「衛氣與營氣」。如今脈浮虛澀，反應營衛的嚴重失調，因此選用調和營衛以補虛「桂枝湯」的，加上恢復裡陽的「附子」，以及去除其中的「芍藥」，因其酸收之性味，會妨礙濕邪的去除，而成為陽虛體質，感受風寒濕邪的選方。

重點說明：臨床上，慢性虛弱性體質的人，患有風濕性關節炎、坐骨神經疼痛，服用此方較果佳。

服藥後，如果發生「大便堅、小便自利」，由於小便自出，說明體內水濕已隨之去除，大便也隨之成形。這時候身體體表疼痛仍未轉好時，可見體表濕邪仍在，去除「桂枝」（風邪已除），改加入「白朮」，藉由其苦甘溫的性味，補氣健脾、燥濕利水，以清除肌肉間的水濕邪氣，而成為「去桂加白朮湯（又稱白朮附子湯）」。

方藥解說

方劑：桂枝附子湯：桂枝4 炮附子4 炙甘草2 生薑3 大棗12，分三服。

表症未除選用「桂枝湯」，去掉其中的「芍藥」，因為其酸收之性

有礙除濕之效；「桂枝」佐以「附子」溫經散寒，助表陽而化濕；「甘草、生薑、大棗」調和營衛，以治表虛。這整個組成稱為「桂枝附子湯」。

方劑：白朮附子湯：白朮4 炮附子4 炙甘草2 生薑3 大棗12，分三服。

服後如果小便不利、大便反快，則為濕邪入裡。而今大便鞕、小便自利，身體疼煩，不能自轉側的病症仍未除，則思考風邪應當已隨桂枝而除去，而寒濕未盡，可原方去桂，加入「白朮」來燥濕發汗，與「附子」同用來除去皮間濕邪，此方又稱為「白朮附子湯」。

▶▶生理病理解說2

「風濕相搏，骨節疼煩，掣痛不得屈伸，近之則痛劇，汗出短氣，小便不利，惡風不欲去衣，或身微腫者，甘草附子湯主之。」（條文96）

本條文時期，風濕邪氣比上一條文，侵犯體表脈道與肌肉間的症狀來得更深，屬於身體關節處因風濕邪氣導致發炎疼痛，病勢更為嚴重。

體內陽虛更盛，影響到小便排出水液的功能，也導致體表水氣停留而身微腫。如此人體內外都呈現正氣虛弱之象，耗散不收而發生汗出短氣，惡風不欲去衣。濕邪是陰邪，質重，在陽氣衰微的時期，便會流入深層裡層，停滯在骨節關節處，引發組織壞死的急性發炎性症狀，造成掣痛不得屈伸、近之則痛劇的現象。

這時的發炎疼痛，起因為陰寒濕邪的留滯，「白朮、桂枝」，以利體表風寒濕邪的清除；「附子」則壯陽來溫化臟腑功能，使得裡濕得以自然排出，其刺激腎上腺素的分泌，又能同時達到抗發炎、止痛、消腫的功能；加上「甘草」緩急止痛又養正的作用，而成為表裡俱虛的風濕疼痛方。

方藥解說

方劑：甘草附子湯：炙甘草2 炮附子2 桂枝4 白朮2，分三服。

表裡陽氣俱虛，選用「附子」佐以「桂枝」，炮「附子」能溫經扶陽、散寒、除濕、止痛，「桂枝」辛散溫通，通陽化氣，又能散寒。兩者同用，溫經散寒，助表裡陽氣而化濕。

加上「白朮」的健脾祛濕，使風濕兩盛之邪氣，得以順利從汗與小便排除。而期間運用「甘草」能緩急止痛的特性，改善急性疼痛症狀，而成為「甘草附子湯」方。

學習從體內陰陽平衡觀點來思考：

當體內陽氣虛弱時，風寒濕等邪氣，便能侵犯體表之皮脈肌筋骨，風濕痠疼便因此而發生。因此振奮「裡陽」，選用「附子」功不可沒，這個關鍵因素解除，其他機能的恢復也就相對容易得多了。

健康小叮嚀

「風濕性關節炎」，內含「附子」的方劑效果佳，但是千萬記得，「附子」屬於大毒的藥物，一定要在醫師的指示下才能服用，且不可長期服用。

「感冒」煩、渴、悸、難眠

感冒發熱後，口渴嚴重，喝水有撇步

　　「喝水」是有學問的，尤其是在生病時期口渴，最容易發生飲水不當，而造成身體上的負擔。因此，小細節的不注意，往往也能造成新的症狀與傷害。誰說「感冒」看西醫比較快、比較好，你將發現，中醫針對「感冒」的應對，其細心與注重細節的用心，更是令人感動。

▶▶《傷寒論》條文

　　「太陽病，發汗後，大汗出，胃中乾，煩躁不得眠，欲得飲水者，稍稍與飲之，令胃氣和則愈。若脈浮，小便不利，微熱，消渴者，五苓散主之。」（條文42）

　　「發汗已，脈浮數，煩渴者，五苓散主之。」（條文43）

　　「中風，發熱六七日，不解而煩，渴欲飲水，水入口吐者，五苓散主之。」（條文45）

▶▶ 條文解說

　　「太陽病」經過發汗後，口渴甚，焦慮不安與失眠，想喝水，慢慢飲水，使水分能充分吸收則癒。如果「太陽病」經過發汗後，出現脈浮、小便不利、微熱、消渴等症，五苓散主治。

　　發汗已（「太陽病」經過發汗後，表症未除），脈浮數（體表有熱邪）、煩渴（心煩口渴甚，喝了水也不能止渴），五苓散主治。

　　「太陽病・中風」（指桂枝湯證），經過六七日而未痊癒者，發熱、惡風寒的表證仍在，同時出現心煩、口渴欲飲水、水入口即吐、小便不利等的裡證，五苓散主治。

▶▶ 生理病理解說1

　　「太陽病，發汗後，大汗出，胃中乾，煩躁不得眠，欲得飲水者，稍稍與飲之，令胃氣和則愈。若脈浮，小便不利，微熱，消渴者，五苓散主之。」（條文42）

　　「太陽病」經過發汗後，「太陽」表邪已經解除，但是由於汗出導致津液損傷，血液中的水分不足，引起血液濃度過高，最終刺激下視丘的渴覺中樞，而發生口渴甚的症狀，這裡形容其為「胃中乾」。

　　另外，人體的體溫之所以可以維持在一定的溫度，而不受外界的溫度變化所影響，靠的就是大腦下視丘的「體溫調節中樞」。其調節的方式，可以藉由體內水分來完成，當人體水分不足時，便會因此調節失靈，導致體溫上升而生煩躁。

　　人體細胞也會因為水分不足，無法將其廢物隨著水分排出，進而影響大腦情緒，而出現焦慮不安與失眠的症狀。

重點說明：由於上述分析，諸多不適症狀，皆起因於體內水分不足，因此只需適度補充水分便能改善。

這時，要注意飲水的方式，不能因為口渴甚，就無節制的大量飲水，否則會出現體內電解質遭到大量稀釋，尤其是鈉離子含量過低，而出現細胞水液代謝不良，導致腦與肺部的組織腫脹。其症狀包括頭暈眼花、意識不清，甚至抽筋，或是橫紋肌溶解症等，稱為水中毒的現象。

重點說明：因此應該稍稍與飲之（慢慢以口含化水液），使水分能充分吸收。

還有一種情況，如果「太陽病」經過發汗後，出現「脈浮、小便不利、微熱、消渴」，這時就要與條文43條一起來看。

▶▶ 生理病理解說2

「發汗已，脈浮數，煩渴者，五苓散主之。」（條文43）

承上條，發汗已（太陽病經過發汗後，表症未除），脈浮數（體表有熱邪）、微熱（指體表有些微熱甚）、消渴、小便不利（指口渴甚，喝了水也不能止渴，也不會形成尿液排出）。

脈浮，病在表，數為熱邪，脈浮數則表示體表有感冒熱邪未清除，而出現微熱症狀。此時由於體虛，無法藉由自行發汗來袪邪散熱，體熱使血中水分不斷輸往體表，導致血液中的水分不足，而引起血液濃度升高，進而刺激「渴覺中樞」而發生口渴甚的症狀。

重點說明：體虛，會影響人體發生疾病時，自我平衡恢復的機制。

這時補充的水分，又都被拿來調節發熱的體溫，或者蒸散至中焦

組織間而蓄積，所以喝了水也不能止渴，也不會形成尿液排出而出現消渴、小便不利的症狀。

以上的症狀原因，是由於「熱邪」，導致「脾腎虛」而水液失調（濕熱壅於中焦，則氣不得施化，故津竭而小便不通），不是單純的水分不足所產生的症狀，因此必須使用藥物「五苓散」來解熱、行水、止煩渴。

▶▶ 生理病理解說3

「中風，發熱六七日，不解而煩，渴欲飲水，水入口吐者，五苓散主之。」（條文45）

本條文症狀，指在「感冒經過六七日，而未癒時的體質狀態」；與條文42、43條，傷寒汗後時，同樣發生表熱未除、水分流失（煩渴症狀）、脾腎虛弱（中焦溼熱飲停、小便不利），唯症狀上並不是「水入即消」的消渴證，而是表現出「水入即吐」的水逆證。

這是由於「太陽」之熱（表邪），傳入「太陽‧膀胱腑」，導致泌尿系統的器官，出現「感受器」敏感之現象。

膀胱水液不斷刺激「感受器」，經迷走神經、交感神經、舌咽神經、到達延髓的嘔吐中樞，並且與胃部的感覺受器相連接。當飲水一入口，便立即反應在嘔吐中樞，形成「水入即吐」的水逆證。

重點說明：症狀雖然有差異，但是形成的機理都是一樣的，因此同樣使用「五苓散」便能改善。

方藥解說

方劑：五苓散：茯苓3 豬苓3 白朮3 澤瀉6 桂枝2研粉，一次1匙，日3次，稀米湯下。

　　「豬苓與茯苓」性味甘淡，茯苓走氣分，豬苓走血分，淡能利水，皆能上行入肺而下通膀胱。

　　「澤瀉」甘鹹，入腎、膀胱，同利水道。

　　益土所以制水，故以「白朮」苦溫健脾去濕。

　　「桂枝」辛甘溫，入肺、心、膀胱經，解表除熱，使濕熱之邪引入膀胱氣化，從小便出。

　　這裡補充說明一下「膀胱腑」的概念。在《傷寒論》的六經系統「太陽、陽明、少陽、太陰、少陰、厥陰」辨證中，存在著「經證與腑證」的分別。也就是「六經」中每一個系統病，都有類似「經、腑證」的概念。例如「太陽病」，可以分為「太陽經」證與「太陽腑」證。

　　「太陽經」，因為是屬於人體體表最外圍的層次，為陽氣輸佈於外的範圍，最易遭受風寒邪氣的侵犯，而形成「太陽病・中風」或「太陽病・傷寒」等證；

　　另外，「太陽經」的能量，多由體內陽氣溫化蒸騰陰液而來，其來源自下焦（盆腔內）的供應，這裡稱為「太陽・膀胱腑」所屬。因此感冒時，邪氣可以循此關聯，影響下焦器官功能的運作，而形成「太陽・膀胱腑」病，「五苓散」證便是歸在此類。

現代藥理研究

　　「桂枝」具有降溫解熱的作用，其原理是針對金黃色葡萄球菌、白色葡萄球菌、傷寒桿菌、常見致病皮膚真菌、流感病毒等均有抑制作用。

　　「白朮」則對多種細菌均有不同程度的抑制作用，同樣具有抗炎和降溫的功效，也有顯著而持久的利尿作用。

　　「澤瀉」對金黃色葡萄球菌、肺炎雙球菌、結核桿菌有抑制作用。也具有利尿作用，能增加尿素與氯化物的排泄，對腎炎患者利尿作用極為顯著。

　　「豬苓與茯苓」則具有利尿作用。其原理是抑制腎小管對水及電解質（如鉀、鈉、氯）的重吸收所致，凡是水濕留滯者均可以選用。

學習從體內陰陽平衡觀點來思考：

當體內水液平衡失衡時，「口渴」是人體自我恢復機制運作的展現。如果同時發生邪氣所導致的體溫調節失衡，則還需要佐以藥物來解熱，使體內相關臟器系統也平衡。

健康小叮嚀

感冒發熱後的口渴，切記不可大口大口的飲水，應當要慢慢口含化飲用的方式補充水分。

嗜食冷飲冰品，「感冒」症狀更複雜

同樣的「感冒」病毒侵犯人體，不是每一個人發生的症狀都會一樣，這取決於「體質」的差異性。而「體質」的差異，除了先天稟賦的不同，還能因為飲食、睡眠、活動力等的習慣不同，造成個別化的「體質」。

因此，針對這樣的「體質」，不但能預測其容易發生的病症，「感冒」時的症狀，也將有其獨特性，治療時的方向與注意事項，也會有所不同。

▶▶ 《傷寒論》條文

「傷寒汗出而渴者，五苓散主之。不渴者，茯苓甘草湯主之」（條文44）

「傷寒厥而心下悸，宜先治水。當服茯苓甘草湯。卻治其厥。不爾水漬入胃，必作利也。」（條文167）

▶▶ 條文解說

　　承上條，傷寒汗出而渴者，「五苓散」主之。如果是傷寒汗出、脈浮數、不渴、小便不利者，「茯苓甘草湯」主之。

　　外感寒邪傷陽，導致手足厥冷、心下胃口處動悸，當以治水為先，當服「茯苓甘草湯」。如果是先治手足決冷，將導致水邪下犯腸道，終將發生下利不止的現象。

▶▶ 生理病理解說1

　　「傷寒汗出而渴者，五苓散主之。不渴者，茯苓甘草湯主之」（條文44）

　　同樣的脈浮，病在表，數為熱邪。「脈浮數」，則表示體表有感冒熱邪未清除，而出現微熱症狀。但是，這時只有熱在氣分，血液中的水分流失，還不到引起血液濃度升高，而發生口渴甚的症狀。

　　熱邪也導致「脾腎虛」而水液失調，濕熱壅於中焦，則津氣不得施化，故發生津竭之小便不通症狀。

重點說明：這時期屬於感受傷寒邪氣，加上中焦有水飲的表裡證。

方藥解說

　　方劑：茯苓甘草湯：茯苓2 桂枝2 炙甘草1.5 生薑3，分三服。

　　傷寒已經發汗後，身體虛了，要再治療感冒的餘症，只能思考「桂枝湯」的方向來運用。遇上有中焦水飲的兼症（嗜食冷飲冰品，胃腸虛弱的體質），必須去除芍藥（收陰氣）、大棗（滋膩）這兩味不恰當的藥味，選擇加入茯「苓來」健脾利水，去除中焦水飲，而成為「茯苓甘草湯」方。

▶▶生理病理解說2

「傷寒厥而心下悸，宜先治水。當服茯苓甘草湯。卻治其厥。不爾水漬入胃，必作利也。」（條文167）

外感寒邪傷陽，而受了傷的陽，如果是中焦脾胃的陽氣，則運化水濕的功能勢必發生問題，將可能出現「水停中焦」。這時，中焦陽氣無法外達，導致手足厥冷的症狀，如果按壓上腹部時，可以感受到像手握裝水的塑膠袋搖晃後，振水的感覺。

重點說明：感冒寒邪傷陽，可以傷體表陽氣，也能傷脾胃陽氣。

由於停水的阻滯，上焦心陽將加強作功，試圖振奮中焦陽氣來驅除水邪，因此心下胃口處便會發生明顯動悸的現象。此時的水邪盛是主要的問題，不管是「厥」或是「悸」，其原因都是水邪所致，因此當以治水為先，再治厥。

如果沒有先治水，將導致中焦水邪下犯腸道，加上裡陽的嚴重耗傷無法溫化水飲，終將發生下利不止的現象。

方藥解說

方劑：茯苓甘草湯：茯苓2 桂枝2 炙甘草1.5 生薑3，分三服。

參考條文第44條，「茯苓」運化中焦停水，驅除水邪；

加入「桂枝」強心來解表寒與溫通表陽；

「生薑」溫中焦脾胃陽氣，助茯苓排除水飲；

「甘草」補中焦脾胃之虛，以防止外感邪氣再次侵入。如此便成了茯苓甘草湯方。

學習從體內陰陽平衡觀點來思考：

體表有熱邪，從表發散之；體內有水飲，從小便利之。邪氣祛，正氣得以恢復，病症自除。

健康小叮嚀

　　脾氣虛弱的人，對於冷飲冰品應當忌口，以免寒冷體質找上門。

　　脾氣虛弱的人（常噫氣中滿，消化不良），貪食冰涼、瓜果，容易導致胃口處漉漉作水聲，頭眩欲嘔，手腳冰冷，「茯苓甘草湯」治之。

病後輾轉難以入眠，胡思亂想怎麼辦？

　　「感冒」治療之後，身體虛而影響睡眠情緒，或直接誘發胃食道逆流，或藥物刺激引起胃酸，表現出胸悶心痛的症狀，常被人忽略這仍屬「感冒」的餘症。

　　就中醫的角度，適度恢復「虛」的體質，讓人體能有自我的調節能力，這樣才算是完整的治療「感冒」，不能因為解除了呼吸道症狀，就認為「感冒」已經痊癒了，而不管剩餘的其他反應。

▶▶《傷寒論》條文

「發汗吐下後，虛煩不得眠，若劇者，必反覆顛倒，心中懊憹，梔子豉湯主之。若少氣者，梔子甘草豉湯主之。若嘔者，梔子生薑豉湯主之。」（條文46）

「發汗若下之，而煩熱胸中窒者，梔子豉湯主之。」（條文47）

「傷寒五六日，大下之後，身熱不去，心中結痛者，未欲解也，梔子豉湯主之。」（條文48）

「傷寒下後，心煩腹滿，臥起不安者，梔子厚朴湯主之。」（條文49）

「傷寒，醫以丸藥，大下之，身熱不去，微煩者，梔子乾薑湯主之。」

（條文50）

「陽明病下之，其外有熱，手足溫，心中懊憹，飢不能食，但頭汗出者，梔子豉湯主之。」（條文111）

▶▶條文解說

　　病家經過汗、吐、下三法的治療後，發生無形的熱邪擾心，表現出胸膈悶亂煩心的主要症狀，尤其以熱性疾病治療後最常發生。如此虛煩輾轉難以入眠，不斷想事情而煩悶，同時出現胃酸分泌過多，胃部飢餓難受不舒服的感覺明顯，梔子豉湯主之。同時身體氣弱明顯時加甘草，稱梔子甘草豉湯；欲嘔噎噫加生薑，稱梔子生薑豉湯。

　　當胸膈悶亂煩心，胸口或食道胃口處感到明顯不舒服時；或是得了熱性病感冒一段時間，又使用過下法，體熱仍未退去，胸口或食道胃口處悶痛明顯，都可服用梔子豉湯來改善。心煩腹脹滿，臥起不安者，則改用梔子厚朴湯。

　　感冒服用丸藥瀉下後，沒有胸膈悶亂煩心，只有身體烘烘熱，心微煩時，梔子乾薑湯主之。

　　「陽明病」下之，「陽明」經脈有熱，反用下法，導致「陽明」胃虛熱，則手足溫，飢不能食，熱擾心神則懊憹，迫汗則但頭汗出，梔子豉湯主之。

▶▶ 生理病理解說1

「發汗吐下後，虛煩不得眠，若劇者，必反覆顛倒，心中懊憹，梔子豉湯主之。若少氣者，梔子甘草豉湯主之。若嘔者，梔子生薑豉湯主之。」（條文46）

「發汗、吐、下後」，這句是指對於同一個患者，治以發汗、吐、下三種袪邪之法後。可想而知，此人必因連續使用攻法，而導致「裡虛」（氣津兩傷）的現象。此時，原「汗吐下」之前的症狀已經消除，而是出現「虛煩不得眠」的症狀。

重點說明：「裡虛」，常是習慣性「心煩失眠」的主要原因。

津液損傷，體內水分不足，體內細胞代謝產物，無法隨著水分排出，便會因此不斷發送訊息給腦部，來反應這樣的病理變化，而使人體出現「思慮不安與焦慮」的情緒。

一到夜晚睡覺時，人體副交感神經興奮，腸道活動增加，導致胃酸分泌過多，刺激胃部，發生飢餓難受的症狀；腸胃黏膜因為吸收不到充足的水液，反而將毒素帶進濃稠的血液中，上傳入腦，也會嚴重影響睡眠，造成左右不斷翻身，胸胃煩悶難受，稱之為「反覆顛倒、心中懊憹」。

重點說明：「胃不和，則臥不安」。胃腸方面，也是調治失眠的方向之一。

方藥解說

方劑：梔子豉湯：梔子（先下）5 豆豉5，分二服。
方劑：梔子甘草豉湯：梔子豉湯加甘草2，分二服。
方劑：梔子生薑豉湯：梔子豉湯加生薑4，分二服。

空虛的腸道無力運化，體內營養物質跟著缺乏，大腦運作也會失調，尤其是掌管情緒的激素原料「胺基酸」。此時期必須給予好消化吸

收，又營養豐富的物質。

選用發酵後的大豆製品「淡豆豉」，其富含脂肪酸、胺基酸和酶等，能快速補充營養，又能健胃助消化的作用，水煎後剛好能補充流失的水分與營養。

加上「梔子」的苦寒清降，能清瀉鬱火，達到清心除煩之功，兩者搭配而成為梔子豉湯，用以處理「虛煩有熱」的不眠證。

如果是「虛煩不得眠」，再加上體弱無力，呼吸淺短（稱為少氣者），這是「津傷」導致的呼吸道敏感。加入具有抗炎、抗過敏作用的「甘草」，能保護過敏或發炎的咽喉和氣管粘膜組織，而成「梔子甘草豉湯」方。

如果是「虛煩不得眠」，再加上腸道無力運化，胃酸過多刺激而成的嘔症，則是加入溫化脾胃的嘔家聖藥「生薑」，而成「梔子生薑豉湯」方。

學習從體內陰陽平衡觀點來思考：

虛則補之，熱則清之，藥味簡單也能有大療效。

健康小叮嚀

產後失血，氣血不足，難以入眠與躁鬱，「梔子豉湯」加減也有效。

▶▶ 生理病理解說2

＊胃酸逆流，食道胃口發炎，令人想像不到的發生原因！

「發汗若下之，而煩熱胸中窒者，梔子豉湯主之。」（條文47）

患者經過汗法與下法之後，如同46條的情況，都有裡虛（氣津兩傷）的現象，只是本條文是「虛煩、熱更甚」，指胸口或食道胃口處

有灼熱感，導致「胸中如塞」感明顯，屬於誘發胃食道逆流所引起的現象。

重點說明：當「裡虛」，虛熱刺激胃部更甚，可進一步影響心胸。

方藥解說

　　這是胸中因熱而生煩，因熱刺激胃酸上逆而胸中塞，雖然症狀有所不同，但是病因大致相同，同樣選用「梔子豉湯」。

　　「梔子」性味苦寒，《本草備藥》輕飄象肺，色赤入心，瀉心肺之邪熱…。其本身就能解除胸中熱，去了煩熱，少了刺激源，胸塞之症狀便能隨之改善。臨床上只須隨著熱象，來調整用藥劑量，便能達到良好的效果。

健康小叮嚀

　　病後虛弱體質，往往也能誘發「胃食道逆流」而形成胃病，服用胃藥是無法改善的，不妨試試「梔子豉湯」來加減。

▶▶ 生理病理解說3

*胸悶胸痛，誰說一定是「心臟」有病？

　　「傷寒五六日，大下之後，身熱不去，心中結痛者，未欲解也，梔子豉湯主之。」（條文48）

　　傷寒五六日而未見緩解，體內正氣已受到一定程度的損耗，這時出現可下之證而大下之，如同46‧47條造成裡虛（氣津兩傷）的體質一樣。

只是這時的「虛熱」較前條更甚，所以不言其煩熱，而形容身熱不去，乃胸中熱邪，隨著三焦體液（如體表組織液與淋巴液）感傳全身；由於熱更甚，較之胸中窒更甚，便成為心中結痛感。

不管是心中懊憹（胸悶飢餓胃酸），或是胸中窒（胸悶灼熱胃酸）、心中結痛（胸悶糾結疼痛），其都與心胸部的虛熱鬱熱有關，都屬於「梔子」的適應證，因此仍然可以選用「梔子豉湯」主之。

重點說明：虛熱鬱熱，調整不可缺少「梔子」。

健康小叮嚀

胃食道逆流嚴重，也會導致「胸悶疼痛」，不一定是「心臟」有病。

▶▶生理病理解說4

＊病後腹脹腹滿、胃口不佳，這是怎麼回事？

「傷寒下後，心煩腹滿，臥起不安者，梔子厚朴湯主之。」（條文49）

承上條，下之後，體內水分不足而心生煩熱，再加上腸道，因為氣的耗損而蠕動遲緩，造成心煩腹滿、臥起不安的症狀。

方藥解說

方劑：梔子厚朴湯：梔子5 厚朴4 枳實4，分二服。

心生煩熱，同樣靠「梔子」來改善；針對胸滿腹脹，選用「枳實」來寬胸利膈；搭配「厚朴」的破氣下氣，兩者同用，可以解決胸腹氣機

停滯，所導致的虛性滿脹。

　　本條症狀之發病原因，與之前條文皆相同，因此思考方向也相同，唯此出現氣滯的症狀，故稍加更改，選用破氣下氣的氣藥，而成為「梔子厚朴湯」。

健康小叮嚀

病後，腹脹腹滿、胃口不佳，「梔子厚朴湯」有奇效。

▶▶ 生理病理解說5

＊病後身熱烘烘，心煩難眠，中醫中藥有一套！

　　「傷寒，醫以丸藥，大下之，身熱不去，微煩者，梔子乾薑湯主之。」（條文50）

　　「傷寒」，而有可下之症，醫者選用丸藥下之。所謂的丸藥，一般是指如「巴豆」這類熱性有毒的藥，為了服用時，使其毒性減緩，慢慢作用，故製成丸劑使用。

　　本條文症狀，如同48條一樣出現「身熱不去」，但是原因有所不同，這裡是因為腸胃道的實邪，受到下法而去除了，但是「傷寒」的表邪，則是因為使用熱性下法藥而入裡，造成「裡虛熱」而身熱。此時的虛熱不在心胸，而是在三焦，因此只是出現「微煩」的現象。

方藥解說

　　方劑：梔子乾薑湯：梔子5 乾薑2，分二服。

　　「微煩」的感覺，往往出現在心中有一點事情的時候，心裡會忍不

住的動念頭，淡淡的想過一件事又想另一件事，雖然知道沒有必要，還是一直在想而不會難過，這樣子的「煩」，就是「梔子乾薑湯」證的「虛煩」。

原本只須「梔子」來清三焦虛熱便可，但是考量丸藥大下後，脾胃陽氣虛了，「梔子」的苦寒，在清熱同時恐傷脾胃，因此加入「乾薑」來暖脾胃，而成為「梔子乾薑湯」。

健康小叮嚀

病後身熱烘烘，心煩難眠，安眠藥也束手無策，「梔子乾薑湯」試試。

▶▶生理病理解說6

「陽明病下之，其外有熱，手足溫，心中懊憹，飢不能食，但頭汗出者，梔子豉湯主之。」（條文111）

「陽明病」下之，其外有熱，說明其人「陽明」經脈有熱，熱在外，應當解外，而反用下法，導致裡虛氣津兩傷的現象，其身熱因此轉為心胸胃之虛熱。（參考條文46、47、48條）

脾胃主四肢，胃為陽腑，「陽明胃腑」虛熱則手足溫，飢不能食。胸中虛熱，熱擾心神則心中懊憹。胃中空虛，火氣趨上迫汗則但頭汗出。

方藥解說

選用「梔子」味苦性寒，改善心胸胃之虛熱煩心；加上「豆豉」體輕氣寒，內含多量脂肪、蛋白質及酶等，能滋養助消化，滋腎寧心，開胃消食正，好合於內熱尚盛，陰未虛甚者使用。

這不是「阿茲海默」！

「阿茲海默」症，是一種持續性腦神經功能障礙，其佔了失智症中，約六到七成的成因。早期症狀，除了善忘之外，還包含譫妄、易怒、情緒不穩定…等，很類似本條文所述的現象。

但是仔細分析，其實差異很大，這裡並非是慢性腦退化的因素，而是在治療疾病後所誘發的躁擾，更特別的是，只有白天發作，夜間睡眠則正常。想想在醫院住院的患者中，應該不難發現這類的患者。

▶▶《傷寒論》條文

「下之後，發汗，晝日煩躁，不得眠，夜而安靜，不嘔，不渴，無表證，脈沉微，身無大熱者，乾薑附子湯主之。」（條文51）

▶▶ 條文解說

使用瀉下劑之後，患者出現冷汗不收，白天老想睡覺，卻煩躁而不得眠，夜晚則停止煩躁現象，沒有表證，也沒有發熱症狀，脈沉微，服用乾薑附子湯。

▶▶ 生理病理解說

　　請先複習之前39‧40這兩條條文，再來思考這條內容，就能理解「乾薑附子湯」的適應證。

　　其實就是針對「太陽、陽明」合病（兩經或三經症狀同時出現稱為合病）或併病（一經病證未癒而另一經症狀又見則稱為併病），經誤治或處置失當以後，「心與腎」的陽氣，突然衰弱而形成的「少陰病」證治法。

重點說明：感冒屬表證，當惡化直接導致「心腎陽虛」的「少陰病」，這過程稱之為「直中」。

　　「直中」形成「少陰病」的「心腎陽虛」證，導致白天腎上腺分泌不足，交感神經興奮下降、低血壓、低血糖，大腦因此受到影響而緊張、不安、虛弱無力、白天老想睡覺卻煩躁而不得眠、脈沉微細。

重點說明：「少陰病」主證，脈微細，但欲寐。

　　一到夜晚，則腎上腺素作用於交感神經的機制快速下降，回歸到副交感神經興奮的機制，因此，反而能夠停止煩躁現象，而出現夜安靜的現象。

方藥解說

　　方劑：乾薑附子湯：乾薑1 生附子3，濃煎頓服。

　　不「嘔」，是用來提示沒有出現「少陽病」的症狀；

　　不「渴」則是用來提示沒有出現「陽明病」的症狀；

　　「無表證」則說明此患者沒有殘存「太陽」表證的症狀；

　　體表與身體都沒有發熱，是很單純的「少陰證」，因此選用「乾薑」，來暖後天脾胃之本以助運化；「附子」壯心腎陽氣，以助腎上腺分泌正常，便能改善此症狀。

　　學習從體內陰陽平衡觀點來思考：

當體內陽氣嚴重的衰弱過程中，身體會試著自救而亢奮，便會表現出煩躁的假陽（虛陽）症狀，明白這個道理，簡單的使用乾薑、附子這類陽藥，從根本平衡陰陽，複雜難解的病症便能自除。

健康小叮嚀

腎陽虛衰，白天神疲困倦，肢體卻躁動不寧，這不是「阿茲海默症」。

腎陽虛與現代醫學的神經、內分泌系統有關，主要影響下丘腦的調節內臟活動，與內分泌系統的功能紊亂，因此，可能發生短暫類似「阿茲海默症」，這類腦部功能退化性疾病的症狀。

「補腎陽」食物，可以選擇「羊肉、韭菜、胡麻仁、蔥蒜」等為食材調理。常用藥物如「肉桂、附子、鹿茸、杜仲」等。禁忌「生冷寒涼」飲食。

滿天全金條，要抓沒半條

老年人，或是「感冒」過程中虛弱體質，突然低血壓、低血糖，這時發生眩暈、無法正常站立、心悸無力等症狀，千萬要小心，一定要趕緊就醫，以免發生性命危險喔！

▶▶《傷寒論》條文

「太陽病，發汗，汗出不解，其人仍發熱，心下悸，頭眩，身瞤動，振振欲擗地者，玄武湯主之。」（條文52）

▶▶ 條文解說

　　太陽病經過發汗後，存在著發熱，心下悸，頭眩，身瞤動，振振欲擗地等症狀，宜玄武湯。

▶▶ 生理病理解說

　　「太陽病」經過發汗後的病症不解，並不是指「太陽」病症不解，而是發生了下列的多項病症。

　　發熱現象依然未退，加上心下部位悸動、頭部暈眩、身體顫動搖晃而欲倒地。臨床上見於急性熱性傳染病的末期，導致腎上腺功能不全，發生虛弱無力、站立性暈眩、血壓降低、血糖低等現象。

重點說明：這時期，若不及時處理，是會有生命危險的。

　　「血壓低」會出現心悸、頭暈目眩、倦怠。「血糖低」於「中樞神經」症狀會有倦怠無力、頭眩暈、意識不清、視覺改變、癲癇等；於「自律神經」症狀會有飢餓感、心悸、冒冷汗、顫抖、焦慮等。以上症狀綜合影響，需要改善發熱現象與「心腎陽虛」的症狀，

重點說明：血壓低、血糖低，與中醫「心腎陽虛」的症狀有關。

方藥解說

　　方劑：玄武湯（又名真武湯）：茯苓3 白朮2 芍藥3 生薑3 炮附子3，分三服。

　　「附子」強心腎，毫無疑問，可以改善「腎上腺功能不全」，所造成低血壓、低血糖的現象。剩下的處理，由於陽虛體質，不宜再用攻法解熱，因此當以補正去邪熱（提升自體免疫力）的方式來處理。

病後「心腎陽衰」導致脾胃虛弱，需要快速恢復脾胃這後天之本，因此除「附子」外，加入「生薑」暖胃、補脾胃陽虛（生薑能促進消化液分泌來增進飲食，興奮呼吸中樞、心臟、血管運動中樞來升高血壓。）；

「白朮」能補脾益氣，固表止汗（苦燥濕，甘補脾，溫和中。在血補血，在氣補氣，無汗能發，有汗能止。）；「茯苓」益脾瀉熱（甘溫益脾，助陽，淡滲利竅，除濕，色白入肺瀉熱。）；「芍藥」斂汗與退熱（安脾肺，固腠理，殺菌）。上五味藥組成「玄武湯」方。

學習從體內陰陽平衡觀點來思考：

當體內陰陽平衡失衡時，「心腎陽衰」導致「脾胃陽虛」，「虛則補之」成為治療本病症的指導原則，本方劑在溫補陽氣上，藥減力專，臨床上使用效果奇佳。

健康小叮嚀

病後極虛的體質，常見低血壓、低血糖等造成的眩暈乏力，適時使用「玄武湯」，能有效快速改善症狀。

心律不整，補氣養血能改善嗎

許多人常自覺心悸，安排西醫儀器檢查心臟功能，報告卻是完全正常。也有人是診斷出心瓣膜閉鎖不全，醫生告知沒有藥醫。

像這樣不管什麼原因所導致的心律不整，通常先試著恢復心臟氣血，讓自身的修復能力試著發揮，不敢說會百分百的痊癒，起碼延緩惡化、緩慢恢復是沒問題的。

▶▶《傷寒論》條文

「傷寒解而後，脈結代，心動悸，炙甘草湯主之。」（條文98）

▶▶ 條文解說

傷寒病症解除之後，出現脈搏跳動紊亂、不調和，心跳搏動不穩整，炙甘草湯主之。

▶▶ 生理病理解說

脈結代，按照28脈之「結脈」說明，為「動而中止，止無定數，速率遲緩。」，屬陰凝主病；「代脈」說明為「動而中止，止有定數。」，屬氣乏臟衰，危惡之候。（參考《把脈自學聖經》）

以上觀點並不適用於本條文，因為本條文所指的脈結代，是屬於「形容詞」，形容一個人患傷寒而熱退寒解之後，出現脈搏跳動紊亂、不調和之情況。

由於心主血脈，「心陽」因寒邪所傷，導致推動血行不力；「心陰」因熱邪所傷，導致心血衰微，終而出現心動悸的血脈失調之象。

方藥解說

方劑：炙甘草湯：炙甘草10 生地10 桂枝3 人參2 生薑3 大棗15 麥冬5 麻子仁5 阿膠2 清 酒1400 水1400，分三服。

「炙甘草湯」又稱為「復脈湯」，對於氣血虧損、心失所養、血行不暢者，能益氣滋陰、養血復脈，故對於心動悸而脈結代者，如現代許

多心律不整的患者，能見療效。

　　由於人體的陰血需要陽氣來推動，因此首先應著重補心氣、通心陽，心陽一通、心氣立復，脈結代的症狀自然也能解除。選用「人參、麥冬、甘草、大棗」，益中氣而復脈；加上「桂枝、生薑」和酒，其性辛溫走散，可通心陽、暢心脈以散餘邪。

　　再配合補血滋陰的藥物，如「生地、麥冬、阿膠、麻仁」，能補心血、養心陰，充養血脈，助營血而寧心。共同組合而成「炙甘草湯」方。

　　學習從體內陰陽平衡觀點來思考：

　　當「心」之陰陽平衡失衡時，心主血脈之生理功能調節跟著失衡，對外的體現，便成為血脈搏動系統的失衡。由外在體現得知內在變化，是脈診技術上很重要的思路，掌握這個重點，就不難理解調補心陰心陽的「炙甘草湯」，為什麼能恢復心律穩整的原因了。

案例

　　前些日子，有位長輩來看我，聊沒多久就開始滔滔不絕的敘述，他是多麼的「恐慌」，常覺得「心跳快、胸悶、喘不過氣、失眠、身體酸痛」。

　　剛開始懷疑心臟有問題，就去做了心電圖，得知結果正常後，反而更慌了，於是懷疑神經有問題，又去看神經科、…新陳代謝科、胸腔科…，直到來我這之前，一堆的檢查都呈現正常，但是不適症狀始終沒有解除。

　　脈一把，發現脈結代，於是請他自己用手指摸自己脈搏跳動，跟著跳動報數1.2.3.4—（脈不見了），又重數1.2.3.4.5.6—（又不見了）。

　　如此親身體會，告知脈何以如此不穩定？因為血氣不足，血液不能充盈脈管，再加上年紀大了血脈阻滯，而心臟又無力推動血脈，則其搏動不能依次而前。故呈現如書上形容之結代脈，問題不大。

　　炙甘草湯乃脈結代的選方，服用3日，所有症狀皆緩解，令其對脈診與中醫有了更深一層的認識。

健康小叮嚀

　　「炙甘草湯」，心律不整的通用方，是屬於氣血兩虛，導致心臟失養的方面，並不是所有心律不整都一體適用。

「感冒」思路何其多

「急則治其標，緩則治其本」

治病也有先來後到的順序，尤其是多個症狀同時發生，或是長年慢性疾病遇上了急性病症，什麼情況下要先治哪方面，這裡簡單說分明。

▶▶ 《傷寒論》條文

「傷寒，醫下之，續得下利，清穀不止，身疼痛者，急當救裡，後身疼痛，清便自調者，急當救表，救裡宜四逆湯，救表宜桂枝湯。」（條文53）

「下痢，腹脹滿，身體疼痛者，先溫其裡，乃攻其表。溫裡宜回逆湯，攻表宜桂枝湯。」（條文171）

▶▶ 條文解說

　　感冒同時具有可下之症，先瀉下導致下利太過時，下利不止，完穀不化，屬急症，宜先服「四逆湯」來救裡急，之後再治療感冒未解的表證，服用「桂枝湯」。

　　下痢後，發生了腹脹滿的裡症，同時發生身體疼痛的表證。先溫其裡，乃攻其表。溫裡宜「四逆湯」，攻表宜「桂枝湯」。

▶▶ 生理病理解說1

　　「傷寒，醫下之，續得下利，清穀不止，身疼痛者，急當救裡，後身疼痛，清便自調者，急當救表，救裡宜四逆湯，救表宜桂枝湯。」（條文53）

　　本條在論述治療的法則，首先「傷寒」表證具備（如發熱、惡寒、無汗、身疼痛），同時又有「不大便」的裡症時，應當先攻表，待表解之後才可攻裡。

重點說明：感冒，有表症兼少許裡症，先解表，在解裡；如有急症，先
　　　　　救急，再治緩。

　　今醫者先使用了瀉法下之，而藥力將盡時，還是繼續下痢不止，吃下去的東西，未經消化就隨即排出，這是脾胃因為下法，導致「虛寒不運」的現象，而身疼痛的表證仍在。

　　當此之時，則應該考慮脾胃這「後天之本」已失調，而不能濡養五臟，就算是服用了仙丹妙藥，當不能吸收時也是無效，所以應該改為先救裡，待脾胃運化恢復，不再「下利清穀」不止時，方使用表藥。

重點說明：當脾胃吸收發生問題，先恢復吸收功能，再治其他症狀。

方藥解說

　　方劑：四逆湯：炙甘草2 乾薑1.5 生附子3，分二服。

　　桂枝湯：桂枝3 芍藥3 炙甘草2 大棗12 生薑3，分三服。

　　脾胃陽氣之根始於腎陽，下利清穀不止，則是因為脾腎陽傷，當以「附子」溫腎陽，「乾薑」溫脾胃陽氣，再佐以「炙甘草」（甘溫）補虛，組成「四逆湯」方來補裡虛寒。

　　裡證解而表證未除，這時再服以表藥來救表，但是需注意雖有傷寒表證，但已下過造成裡虛，不宜再用「麻黃湯」來發汗解表，宜改用「桂枝湯」來調和營衛，解肌發表以除邪氣。

▶▶ 生理病理解說2

　　「下痢，腹脹滿，身體疼痛者，先溫其裡，乃攻其表。溫裡宜回逆湯，攻表宜桂枝湯。」（條文171）

　　下痢後，發生了腹脹滿的症狀，可見這腹脹滿，乃是因為拉肚子，導致腸道虛弱停滯，其中壞菌得以不斷滋生與分解糟粕，而發生腹部虛寒脹滿的現象。此時期由於體質虛弱，極容易引起外感邪氣侵犯體表，而同時發生身體疼痛的表證。

　　如果不能先溫其裡，以助脾胃陽氣運化的功能恢復，達到止痢除脹滿的功效，在不斷的下痢之下，只會令人更加衰弱、惡化，哪還能有多餘的正氣來達表驅邪。

重點說明：「拉肚子」，不管是壞菌刺激，還是藥物刺激所導致的，在之後都容易發生虛寒性的腹脹滿。

方藥解說

因此，同先前條文第53條所述，選用「四逆湯」來溫補裡虛之寒，待裡證解後，而表證之身疼痛未除時，再服「桂枝湯」來解表。

學習從體內陰陽平衡觀點來思考：

中醫治病準則，「急則治其標，緩則治其本」。嚴重下利，會使得體內相關臟器系統也連帶失衡，不利於病症的緩解與改善，也不利飲食水穀的運化吸收。因此，「防漏」也是平衡體內陰陽的重要觀念。

健康小叮嚀

發生急性病症，通常視其為「標」症，應當列為優先治療的範圍，待「標」症緩解，再思考身體「本」質「氣血陰陽」物質的恢復。

感冒症狀「要好不好」傷腦筋

通常，「感冒」過後所遺留下來的症狀，常常令人很傷腦筋。到底是還要繼續吃藥，還是順其自然地等待慢慢康復。

有沒有一個藥方，能夠適用於這時期「包羅萬象」的症狀呢？答案是有的。好好認識這稱之為「少陽病」的時期，學習「小柴胡湯」的靈活運用，你也能夠成為一名藥到病除的聖手。

▶▶ 《傷寒論》條文

「傷寒五六日,往來寒熱,胸脇苦滿,默默不欲飲食,心煩喜嘔,或胸中煩而不嘔,或渴,或腹中痛,或脇下痞硬,或心下悸,小便不利,或不渴,身有微熱,或咳者,小柴胡湯主之。」(條文54)

「傷寒四五日。身熱惡風,頸項強,脇下滿,手足溫而渴者,小柴胡湯主之。」(條文55)

▶▶ 條文解說

「太陽病」多日未癒,一會怕熱,一會又怕冷,胸脇部不適,默默不欲飲食,心煩喜嘔,或胸中煩而不嘔,或渴,或腹中痛,或脇下痞硬,或心下悸,小便不利,或不渴,身有微熱,或咳等,凡見一二症者,皆可服用「小柴胡湯」改善。

傷寒四五日,症狀有惡風、頸項僵硬痠疼不適、身熱、手足溫、口渴、脇下脹滿等,「小柴胡湯」主治。

▶▶ 生理病理解說1

「傷寒五六日,往來寒熱,胸脇苦滿,默默不欲飲食,心煩喜嘔,或胸中煩而不嘔,或渴,或腹中痛,或脇下痞硬,或心下悸,小便不利,或不渴,身有微熱,或咳者,小柴胡湯主之。」(條文54)

得了「太陽病」,經過一段時間,原本惡寒、發熱同時併見的症狀,轉變為惡寒去後才發熱,發熱退後復惡寒的「往來寒熱」症狀,這表示「太陽病」邪傳變成為「少陽病」的階段。

　　按照字義解釋，「太陽」指的是陽氣盛大；「陽明」則是兩陽相加、重陽之意；「少陽」則是陽氣不盛之意。因體內有邪氣留存但是不強盛，而正氣也不強盛，兩者相持不下，則邪氣與正氣相爭於內之「陽明」層，與外之「太陽」層間，屬於「少陽」層，稱之為「少陽病」。

重點說明：「少陽」在體內所屬的位置，是介於「太陽」層、「陽明」層之間。

　　「少陽病」，在體內涉及到的範圍有「手少陽三焦腑」、「足少陽膽經」、「足少陽膽腑」等。

　　a.「手少陽三焦腑」：指的是體內水液通行全身的通道，當體內「命門」「膀胱」陽氣向體表「太陽經」輸佈的時候，要通過「三焦腑」的道路，所以「少陽」氣機的通暢，向外可以調和「太陽」層，在裡可以調和「陽明」層與「太陰」層。

　　因此「少陽」層，稱之為主「半表半里」。當邪氣一會影響「太陽」層時，則以「惡寒」症狀來表現；一會入裡影響「陽明」層時則「發熱」，如此一來則形成「往來寒熱」的症狀。

重點說明：「少陽病」症常見「往來寒熱」的症狀。

　　b.「少陽膽經」：循行於人體的兩側，絡肝屬膽，溝通了肝膽的表裡關係，其經別過季脇、佈胸腔與心臟，所以少陽主季脇、胸腔與溝通心膽。當邪氣循「少陽膽經」影響時，則胸脇部位會出現好像有什麼東西塞住似的苦滿難受。

重點說明：「少陽病」症常見「胸脇苦滿」的症狀。

　　「少陽膽腑」：則藏精汁、喜疏泄、主決斷、寄相火，其功能與脾胃的運化，與升降有密切的關係；對於情志的調暢也有相當的作用。當邪氣作用「少陽膽腑」時，則出現默默不欲飲食、心煩喜嘔等症狀。

重點說明：「少陽病」症常見「默默不欲飲食、心煩喜嘔」的症狀。

而「或」字以下，則是時有時無的症狀，條文提出是提供藥物加減時參考。

▶▶ 生理病理解說2

「傷寒四五日。身熱惡風，頸項強，脇下滿，手足溫而渴者，小柴胡湯主之。」（條文55）

傷寒四五日，病邪往裡傳變，而發生證型的改變，有惡風、頸項強的「太陽」表症；也有身熱、手足溫而渴的「陽明」裡症；還有脇下滿的「少陽」半表半裡症。

發生這樣的情況，顯示身體體表的各個層次都受到了影響，稱之為「三陽合病」。此時的感冒，邪氣留連於三陽層次之間，但由於邪氣不盛、正氣也不盛，所以雖然出現不舒服的症狀，但是都不劇烈，因此不適合汗、吐、下等的劇烈治法。

重點說明：臨床上，此時期多採用「和解法」的「小柴胡湯」來改善。

方藥解說

方劑：小柴胡湯：柴胡5 黃芩3 半夏3 生薑3 大棗12 甘草3 人參3，分三服。

「少陽病」的治療方法，要注意禁止汗、吐、下三法，因為「少陽」的陽氣（正氣）不足，用了只會損傷正氣，而使「少陽病」發生轉變或惡化，而不能夠驅除少陽的邪氣。所以「少陽病」的治療方法稱之為「和解法」，是以「小柴胡湯」為基本方來加減運用。

　　a.「柴胡」性味：苦辛微寒。歸肝膽經。具有疏暢氣機壅滯、退熱解鬱、升陽舉陷…等功效，能疏散藏於少陽半表半裡之邪氣，適用於往來寒熱之症狀。現代藥理研究其柴胡皂貳與揮發精油能解

熱抗發炎，還有抗感冒病毒、增強機體免疫的作用；還具有明顯保肝利膽、抗潰瘍的作用。

b.「黃芩」清除少陽在裡之邪熱。柴胡、黃芩兩味藥合用，能改善往來寒熱、胸脇苦滿、默默抑鬱、心煩諸症。

c.「人參、炙甘草、大棗」，調補氣血、扶正祛邪。

d.「製半夏、生薑」，和胃止嘔，用來治療不欲飲食和嘔吐。

若胸中煩而不嘔，則去製半夏、人參，加栝蔞實1枚。

若渴者，去製半夏；人參加重1/2，再加入栝蔞根。

若腹中痛，去黃芩，加入芍藥。

若脇下痞硬，去大棗，加牡蠣。

若心下悸、小便不利者，去黃芩，加茯苓。

若不渴，外有微熱者，去人參，加桂枝，溫覆微汗癒。

若咳者，去人參、大棗、生薑，加五味子、乾薑。

感冒後，體虛無法痊癒之人，已經不得任由「汗吐下」三法來再次損傷正氣時，可以使用「小柴胡湯」，採「補正」同時「祛邪」的原則來整體調治。

（條文55）就是利用「人參、炙甘草、大棗、生薑」等來補益中焦脾土，令胃氣充沛，使腸道鼓舞淋巴免疫系統來扶正；「柴胡、黃芩、製半夏」等疏通「少陽」之樞紐，通調「太陽與陽明」，逐邪於外，共同完成扶正祛邪之功效。

學習從體內陰陽平衡觀點來思考：

當體表皮膚，調節體溫與水液的功能失調（「太陽病」），進而導致肌肉、組織間溫度失控，耗傷腸道津液（「陽明病」），在人體還沒完全恢復體溫與體液的平衡期間，調節體表組織間的水液通透與循環，加上「組織液」匯入淋巴管後，回流靜脈等體液系統，便是屬於「少陽」層的所屬範圍。

在體內恢復力處於無能為力之時，少數病理產物與陰陽失衡的作用，一樣能造成疾病的症狀發生。這個時機，補益恢復自癒能力，同

時改善致病原的影響，也是一種平衡的調節，屬於正氣與邪氣的調節平衡。

健康小叮嚀

常見感冒後的冷熱不調，穿衣太熱、脫衣又會冷，煩躁沒胃口，微咳、胸悶、咽乾、口苦…等諸多輕微症狀，不需依照所有症狀一一服藥，「小柴胡湯」調整效果好。

小兒頻繁肚子痛，可能該補了

有沒有小朋友愛吃，會主動要求要吃的藥呢？對於家中愛吃冰冷零食的孩子，到了正餐卻是挑三揀四的小鳥胃，普遍成為家長們的頭痛課題。這樣的狀況，就交給下面條文來解決吧！

▶▶ 《傷寒論》條文

「傷寒，陽脈濇，陰脈弦，法當腹中急痛，先與小建中湯，不差者，小柴胡湯主之。」（條文56）

「傷寒二三日，心中悸而煩者，小建中湯主之。」（條文57）

▶▶ 條文解說

感冒脈象，出現浮取細、短、不流利，沉取端直而長，反應體內發生腹中疼痛的症狀，先服用「小建中湯」，未痊癒時再服「小柴胡湯」。

患有「傷寒」表證初期，發生心悸而煩的現象，「小建中湯」主之。

▶▶ 生理病理解說1

「傷寒，陽脈澀，陰脈弦，法當腹中急痛，先與小建中湯，不差者，小柴胡湯主之。」（條文56）

「陽脈澀」，「陽」指脈「浮取」輕按的部位，主表、主氣、主陽；「澀」乃感覺脈形細、短、不流利之象，主氣血不足而澀滯。顯示體表「陽氣與津液」不足，導致表層空虛、經脈不暢。

重點說明：多為「過勞或氣血虛弱」之人感冒，所出現的脈象。

「陰脈弦」，「陰」指脈「沉取」重按的部位，主裡、主血、主陰；「弦」乃感覺脈形端直而長，如弓弦之線性狀，主鬱、主痛。顯示體內氣血疏泄不暢，而出現疼痛的症狀。

（註・脈象的學習與參考，請詳閱《把脈自學聖經》。）

得了「傷寒」而出現「浮澀、沉弦」的脈象，是由於原本就體質虛弱，輕微的感冒邪氣，就得以直接向內傳變。因此，沒有出現「太陽病」表症，而是表現出「少陽病」弦脈的氣機不疏，或者進一步經由「少陽」來影響「太陰」層，而導致「腹中急痛」的症狀。

▶▶ 生理病理解說2

「傷寒二三日，心中悸而煩者，小建中湯主之。」（條文57）

患有「傷寒」表證二三日，還是屬於初期時，在未經過汗、吐、下的治療之下，出現「心中悸而煩」的現象，這是因為其人本身就是身體虛弱，加上又有臟腑氣血不足的裡虛現象。

當受到外邪侵犯而不斷消耗體內正氣時，造成身體缺氧，進而代償的增加心臟搏動，以及增加心血輸出量來補償，便會產生心悸與心煩的感受。

重點說明：初發生的「心悸」，通常不是真的心臟發生疾病。

體虛感冒：由於體虛的關係（體現心悸而煩），雖然此時具有外感表證，如頭痛、發熱、惡寒、脈浮緊等症狀，但是症狀通常不會太強烈，不能使用「麻黃湯」類的發汗法來處理，應該先調補裡虛，使用「小建中湯」。

方藥解說

方劑：小建中湯：炙甘草2 桂枝3 芍藥6 大棗12 生薑3 膠飴1升，分三服。

小柴胡湯：柴胡5 黃芩3 半夏3 生薑3 大棗12 甘草3 人參3，分三服。

如果能夠針對「浮澀」的不足現象來補正，就可以達到浮正祛邪，改善疼痛的作用。因此選用「桂枝湯」為架構，來調和體表營衛之氣的方向；

加倍「芍藥」，用其緩急止痛的功效，來處理隨即而來的腹中急痛；再加入貽糖（麥芽糖）來調補中焦、給養正氣，而成為「小建中湯」。

如果服用「小建中湯」後，「傷寒」仍舊未除，則思考（條文54條），視為「傷寒」裡虛，邪困「少陽」，而選用「小柴胡湯」，便能和解少陽、扶正祛邪。

當使用「小建中湯」來調補中焦脾胃，（脾胃為氣血生化之源，脾胃健運則五臟安），兼補體表營衛之氣時，待心悸解除，並且心煩消失，如果仍有表證，再視其表證選用適當的解表藥。

感冒出現心中不適與煩的症狀，之前條文如46條的「梔子豉湯」系列也出現過。

「小建中湯」是用在感冒時，未經汗吐下的傷害，症狀仍在，而再加上心悸煩的裡虛現象；

而「梔子豉湯」則是，感冒經過汗吐下後，造成的虛煩症狀，但是其表症已除。

學習從體內陰陽平衡觀點來思考：

當體內腸道虛弱時，身體的自癒力，有可能發生一時的「矯枉過正」現象，收縮導致腹痛的症狀因此發生。辨別清楚，「虛」體也可能產生「實」症，「實痛」有時也能藉由「補虛」來平衡化解，這樣違反常理的運用，「脈象」的辨別，是很重要的關鍵。

健康小叮嚀

小孩子，稍一吹風受涼就肚子疼，可能是腸道虛弱導致的，試試看熱敷能否緩解，如果可以，「小建中湯」能澈底改善這個症狀。

「月事」期間感冒怎麼辦？

　　說也奇怪，婦女們在每月的「月事」期間，有時特別容易發生「感冒」；又或者「感冒」了，恰巧遇上了「月事」來潮，可想而知，症狀鐵定異常難搞。

　　中醫在這方面，有著獨特的見解，在緩解消除症狀方面，也都有不錯的成效。其實一點都不難，學習認識這方面的知識，輕鬆迎接每月的挑戰吧！

▶▶ 《傷寒論》條文

「婦人中風七八日，續得寒熱，發作有時。經水適斷者，其血必結，故使如瘧狀，發作有時，小柴胡湯主之。」（條文77）

▶▶ 條文解說

　　婦人感冒七八日，反覆往來寒熱而不癒。這是感冒期間影響月事，造成經血排出異常，導致如瘧狀，發作有時，小柴胡湯主之。

▶▶ 生理病理解說

　　婦人適逢月事期間得了感冒，以致經血比預定停止的時間提早結束，而發生像瘧疾的忽冷忽熱一樣，反覆往來寒熱，已有七八天的時間。

　　通常，平日氣血還算充足的婦人，當月經來潮時，很容易發生因為

失血，所導致的正氣虛弱，此時遇上了感冒，邪氣就能一下子突破體表「太陽衛氣」的防線，向裡發展。

重點說明：感冒時遇上了「月經」來潮，不但感冒症狀隨之複雜起來，「經期」症狀也會跟著混亂。

由於感冒，導致氣血陽熱趨向體表來抗邪，因此造成原先應該隨著子宮內膜剝落而出的血液突然減少，加上抗凝血因子的量產生變化，而發生經血突然停止排出的現象，古人以「其血必結」來形容。

經期失血，首先耗損的體表的正氣，使得體質產生了短暫性的變化。由於體內「裡」的氣血充足，體表邪氣無法直中形成「三陰」病，（指導致體內器官功能異常），使得邪氣只能繼續停留在體表「三陽」層。

而體表的正氣不足，在無法去除邪氣的情況下，只好與邪氣僵持於「三焦」淋巴部位，如條文第54條的內容說明，形成「少陽病」證的「往來寒熱」，日久不癒之現象。

重點說明：既然已形成「少陽病」，當然選用和解少陽的「小柴胡湯」來治療。

學習從體內陰陽平衡觀點來思考：

如瘧狀，往來寒熱，是體內「正、邪」失去失衡，反應在體溫調節跟著失衡的表現，也是「少陽證」的主要臨床病症表現，和解陰陽正邪，重新恢復體內平衡，感冒與月事都能得到調整。

健康小叮嚀

月適期間感冒，感冒症狀總是千奇百怪，經久不癒，「小柴胡湯」加減是基礎的選用方。

減肥妙方──肥胖厚實體質看過來

「減肥」不能傷身，如果是病態的肥胖，當然就有相對應的處方來改善。但是，要先確定已經到了病態的階段喔！

如果只是對身材不滿意，跟著潮流瘦還要更瘦，千萬不要自行購買藥物減肥。要知道，非到萬不得已，身體是不會自行燃燒脂肪的，現在的減肥藥，多採利水消腫、促進排便、激起亢奮，這樣的方式，雖然能初期快速見效，但復胖也快，傷身的副作用更是可怕。

因此，少吃多動，絕對是減肥的不二法門，可別錯用了藥物喔！

▶▶《傷寒論》條文

「太陽病，十餘日，反二三下之，後四五日，柴胡證仍在者，先與小柴胡湯。嘔不止，心下急，鬱鬱微煩者，為未解也，與大柴胡湯，下之則愈。」（條文58）

▶▶ 條文解說

「太陽病」，經過了十多天，邪氣向裡傳變，期間經過多次誤用下法後，「柴胡證」仍在時，先用「小柴胡湯」。

如果「柴胡證」症狀之一的「嘔」症不止，伴隨心下緊塞堅硬、心煩，代表「柴胡證」未解，改服「大柴胡湯」下之則愈。

▶▶生理病理解說

「太陽病」病勢緩慢，經過了十多天，邪氣進入「少陽」層（參考54條），出現脇下痞硬心煩喜嘔…等症狀。

這「少陽病」時期，通常可以同時兼有「陽明」證的感受，因此，容易造成醫師誤判，以為不適是「陽明病」的「腹脹滿、不大便」所引起，而誤用「承氣湯」下之，導致始終無法去除「少陽」邪氣而一再誤下。

重點說明：「少陽病」兼有「陽明」證的感受，例如條文54條「…或腹中痛，或脇下痞硬…」

如果誤下後，其病邪仍在「少陽」層，而使得「柴胡證」仍在時，同樣使用「小柴胡湯」來治療。

方藥解說

方劑：大柴胡湯：柴胡8 黃芩3 半夏3 生薑5 大棗12 芍藥3 枳實4 大黃2，分三服。

經過「小柴胡湯」處理後，如果出現「嘔」的現象未止，心下部緊塞堅硬，心煩更盛，這是因為此人邪氣進入「少陽經」與「少陽膽腑」而形成鬱熱現象。

由於「少陽經」絡肝屬膽、過季脇、佈胸腔與心臟；「少陽膽腑」功能與脾胃的運化、升降有密切的關係，對於情志的調暢也有影響。在「少陽經」病與「膽熱」犯胃之下，使得喜嘔症狀加重，心下拘急疼痛、鬱鬱微煩，如此「膽腑實熱證」應選用「大柴胡湯」來處理。

方中為了治療「少陽經」證，使用「小柴胡湯」去除「人蔘、甘草」（因膽熱犯胃不宜溫補）；

改加入苦寒瀉下之品的「大黃、枳實」（小承氣湯架構），用來去除胸胃蓄熱；

再加上「芍藥」來止腹中痛，而組成「大柴胡湯」。臨床上。常用

於治療膽結石急性發作、急性膽囊炎、肝炎、急性胰腺炎…等。

學習從體內陰陽平衡觀點來思考：

當體內某個部位蓄積著熱，隨之而來的病理產物，必定影響氣血通道與物質平衡，導致許多病症的發生。

最快解除病症的方式，便是運用「通瀉」積熱實滯的方式，快速恢復調節平衡的氣血通道，如此複雜的病症也能迅速痊癒。

健康小叮嚀

減肥方劑「大柴胡湯」，不是所有肥胖體型都能適用，一定要是身軀肥胖、腹壁肥厚、胸脇苦滿的實胖哦！

蝦咪！胃腸虛弱，噁心想吐，能吃這瀉藥嗎？

胃腸通道的問題，首先要先處理暢不暢通，有沒有髒東西堆滯等現象。適度的使用協助運作暢通之藥物，能快速改善胃腸道的症狀，但是也要注意，千萬不可因為有效，就長期依賴服用。

思考暢通之後，會一直反覆發作，有可能是胃腸道虛弱，蠕動不利，消化吸收功能都不彰，這時還能一直依賴瀉藥嗎？原則是「藥’中病即止」，再服就變成毒藥而傷身，反而越吃越嚴重了。

▶▶ 《傷寒論》條文

「太陽病，十餘日，心下溫溫欲吐，而胸中痛，大便反溏，腹微滿，鬱鬱微煩，先此時，自極吐下者，與調胃承氣湯。」（條文66）

▶▶ 條文解說

感冒經過十多天，在極盡吐下後，胃脘間有噁心欲吐感，吐又吐不出來，胸中痛，大便不成形，輕微腹脹心煩，服調胃承氣湯。

▶▶ 生理病理解說

患了「太陽病」經過十多天，由於腸道津液不斷的提供體表營衛之用，往往導致病邪轉趨入裡之「陽明」層，而形成腹滿便秘的症狀，表現出心下（即胃口處）溫溫欲吐、胸中痛等症狀。

重點說明：如今大便反溏（形容糞便不成型，但也非水樣可流動的樣子），如有下痢狀，研判表邪並未轉入「陽明」。

而其腹微滿、鬱鬱微煩的兼症，狀似（條文58）條「膽腑實熱」的大柴胡湯證「嘔不止，心下急，鬱鬱微煩」，但是「先此時，自極吐下者」，說明在症狀發生之前，此人已自然的發生極盡之吐下現象，並不符合「膽腑實熱」的原則。

因此思考，在極盡吐下後，腸胃功能失調而吐下感仍在，（如腸胃型感冒吐瀉不止後，殘留之症狀）。胃失和降則欲吐；「脾虛」運化水穀不利則便溏、腹滿；胸中虛則鬱鬱微煩；邪氣趁虛入裡，而發生胸中痛的症狀（虛而導致代謝不良，生理產物積滯而成病理產物所致）。

方藥解說

方劑：調胃承氣湯：酒洗大黃4 芒硝2 炙甘草2，少少溫服之。

此時表症已除，只需恢復腸道機能，兼「補虛」即可，故選用「芒硝」使腸道間充滿水液，方便「大黃」來清除體內積滯與病理產物（通稱毒素），最後佐以「甘草」，補土補虛，養正除煩，組成調和腸胃道

機能的用方，稱為「調胃承氣湯」，用來處理這「虛中挾實」的證型。

學習從體內陰陽平衡觀點來思考：

體內胃腸道，奉行「《素問・五臟別論》：六腑者，傳化物而不藏，故實而不能滿也」的功能運作，當機能虛弱時，糟粕滿實不傳，便能發生「虛中挾實」的胃腸道病症。輕瀉實邪，方能補虛運暢，恢復胃腸道平衡機制。

健康小叮嚀

醫師臨症選方用藥，是經過詳細思考判斷所得到的結果，由於資訊知識的氾濫，有些患者會在無知的情況下，作出批評指責、自行停藥改方的行為，不但害人又害己。千萬記得，有任何疑問，都應與醫師討論後方能下定論。

感冒沒好，一到傍晚就「蒸熱」，這是什麼怪現象？

身體發生如蒸籠冒煙一樣，一陣一陣「蒸熱」的症狀；或者是像潮汐一般，每日定時「潮熱」來襲。這樣的感受，不是更年期的症狀，那會是發生什麼樣的因素呢？

許多人體發生的怪異現象，古人們都只能形容當時的感受，知其然而不知其所以然，套用現代的生理學知識，便能清楚的理解其發生成因以及變化，讓中醫診病治療能更科學化的發展。

▶▶ 《傷寒論》條文

「傷寒十三日不解，胸脇滿而嘔，日晡所發潮熱，已而微利，先宜服小柴胡湯以解外，後以柴胡加芒硝湯主之。」（條文59）

▶▶ 條文解說

「太陽病・傷寒」十多日，症狀表現為「胸脇滿而嘔」，每日一到傍晚就「潮熱」，大便不成形，先服「小柴胡湯」，裡熱未盡解，改服「柴胡加芒硝湯」。

▶▶ 生理病理解說

得了「太陽病・傷寒」十多日，表證未解，同時還發生「胸脇滿而嘔」的「少陽病」症狀，以及「陽明病」的「潮熱」症。

綜觀上述情況，當有「太陽、少陽」表證，與「少陽、陽明」裡證同時出現時，可以參照（條文55）條「三陽合病」的原則，先使用「小柴胡湯」來和解。和解之後，如果仍有潮熱現象，再使用「柴胡加芒硝湯」來處理「少陽、陽明」裡證。

關於「潮熱」，是指身體發熱起伏，如潮水漲退有時，有一定的規律性，一日一次，按時而發，按時而止。

重點說明：婦人更年期的症狀，會出現夜半「潮熱」反應；與「陽明病」日晡所發潮熱不同。

但是體溫並沒有明顯變化，而真正感受到溫度升高的是皮膚。

按照「時辰生理學」的統計，一到「日晡」申時（下午3點到5點），由於是人體血壓在一天之中的相對高點，加上體內胰島素分泌液也在此時增加，導致「肝糖解」反應增加，兩因素相加，「日晡」時便發生明顯熱能的變化。

重點說明：上述說明「日晡所發潮熱」的生理因素。

至於「微利」症狀，是指大便柔軟不成形，狀似下痢感。「已而微利」，說明此時不存在「不大便」的「陽明」裡實證。而「陽明日晡潮熱」的發生，則視為毒熱邪氣，停留「陽明」胃腑導致「潮熱」。

當「陽明」胃腑有邪氣停留時，體內陽氣便會同樣匯聚此處，每日進入「日晡」而產熱時，便於此時發生內熱循著「陽明經」脈，發散至體表與臉部的「潮熱」現象，稱為「陽明日晡潮熱」。

重點說明：「日晡」的生理因素，隨「陽明」胃腑邪氣作用，而發生病理「潮熱」的症狀。

方藥解說

方劑：柴胡加芒硝湯：柴胡2.5 黃芩1 半夏1 生薑1 大棗12 甘草1 人參1 芒硝2，分二服。

「小柴胡湯」加入「芒硝」。其「芒硝」的作用，最主要是為了泄除毒熱。

由於「芒硝」是一種鹽類物質，能溶於水，但是又不會被腸壁所吸收，這個特性，當進入到腸胃道後，能形成高滲透的狀態，促使胃腸道的粘膜大量分泌液體進入腸道內，順便將體內的毒熱邪氣滲入腸道，以利排出體外，因此毒熱邪氣解除，則潮熱自除。

健康小叮嚀

　　當生病時，體內多少會發生「病理產物」的滯留，這就是所謂的「毒素」。想要維持健康的身體，高纖少油飲食、運動飲水代謝，這些都是排除體內毒素的好方法。

「安神、定驚」面面觀

「盆腔瘀血綜合證」報你知

　　你是否遇過「感冒」期間的人，突然精神異常，失去情緒的控制力，而發生狂躁的症狀。

　　錯把這樣的狂躁，看待成「精神疾病」發作，開始強迫其接受一連串的精神治療，其實是非常冤枉的。孰不知內科的病理反應，也能影響精神的狀態，反之解除內科病因，精神便能快速地恢復正常。

▶▶ 《傷寒論》條文

「太陽病不解，熱結膀胱，其人如狂，血自下，其外不解者，尚未可攻，當先解其外，外解已，但小腹急結者，乃可攻之，宜桃核承氣湯。」（條文60）

▶▶ 條文解說

　　感冒期間，邪熱隨「太陽」本經傳入「裡腑」（影響骨盆腔內代謝功能），進而導致「心」為所擾，似狂症的發生。此時，血若自下，下者自癒。

　　若不自下，或下之未盡，則必少腹急結痛，當感冒外證不解時，還不可攻之，應先以「桂枝湯或小柴胡湯」解外，外症已解，剩少腹急結痛時，才可攻之，選用「桃核承氣湯」。

▶▶ 生理病理解說

　　條文內的「膀胱」，並不是解剖學上的器官「膀胱」，而是指「太陽・膀胱腑」的系統，也就是「下焦」盆腔的位置（參考條文45補充說明）。

　　一般來說，「太陽」表邪，要直接傳入「膀胱腑」是非常不容易的，通常要是其本身於「下焦」的盆腔，本就已有了狀況，再經由感冒邪氣的影響而發作，才會形成這類疾病。

　　因此本條文的患者，很少出現於男性，而是以婦人居多，尤其是患有婦科疾病如「月經不調、婦科囊腫、盆腔發炎…」等的患者，再加上時常「便秘」的人，形成「盆腔瘀血綜合證」。

重點說明：便秘會影響直腸的靜脈回流，而直腸和子宮、陰道靜脈互相
　　　　　關聯，因此習慣性便秘也容易產生盆腔瘀血。

　　當「太陽」外感不解時，剛好遇到月事期間「經血不出」，或者「盆腔發炎、排便不通」，這時期便容易發生交互影響。

　　先由「下視丘」得到皮膚過熱的錯誤訊息，便促使心跳加快、血循

加速、血管擴張，以便讓更多的血液流通來發散熱能，導致盆腔內的毒素得以進入血液，而讓人發生「精神異常」的現象。

重點說明：此時如果在盆腔內的瘀血自出，則多半能使「如狂」症狀解除。

方藥解說

方劑：桃核承氣湯：桃核5 桂枝2 大黃4 炙甘草2 芒硝2，分三服。

如果血自下，而症狀未除；或者瘀血沒有自下，外症仍在。可以視情況先使用「桂枝湯或小柴胡湯」來解外。待外症解除，而小腹急結的瘀血症狀未除，則選用「桃核承氣湯」來治療。

其中「盆腔瘀血」選用「桂枝、桃仁」來活血化瘀；

加上「調胃承氣湯」的組成「大黃、甘草、芒硝」，一方面清除血中熱毒，另一方面下血排便，改善盆腔環境，而組成這個桃核承氣湯方。

學習從體內陰陽平衡觀點來思考：

當體內氣血失去平衡時，瘀血阻滯是常見的實邪致病原因，想要恢復體內平衡，實則瀉之，去瘀生新，方能進行後續的調補平衡。

健康小叮嚀

遠離「盆腔瘀血綜合證」，應避免長期站立，改善子宮後傾，良好排便習慣，注意情緒波動。

功不可沒的精神安定劑

臨床診治的統計上，現代人不管是工作、課業、感情、婚姻…，所承受的壓力之大，每10個患者，就有4～5人是因此而導致「失眠、憂鬱、躁鬱、恐慌、心悸、胃酸逆流…」等難解的病症。

如果上述症狀多項同時發生，還真的會被判定為「精神」疾患，而需要終生服藥控制。

就中醫的觀點，在不能改變外在環境（壓力源）的情況下，也不使用抑制腦部功能的精神科藥物，是否有好的辦法能夠提供出來？

當然有的，而且效果相當的顯著。加強自體承受壓力的耐受性，回到平衡正常的身心功能，再大的壓力，也都能適應地當作成激勵的動力。這也是在同樣環境下，為什麼有人能從容面對，有人卻要死不活的生活著。

▶▶ 《傷寒論》條文

「傷寒八九日，下之，胸滿煩驚，小便不利，讝語，一身盡重，不可轉側者，柴胡加龍骨牡蠣湯主之。」（條文61）

▶▶ 條文解說

「傷風感冒」多日，使用下法後，發生胸滿心煩易受驚嚇，語無倫次（輕者睡中呢喃；重者不睡亦語言顛倒錯亂），加上小便不利，身體沉重倦怠，酸疼難以活動等症狀時，服用「柴胡加龍骨牡蠣湯」。

▶▶ 生理病理解說

　　患了「傷風感冒」好一陣子，發生如「腹滿不大便」的可下之症，進而使用下法後，病證發生新的變化。

　　「胸脇」是「少陽」膽經的範圍，受邪氣干擾，行氣不利而發生胸滿現象；

　　少陽膽腑寄相火、主決斷，邪氣影響膽腑疏泄，則生鬱火，火熱擾心則生煩驚；

　　膽腑鬱火犯胃，導致胃熱上擾而生譫語；

　　邪氣侵犯「少陽」三焦經，則導致熱壅氣機，三焦氣津流行不暢，而出現一身盡重、不可轉側、小便不利等症。

重點說明：條文54條說明了「少陽」膽經、膽腑、三焦經等的關聯，
　　　　　　　請參考理解。

方藥解說

　　方劑：柴胡龍牡湯：柴胡4 黃芩1.5 生薑1.5 大棗6 半夏2 人參1.5 茯苓1.5 桂枝1.5 龍骨1.5 牡蠣1.5 大黃2，分三服。

　　本條文雖然病證看似複雜，其不外乎是和解「少陽」、泄熱安神便能解決，因此選用「小柴胡湯」為基礎來加減。

　　去除「甘草」來通利三焦（甘草能補益三焦，如今熱壅三焦故去之）；

　　加入「桂枝、茯苓」來強心利水；

　　加入「大黃」的泄胃熱能止譫語；

　　加入「龍骨，牡蠣和鉛丹」這三味藥來重鎮安神。而組成「柴胡加龍骨牡蠣湯」方。

　　「鉛丹」由於是鉛的氧化物，直接入口，會引起急性鉛中毒，久服則可以引起慢性蓄積性鉛中毒，不做內服使用。多為外用於瘡瘍潰爛、皮膚濕瘡。所以現在開立「柴胡加龍骨牡蠣湯」時，都已去除此藥。

學習從體內陰陽平衡觀點來思考：

「少陽」系統，就是人體身心的平衡關鍵，當體內「少陽」系統失衡時，影響範圍可能擴及「少陽膽經」的脇肋部位、「少陽膽腑」的思維決斷力、「少陽三焦」的淋巴組織液通道，病症也就呈現變化多端的現象。

「柴胡加龍骨牡蠣湯」善於恢復「少陽」系統地平衡，能加強自體承受壓力的耐受性，從這個角度出發，學習歸納「複雜病症」的系統關聯，治療疾病也就相對精準方便許多。

健康小叮嚀

緊張焦慮、精神官能症、癲癇、失眠、更年期障礙、自律神經失調…等，雖然柴胡加龍骨牡蠣湯效果佳，但是記得脈象「有力」方能使用喔！

燙傷、熱浴，心不安，安神寧心有妙方

驚、狂、煩、躁，不是只有「壓力」的因素，很難想像，原來不當的「火、熱」迫害，也會轉而發生「精神」方面的疾患。

想想過度的「熱浴、熱敷、蒸浴、烤浴」之後，是否也有情緒煩躁不安的現象，以下的條文，將為您解除其中的疑惑。

▶▶ 《傷寒論》條文

「傷寒，脈浮，醫以火迫劫之，必驚狂，臥起不安者，桂枝去芍藥加蜀漆牡蠣龍骨救逆湯主之。」（條文62）

「太陽病，以火薰之，不得汗，其人必躁，必清血，名為火邪。」（條文63）

▶▶ 條文解說

感冒脈浮，醫者以火熱迫汗的方式來取汗，將導致神經敏感驚狂、臥起不安的現象，選用「桂枝去芍藥加蜀漆牡蠣龍骨救逆湯」來主治。

「太陽病」以火劫迫汗而不得汗出時，其人煩躁不安，容易發生下便血的症狀，稱為「火邪」致病。

▶▶ 生理病理解說1

「傷寒，脈浮，醫以火迫劫之，必驚狂，臥起不安者，桂枝去芍藥加蜀漆牡蠣龍骨救逆湯主之。」（條文62）

患了傷寒（指感冒），脈浮，本應以「桂枝湯、麻黃湯」之類的湯方來發汗治療。但是醫者卻是使用「燒針、溫灸、蒸氣浴、浸熱水澡、火盆烤火⋯」等火熱迫汗方式來取代。由於起初惡寒症狀明顯，因此容易造成火迫太過而形成新的病症如：

（1）火迫劫汗，汗出太過導致心胸陽虛津傷。

（2）火熱邪氣侵入皮下，導致體表觸覺神經過度敏感，而擾亂情緒。

（3）胸中火劫煉液為痰，痰火上擾心神。

從上述三種可能性來思考，參考過汗後心胸陽虛的35條條文「桂枝甘草湯」，與46條條文「梔子豉湯」，便知在叉手自冒心、心下悸與虛煩不得眠的情形下，必導致神經敏感、臥起不安的現象。

重點說明：常見的感冒泡澡發汗，或許能短暫緩解症狀，但是隨之而來的症狀復發，將更加的多元複雜。

▶▶生理病理解說2

「太陽病，以火薰之，不得汗，其人必躁，必清血，名為火邪。」（條文63）

「太陽病」如上條，以火劫迫汗而不得汗出時，會因為火熱與表邪，都無法外泄而鬱熱內擾，其人如同熱鍋上的螞蟻一般煩躁不安，熱盛動血則容易發生下便血的症狀，稱為「火邪」致病。

重點說明：這時應當針對火邪來擬方治療，而不應視其便血就從「血證出血」的方向處理。

所謂「血證出血」的便血，主要原因是胃腸道的發炎、潰瘍、腫瘤、瘜肉、憩室炎等。一般區分為腸道濕熱、氣虛不攝、脾胃虛寒等證型，皆與本條文所述不符。

方藥解說

方劑：桂枝去芍藥加龍牡救逆湯：桂枝3 炙甘草2 大棗12 生薑3 蜀漆3 龍骨4 牡蠣5，分三服。

由於體表觸覺神經過度敏感，讓腦部持續感覺熱擾現象（如燒燙傷的部位會讓人感覺持續發熱不退），也會令人情緒躁擾不安。

如果再加上先前感冒，所導致的肺痰，因為火劫的緣故，熱化導致

熱擾心神，很容易會發生驚狂的現象。因此選用「桂枝湯去芍藥」（桂枝甘草湯的思維）（生薑大棗補充因火劫造成的裡虛）；

加上「龍骨、牡蠣」來定驚安神，其中的鈉鉀等離子可以回復神經傳導的穩定；

「蜀漆」則是催吐除痰藥，用來排除擾心的痰熱。

以上組成為「桂枝去芍藥加蜀漆牡蠣龍骨救逆湯」方。

學習從體內陰陽平衡觀點來思考：

火熱必定傷津，津傷導致燥盛，燥盛躁擾驚狂，這一系列體內相關失衡，只要掌握清楚，簡單如桂枝湯的加減方就有神效。

健康小叮嚀

本方還可以加以思考運用的病症，除感冒火劫的變證外，還有燒燙傷的疼痛不安之改善；熱浴後眩暈或腦部輕微出血等患者也可適用。

針灸燒艾溫補強，避風防寒室內佳

現代的針灸治療，普遍會使用一種能掛在針炳上的灸粒，藉由點燃灸粒的熱傳導針身，來達到「燒針」的效果，直接對穴位進行溫補的治療。

因此，這樣類似直接熱灸皮膚穴位的作用，是非常強烈的，也特別容易大開局部毛孔，於出針之時，造成寒氣入侵。不管有沒有誘發「奔豚病」，畢竟受寒都是不好的結果，謹記針灸時必須處在不受風寒的密室，出針後立即覆蓋衣物保護，以維護自身健康。

▶▶ 《傷寒論》條文

「燒針令其汗，針處被寒，核起而赤者，必發奔豚，灸其核上各一壯，與桂枝加桂湯。」（條文64）

▶▶ 條文解說

　　溫針取汗，毛孔大開而感受風寒侵襲，導致毛孔緊閉，結腫核赤而起，會引發「奔豚病」的發生。治療宜先灸其核上各一壯，後服桂枝加桂湯。

▶▶ 生理病理解說

　　承上條，同樣是形成火邪，而本條病症是以燒針取汗法所致。

　　燒針即溫針，是將針柄上放置灸粒，入針之後點燃，達到針灸同施的一種治療法，古人用以取汗。

　　由於燒針的熱傳導迅速，使得針處毛孔大開，因此應當避免風寒侵襲，若不慎吹到風而感受風寒侵襲，寒氣其性收引，將導致毛孔緊閉而使得火鬱脈中，血不流行，進而發生結腫核赤而起的火邪致病。

重點說明：針灸時，應儘量處在無風的室內空間，以防止風邪趁機入侵。

　　參考（條文36）條「奔豚證」的發病與（條文63）條內容，鬱熱內擾則容易使人情緒煩躁、易受驚嚇。

在此時，人體的腎上腺素分泌會快速增加，使得交感神經興奮，致使腸道蠕動減緩，在火邪傷津的前提下，腸道毒素便會開始刺激腸間。

除此之外，再加上迷走神經興奮增加（與交感神經相結抗來達到平衡），使得心臟腸胃道突然蠕動增加，而發生一連串不適的症狀「發於少腹上至心下，若豚狀，或上或下無時，久不已，令人喘逆」稱為奔豚。

方藥解說

方劑：桂枝加桂湯：桂枝3 芍藥3 炙甘草2 大棗12 生薑3 肉桂5分，分三服。

炙其核上各一壯，可以使得毛孔重新打開，讓鬱火得以發散。

再使用「桂枝湯」來調暢脈中營衛氣血，其中的「桂枝」含量加倍（稱為「桂枝加桂湯」），一方面強心使上逆之氣得以平復，又能助長發散宣熱之力，如此將火邪宣洩則「奔豚」自除。

學習從體內陰陽平衡觀點來思考：

溫熱發散、寒性收引，當兩者同時作用，不一定都是平衡協調，也有可能互相干擾對抗，實瀉虛補，很快就能恢復其應有的平衡。

健康小叮嚀

大汗出時，也是人體門戶大開的時期，最容易「受風感寒」，導致病症的發生。提前做好防護，擦乾汗、換乾衣、防風寒，預防疾病很簡單。

心煩躁擾，是「實」是「虛」大不同

睡前泡澡、泡腳、活動完，反而精神亢奮，無法入眠。不是說睡前放鬆一下有助睡眠嗎？原來是「虛煩躁擾」在作祟，且看古人如何來破解。

▶▶《傷寒論》條文

「火逆，下之，因燒針，煩躁者，桂枝甘草龍骨牡蠣湯主之。」（條文65）

▶▶條文解說

火劫迫汗法（火逆、燒針），或是下法，導致虛煩躁擾，「桂枝甘草龍骨牡蠣湯」主之。

▶▶生理病理解說

不管是火劫迫汗法（火逆、燒針），或是下法，如果導致津液損傷，產生心胸中的虛煩躁擾，可以參考（條文35）條「桂枝甘草湯」、（條文62）條「桂枝去芍藥加蜀漆牡蠣龍骨救逆湯」的內容來思考。

方藥解說

　　方劑：桂枝甘草龍牡湯：桂枝4 甘草2 龍骨2 牡蠣2，分三服。

　　「桂枝甘草湯」可以強壯心胸陽氣，填補耗損掉的津液，加上「龍骨、牡蠣」補充流失的微量元素來安定神經，達到重鎮安神的功效。

　　廣泛用於如：

　　（1）運動或泡澡後，反而精神亢奮無法入眠者。

　　（2）針灸治療後，心悸煩躁失眠者。

　　（3）甲狀腺腫大、亢進、突眼之患者。

　　（4）長期心悸失眠、煩躁焦慮，屬於心陽虛型之患者。

　　（5）火災、燙傷所造成的恐慌症患者。

　　學習從體內陰陽平衡觀點來思考：

　　「龍骨、牡蠣」的礦石、蠣殼，主要含有碳酸鈣、磷酸鈣、硫酸鈣、硅、氧化鐵、鎂、鋁、鉀、鈉、氯、硫酸根及有機質等，對心肌、骨骼、神經的影響很大，虛則補之，以達重鎮安神之功。

健康小叮嚀

　　「虛煩」躁擾「桂枝甘草龍骨牡蠣湯」；「實煩」躁擾「柴胡加龍骨牡蠣湯」。

少腹硬、少腹滿，小心「精神疾病」找上你

在生大病的過程中，往往會有一段時間，突然發生「精神」情緒上的異常，可別認為是一些「怪力亂神」的因素來干擾，花了大筆費用而不見改善，其實，現代醫學已經能夠合理的解釋這樣的現象了。

因此，認識導致「精神」異常的發生因子，能在生病的過程中儘量避免。再不然，也能於發病時正確的面對解除，是接下來要探討的課題。

▶▶《傷寒論》條文

「太陽病，六七日，表證仍在，脈微而沉，反不結胸，其人發狂者，以熱在下焦，少腹當硬滿，小便自利者，下血乃愈，抵當湯主之。」（條文67）

「太陽病，身黃，脈沉結，少腹鞕，小便自利，其人如狂者，抵當湯主之。」（條文68）

「傷寒有熱，少腹滿，應小便不利，今反利者，當下之，宜抵當丸。」（條文69）

「陽明證，其人喜忘者，必有蓄血，屎雖鞕，大便反易，其色必黑，宜抵當湯，下之。」（條文117）

▶▶ 條文解說

感冒，六七日，表證仍在，脈浮取微、沉取有力，不「心下堅硬如石疼痛」，而是「少腹硬滿」，精神狂亂異常，小便自利，屬熱與血互結所致，下血乃愈，抵當湯主之。

感冒引發黃膽，脈沉結，少腹硬，小便自利，其人如狂，抵當湯主之。

患了「傷寒」表證，且兼有「裡熱」，少腹滿，小便利，先下瘀血，宜抵當丸。

具有「陽明」腹滿大便鞕的症狀，其大便鞕卻反易出便黑，主要原因是腸胃道出血，宜抵當湯。

▶▶ 生理病理解說1

「太陽病，六七日，表證仍在，脈微而沉，反不結胸，其人發狂者，以熱在下焦，少腹當硬滿，小便自利者，下血乃愈，抵當湯主之。」（條文67）

患了「太陽病」，六七日，表證仍在，應當「脈浮」才是，現今脈卻是呈現「微而沉」（指脈浮取微、沉取有力），沉主裡，相對於表所指的體表組織，裡則是指臟腑的部位；「有力」為實，代表邪正相爭於此，理當於表症之外，出現裡實證的症狀。

重點說明：生病時，脈症的核參很重要，當脈症不合時，說明證型已經傳遍，可早做應變。

假設裡實的部位，是發生在「中上焦」的臟腑，則是會兼有「結胸」的症狀（指心下堅硬，如石之膨隆狀）。如今並沒有出現這樣的情

況，那麼就應該考慮是發生「下焦」的裡實，表現出「少腹硬滿」的症狀。

由於少腹（骨盆腔）裡的器官眾多，而其中用來蓄水的膀胱，在小便不利的情況下，特別容易導致少腹脹滿。但在本條文中，發生「小便自利」，已能排除這項水與熱邪互結的原因，既然不是水熱互結，那就還有一種可能，水與血同類，此乃瘀血與熱互結的因素。

（如條文60條桃核承氣湯證），包括「其人發狂、少腹硬滿、下血乃癒」，皆與本處之情況相類似。

重點說明：究其原因，可以在臨床病症上搜尋，發現「肝性腦病變」的角度來思考可以符合。

當肝臟發生病變時，使得肝功能降低，導致新陳代謝功能也跟著降低。因此，體內快速累積了各種毒素，當這些毒素隨著血液進入腦部時，就會抑制腦部的活動，引起意識的改變，稱為「肝性腦病變」或「肝昏迷」。

重點說明：臨床上，會藉由抽血來檢查血中的氨，來協助診斷。

其症狀為精神混亂、異常興奮、行為怪異、雙手顫抖、講話判斷力更差、反應遲鈍、嚴重時嗜睡、刺激無反應、甚至昏迷。

可以誘發「肝性腦病變」的原因例如：

（1）上消化道出血：由於肝硬化患者常伴有食道靜脈瘤出血的問題，當流出的血進入到大腸時，腸道細菌很容易就將它分解成氨，再進入血液中而導致肝性腦病變。

（2）感染：肝硬化患者之免疫力相對較差，很容易受到感染而導致體內細菌增多，而產生的氨也就會跟著增多。

（3）便秘：導致細菌在腸內過度作用，使得氨氣大大增加。

▶▶ 生理病理解說2

「太陽病，身黃，脈沉結，少腹鞕，小便自利，其人如狂者，抵當湯主之。」（條文68）

「膽色素」，是指衰老的紅血球上，血紅素分解時產生的物質，經過血流輸送到肝臟，再經由肝細胞的作用後排入膽管，然後儲存於膽囊之中，最後經由總膽管再流入十二指腸，經腸道中的細菌分解成尿膽素原（urobilinogen），使得糞便出現黃褐色的現象。

重點說明：若是任何其中之一的環節出了問題，就有可能會出現「黃膽」的情形。

當感冒「黃膽」發生，極有可能是因為，其本身是屬於（條文67）條內所提到的「肝硬化」，且有上消化道出血之患者，因為感冒，血液循環增加，使得肝臟無法負荷大量的膽色素而形成「黃膽」。

重點說明：肝病「肝硬化」患者，「黃膽」與「肝性腦病變」可同時發生。

▶▶ 生理病理解說3

「傷寒有熱，少腹滿，應小便不利，今反利者，當下之，宜抵當丸。」（條文69）

「傷寒有熱」，是指患了傷寒表證，且兼有「裡熱」之現象。從已知的症狀「少腹滿」，得知熱在裡的病位，是在骨盆腔的位置，如果有出現「小便不利」的症狀，可以推斷是屬於「膀胱瘀熱」所致。

重點說明：「太陽病」的兩個「證」，在表的「經」與在裡的「腑」，說明感冒邪氣可以向裡傳變，導致「太陽膀胱腑證」。

但是如今是發生「小便利」的現象，因此排除了「膀胱腑」證的可能性。接著便思考，是否為同一部位的「骨盆腔瘀血」問題。當少腹滿，還未達到第（67、68條條文）之「少腹鞕」的嚴重程度，也還未出現「狂亂」現象，仍然可以先輕微的「下瘀血」，來事先解除向裡傳的邪氣。

▶▶生理病理解說4

「陽明證，其人喜忘者，必有蓄血，屎雖鞕，大便反易，其色必黑，宜抵當湯，下之。」（條文117）

「陽明病」，腹滿大便鞕，不易排出。本條文不稱「陽明病」，而稱陽明證，應該視其具有「陽明」腹滿大便鞕的症狀，但是最具代表的「不大便」症狀，則發生了一些變化，因此不使用「陽明病」來說明。

其人「大便鞕」，卻反易出「便黑」。現代醫學針對「便黑」有其一套說明。主要原因是腸胃道出血，其血中的紅細胞在腸道內分解時，「血紅蛋白鐵」在胃酸與腸道內的大腸桿菌等細菌的作用下，與糞便中的硫化物結合，而成為黑色的硫化鐵，導致糞便變黑。

臨床上，黑便會呈現黑糊狀，少糞臭味而有血腥味，其外層有光澤，通常發生在上消化道出血時。其中硫化鐵還能刺激腸壁，使得腸黏膜分泌大量黏液，有助於鞕便的排出，因此形成屎雖鞕，大便反易，其色必黑的症狀。

重點說明：「便黑」，絕對與胃腸道病變有關，宜儘速就醫檢查，以確定原因，提早診治。

以上症狀，中醫視為體內裡有瘀血蓄積，由於慢性出血很容易發生貧血現象，再加上血液在腸道分解時，會產生大量的「氨」，吸收進入

血管內，這些因素導致腦部功能被影響，而發生常常忘東忘西的症狀。

重點說明：「善忘」症狀，除腦部退化引起外，胃腸道「蓄血」也是原
　　　　　因之一。

方藥解說

　　方劑：抵當湯：大黃3 桃仁2 水蛭3 虻蟲3，分三服。
　　　　　抵當丸：酒浸大黃3 桃仁2 水蛭2 虻蟲2.5（分四丸），一天一服。

　　（條文67）的內容，思考此人本來就應患有較嚴重的「盆腔瘀血綜合證」，導致下焦已經存在瘀血，當感冒日久，引發內外皆發熱，大大的增加氨氣的生成與吸收，而造生發狂的現象。排除下焦的瘀血，釜底抽薪，沒了毒素便吸收不到，便能澈底解決此症狀。

　　因此選用「水蛭、蟲蟲」這類，活血化瘀功效較強的藥物來除蓄血，加上「大黃、桃仁」來下瘀除熱，集這四味藥物，組成「抵當湯」方。

　　（條文68）脈沉主裡，結主陰凝（陰寒之中挾凝結，陰寒阻結，積滯內凝），可視為便秘導致如狂的症狀（如條文60條）；也可如上條，腸道「出血、瘀血」而導致如狂。因此不論是從肝硬化的角度，或是瘀血的角度，又或者便秘的角度，「抵當湯」的四味藥材，皆能處理治療。

　　（條文69）時期，不適合使用像「抵當湯」這樣強烈的方劑來下瘀血，因此改變劑型，由湯劑改為丸劑，而成為「抵當丸」方。

　　（條文117）了解了發生的原因，必須先將此瘀血清除，因此選用「抵當湯」來處理蓄血，可以參考條文第67條內容。

　　學習從體內陰陽平衡觀點來思考：

　　「瘀血」，病理產物，屬實邪，實則瀉之。當確認病症發生的原因，是來自於實邪，果斷的瀉實，往往能夠針對這類實邪實症，快速改善，治療效果奇佳。

健康小叮嚀

　　「抵當湯」瀉下祛瘀血的力量相當強烈，孕婦與體虛的人千萬不可服用喔！

胸痛、心痛，慢性、急性大不同

搶救「急慢性胰腺炎」！

「胸口壓大石」的症狀，就位置來看，心臟病、胸腔積水、胃炎、胰炎、…，可能性何其多，還是交給專業醫師來診斷吧！畢竟導致這類症狀發生的病因，大多是嚴重的疾病，可不能隨便輕忽他喔！

▶▶ 《傷寒論》條文

「結胸者，項亦強，如柔痓狀，下之則和，宜大陷胸丸。」（條文70）

▶▶ 條文解說

胸部心下處隆起堅硬，頸項僵硬，身體部分痙攣，瀉下行水則解，宜大陷胸丸。

▶▶ 生理病理解說

「結胸」是指心下部位，出現堅硬如石，而且膨脹隆起的狀態。

「如柔痙狀」，形容出現輕微的「痙病」症狀。本條文意指「頸項僵硬、拘急疼痛，身體出現肌肉緊張而痙攣」的狀態。

重點說明：「柔痙」症狀有「頸項強急、背反張、卒口噤、獨頭動搖、發熱、汗出、不惡寒」等。

臨床比對現今的病症，心下部位堅硬如石，類似出現「積水」的現象。此處所屬有以下幾種可能：

（1）肺臟→胸膜腔←→肋膜腔

例如「低蛋白血症」、「過敏」、「器官疾病」等，引起組織器官漏出液積存在膜腔間；或是因為「炎症」、「瘤癌」等，導致滲出液停留膜腔間心包積液。

（2）心臟→心包膜

多因發炎導致心包積液而形成。

（3）腹部→腹膜腔

「器官疾病」導致組織器官滲液積存而形成。

由於水液堆積壓迫肌肉組織，因此「悶塞脹痛」感會非常明顯。再加上整個腔室間的組織液循環受阻，上至頸項、下至胸腹的肌肉群，皆發生流失水液所造成的緊張而痙攣的狀態，這便是「結胸」的現象。

重點說明：此乃「結胸」證的病理現象。

所以「下之則和」，只需將積存的水液「行走腸間」而排出，便能解除結胸的症狀，對照方劑為「大陷胸丸」

方藥解說

方劑：大陷胸丸：杏仁3 葶藶子3 甘遂1.5 大黃3 芒硝3蜜。

葶藶子：十字花科植物，葶藶之乾燥種子。

【性味】辛寒無毒。【歸經】入肺、膀胱二經。

【功效】瀉肺行水，降氣定喘，鎮咳祛痰，瀉下利尿，排逐水毒。

【主治】肺中水氣、胸水、腹水、滲出性肋膜炎、胸肋腔積水、喘急咳逆、肢體面目浮腫、水腫腳氣、全身水腫。本品含有大量黏液質，遇水會發黏結塊，所以不可用水淘洗。凡虛寒性水腫咳喘者當慎用。

甘遂：大戟科草本植物甘遂的塊根。

【性味】苦寒有毒。【歸經】歸肺、腎、大腸經。

【功效】瀉水逐飲，消腫散結。

【主治】用於水腫，臌脹，胸脅停飲等證。其瀉水逐飲力強，藥後可連續瀉下，正氣已衰者慎用之。

大黃：苦寒瀉熱。與芒硝合用，去除腸胃間的實熱，並且將其餘的代謝產物與毒素一併去除。

杏仁：潤「肺與大腸」，達到修補黏膜組織的功能。還能鎮咳平喘，降肺氣以助下氣，在此時使用是相當好的佐藥。

學習從體內陰陽平衡觀點來思考：

當體內水液平衡失衡時，水液的停積，除了要考慮排出積水外，還得解決不斷產生積液的原因，如此因果併除，方能澈底恢復體內水液的平衡。

健康小叮嚀

　　「大陷胸丸」內的諸多藥材，都是屬於具有毒性的藥物，切不可自行服用。「急慢性胰腺炎」，在中醫師的使用下，本方可以明顯改善病症。

胸口壓大石的「結胸」病

關於「結胸」病的成因，臨床上有一些脈絡可循，這樣急性具有危險性的病症，建議學習的方向，著重在防止疾病演變成「結胸」，而不是如何治療這樣的病症。

從條文中的敘述，可以清楚理解發生「結胸」的前因與轉變過程，也讓我們清楚，就算是「感冒」這樣的常見疾病，在不當的對待後，也能快速惡化，形成難以收拾的危急重症。

▶▶ 《傷寒論》條文

「太陽病，脈浮而動數，頭痛發熱，微盜汗出，而反惡寒者，表未解也。醫反下之，動數變遲，膈內拒痛，短氣躁煩，心中懊憹，陽氣內陷，心下因鞕，則為結胸，大陷胸湯主之。若不結胸，但頭汗出，劑頸而還，小便不利，身心發黃。」（條文71）

「傷寒六、七日，結胸熱實，脈沉而緊，心下痛，按之石鞕者，大陷胸湯主之。」（條文72）

「傷寒十餘日，熱結在裡，復往來寒熱者，與大柴胡湯。但結胸無大熱，但頭微汗出者，大陷胸湯主之。」（條文73）

「太陽病，重發汗而復下之，不大便五六日，舌上燥而渴，日晡所小有潮熱，從心下至小腹，鞕滿而痛，不可近者，大陷胸湯主之。」（條文74）

▶▶ 條文解說

感冒，脈浮而動數，頭痛發熱，症狀劇烈，微盜汗出，仍惡寒，這是體表仍有邪氣的表現。這時反用瀉下法治之，脈變遲，胸膈內疼痛拒按，呼吸短促，煩躁懊憹，形成「結胸」，大陷胸湯主之。也有可能不發生「結胸」，只在頭頸部汗出，小便不利，而發黃。

感冒一段時間，邪氣傳入胸腔臟腑，發炎實熱導致結胸，心下痛甚按之硬如石，脈沉而緊，大陷胸湯主之。

感冒十餘日，邪氣向裡傳變，發生往來寒熱的少陽症狀，服用大柴胡湯；如果是發生結胸證，加上只有頭微汗出，則需服大陷胸湯。

感冒，一再的發汗和瀉下，不大便五六日，症狀發生心下至小腹，硬滿痛而不可觸按，舌上燥渴，每到傍晚便小發潮熱，大陷胸湯主之。

▶▶ 生理病理解說1

「太陽病，脈浮而動數，頭痛發熱，微盜汗出，而反惡寒者，表未解也。醫反下之，動數變遲，膈內拒痛，短氣躁煩，心中懊憹，陽氣內陷，心下因鞕，則為結胸，大陷胸湯主之。若不結胸，但頭汗出，劑頸而還，小便不利，身必發黃。」（條文71）

脈浮，屬「太陽病」脈，表示外感表症明顯，出現頭痛發熱的症狀。兼有脈搏搏動「形如豆，急數有力」（類似28脈之「動脈」，學習可參考《把脈自學聖經》），屬於邪正相爭，劇烈爭執之象，如果能隨「大汗出」而怯除表熱邪氣，則理當痊癒。

但是此時出現「微盜汗出」，反應出正氣於劇烈抗邪的過程中，已經耗損過多，不足以再發汗怯邪，唯夜晚睡眠時，部分恢復正氣後方能「微汗出」。由此可見「太陽」表虛時，邪氣將進入半表半裡的「少陽」，加上「體表惡寒」的「太陽」證，這時期應當稱之為「太陽少陽

併病」。

重點說明：這時，邪氣還在外，醫者反用瀉下法下之，將導致疾病向裡
　　　　　發展。

　　瀉下之，腹腔壓力大增，此時可能發生了如「胃腸穿孔」，引起
「急性瀰漫性腹膜炎」的現象，因此脈反變遲，臨床上可見胃與十二指
腸潰瘍嚴重的人，由於服用瀉下藥，而發生此「結胸」的現象。

重點說明：此乃「結胸」證的可能發生因素之一。

　　還有一種情況，下之後，沒有出現「結胸證」，而是發生濕熱型
「黃疸」的現象。關於濕熱黃疸，在《傷寒論》中，是屬於「陽明」之
熱與「太陰」之濕相合，而形成的證候，由於濕熱互結，熱不得越，所
以見到「但頭汗出，劑頸而還，小便不利，身心發黃」。

重點說明：關於濕熱黃疸，待談到「茵陳蒿湯」時再來詳加說明。

▶▶ 生理病理解說2

　　「傷寒六、七日，結胸熱實，脈沉而緊，心下痛，按之石鞕者，大
陷胸湯主之。」（條文72）

　　感冒六、七日，沒有經過誤下，而是自然傳變發生「結胸證」。其
「熱實」，代表急性發炎的表現。

　　按照（第70條條文）「結胸」輕證的進一步發展，外邪導致肺部發
炎感染，引起心包積液或胸肋膜腔積水；或是誘發體內腫瘤反應，而發
生胸肋膜腔積水，還有引發胰臟發炎…等。都能出現「結胸熱實」證。

重點說明：「結胸熱實」證，是屬於急性的重症，切不可自行處置

而延誤就醫。

脈沉，指病位在裡；緊主痛症。可見於「心下痛」的症狀，是屬於嚴重的疼痛。由於積液導致鼓脹石鞕，屬於實邪的表現，當先去除此積水，水邪除則痛立減，選「大陷胸湯」（大黃、芒硝、甘遂）來瀉熱逐水，便能達到此功用。

▶▶ 生理病理解說3

「傷寒十餘日，熱結在裡，復往來寒熱者，與大柴胡湯。但結胸無大熱，但頭微汗出者，大陷胸湯主之。」（條文73）

傷寒十餘日，邪氣向裡傳變的過程中，有可能出現「大柴胡湯」證，或是「大陷胸湯」證。由於這兩個證，會有類似的症狀，因此本條文放在一起來探討辨別。

如條文第58條，「太陽病」病勢緩慢，經過了十多天，邪氣進入「少陽經與膽腑」，而形成鬱熱現象，導致「心下部」緊塞堅硬，心煩更盛，（狀似結胸「心下痛，按之石鞕」）。由於同時具有「往來寒熱」的「少陽」主症，因此選用「大柴胡湯」來處理。

除此之外，如果症見「心下痛，按之石鞕」的「結胸證」，但是又與條文72條的「熱實」不同，身體體表無熱象，身體無汗出，但是只有頭部微微出汗，說明這是有「水邪」停滯於胸腔之內，所導致的「結胸證」。

重點說明：這樣的情況，則稱之為「水結胸」。

「胸腔積液」堆積產生了鬱熱，藉由三焦水道（「三焦經」支脈進入體內胸部，經過心包橫膈膜，另一支脈向上循行頸側，繞耳面頭，最

後與「膽經」相接），蒸騰而表現出「頭微汗出」的現象。

重點說明：既然此現象，仍是水液堆積於腔膜間的原因，仍可選用「大
陷胸湯」來主之。

▶▶ 生理病理解說4

「太陽病，重發汗而復下之，不大便五六日，舌上燥而渴，日晡
所小有潮熱，從心下至小腹，鞕滿而痛，不可近者，大陷胸湯主之。」
（條文74）

如果是汗下導致耗傷津液，而出現便秘、口舌燥渴、日晡潮熱（條
文第59條有介紹）…，這些症狀看似歸屬「陽明」腑實的「承氣湯」
證，當與此條文詳細區別。

	大承氣湯	大陷胸湯
潮熱	潮熱明顯	潮熱小而不明顯
鞕滿而痛	臍部附近	心下為主影響至小腹
口渴	輕微	明顯
排氣（放屁）	有	無

臨床上，本條文常用於「腸梗阻」的案例上。由於汗下傷津，又有
腸道毒素的刺激，可導致腸部發炎沾黏，而引起腸折疊、扭轉，造成
梗阻。

「腸梗阻」發生後，梗阻部位之上的腸腔，會因此積液與積氣，而
發生膨脹（鞕滿），接著抑制腸壁粘膜吸收水分，之後又導致不斷刺激
腸道，使之增加分泌，如此腸腔內的液體便會越積越多，進而發生腸道
強烈的蠕動，而引起腸絞痛（痛不可近）。

如果腸膨脹，使得腸壁變薄而發生潰瘍現象，其漿膜會因此被撕

裂，使得整個腸壁的供血發生障礙而壞死穿孔，將發生危急生命的後果。

方藥解說

　　方劑：大陷胸湯：大黃3 芒硝5 甘遂0.5，分二服，間隔6小時，邪出止。

　　（條文71）由於病位發生在上腹腔，造成膈內拒痛，呼吸急促，煩躁不安。此時給予「大陷胸湯」（大黃、芒硝、甘遂）來瀉熱逐水，對於這類腹膜炎，而沒有其他併發症的病情，效果相當顯著。

　　（條文72-73）「結胸證」的原因，都跟水液堆積於腔膜間有關，因此同樣使用「大陷胸湯」來瀉熱逐水。

　　（條文74）先去除導致膨脹的積液乃首要課題，因此此時並非使用「大承氣湯」，而是選用「大陷胸湯」來去除水邪，解除症狀。

健康小叮嚀

　　「大陷胸湯」治療的病症都是屬於危急重症，切不可自行服用。「胸膜炎、肋膜炎、肺炎、心肌炎、肺水腫、急慢性胰腺炎、腹膜炎、腸梗阻」，在中醫師的使用下，本方可以明顯改善病症。

胃發炎也會心痛

　　雖然名為小「結胸」，但是這個時期可以稍稍的寬心一下，因為這只是「胃炎」所導致的胸悶硬滿痛，這就不像「大陷胸」一樣，恐有性命之憂。

　　仔細觀察所使用的治療藥物，不難發現大小「結胸」的明顯差異。所以，千萬別搞錯病症與藥方，那不只是糗大了的問題而已，還跟生命環節息息相關喔！

▶▶ 《傷寒論》條文

「小結胸者，正在心下，按之則痛，脈浮滑者，小陷胸湯主之。」（條文75）

▶▶ 條文解說

發生較輕的「結胸」症狀，「正心下」部位，感覺硬滿，按之則痛，脈浮滑，小陷胸湯主之。

▶▶ 生理病理解說

小「結胸」者，形容此人發生較輕的「結胸」症狀，部位在「正心下」的位置，感覺硬滿、按之則痛的現象。

重點說明：小「結胸」，是指類似「結胸」心下不適，並非真的發生「結胸」重症。

觀其「脈浮滑」（參考《把脈自學聖經》之滑脈篇）：浮屬陽脈，主腑；滑主痰熱宿食。兩相思考會發現，胃部發炎，導致「心下」部位不舒服，是很普遍的現象，而非真如「大陷胸湯」證之膜腔積水。

因此選用「黃連、半夏、瓜蔞實」這三味藥，消炎、除痰、開鬱，解除胃部發炎所影響的心下膈肌疼痛。以此組成「小陷胸湯」來治療。

重點說明：「小陷胸湯」與「大陷胸湯」，組成與適應證完全不同，不可互相混淆。

方藥解說

　　方劑：小陷胸湯：黃連1 半夏5 栝簍實5，分三服。

　　方中「栝簍實」為君，能清熱化痰，開胸利膈。「黃連」為臣，清熱降火。佐以「半夏」，降逆消痞除痰。

　　瓜簍實：所含皂甙及皮中總氨基酸也具有不錯的袪痰功效，對於金色葡萄球菌、肺炎雙球菌、綠膿桿菌、溶血性鏈球菌及流感桿菌等，也有抑制的作用。

　　黃連：對於痢疾桿菌、傷寒桿菌，綠膿桿菌、大腸桿菌、白喉桿菌、百日咳桿菌、結核桿菌、葡萄球菌、腦膜炎雙球菌、溶血性鏈球菌、肺炎雙球菌等均有顯著的抑制作用，對鉤端螺旋體、阿米巴原蟲、滴蟲、流感病毒及多種致病性皮膚真菌，也有抑制作用。用來消炎解熱抗菌是再適合不過的選擇。

　　半夏：由於胃部的邪氣毒素向上刺激氣管食道，導致產生許多的病理產物「痰」來，需要藉由半夏的化痰解毒作用來改善。

　　學習從體內陰陽平衡觀點來思考：

　　當胃部發炎時，消化不良的食糜、胃酸，以及上逆刺激的食道黏液增生，這些物質由於無法清除，影響「胃」的通降生理功能，原本屬於正常的物質也能轉變為致病的邪氣。

健康小叮嚀

　　當「心下」悶痛，還是應先檢查具有危險性的「心臟」，如果沒有心臟疾病，再來考慮胃病的可能。

身熱沖冷水，別逞一時之快

不管是發燒，還是天熱、運動後身熱，直接沖洗「冷水」是一件非常爽快的事，你可想過，這樣的舉動，是不是正確的？對人體好不好？有沒有副作用？讓我們一起來發掘真相吧！

▶▶ 《傷寒論》條文

「病在陽，應以汗解之，反以冷水潠之，若灌之，其熱被劫不得去，彌更益煩，肉上粟起，意欲飲水，反小渴者，服文蛤散。若不差者，與五苓散。若寒實結胸，無熱證者，與三物小白散。」（條文76）

▶▶ 條文解說

感冒，應當採用發汗法來治療，如果反以冷水噴灑灌注降溫，體表冷能祛熱的同時，裡熱反因毛孔關閉，無法發散而心煩，膚起「雞皮疙瘩」，想喝水，喝不多反小渴，這時期可服「文蛤散」。效果不佳時，改服「五苓散」。如果是發生胸膈窒悶疼痛，無熱證的表現，宜「三物小白散」。

▶▶ 生理病理解說

　　當病邪侵犯體表「太陽」層次時（感冒），由於是處在人體的最外層，因此藉由發汗法（如桂枝湯、麻黃湯…等）來去除病邪，是最快速也最有效的方法。

　　但是，由於感冒的症狀之一為「發燒」，當出現「發燒」症狀明顯時，在醫藥知識不發達的年代，很多人會選用「灑水救火」的方式，對患者噴灑灌注冷水以圖降溫，使得原本應當打開毛孔來發汗散熱的治療，因此而誤治。

重點說明：「發燒」時，要保持皮膚能正常散熱。

　　毛孔因為冷水的關係使其關閉，形成起「雞皮疙瘩」的現象，這是一種體表突然遇到「冷」的刺激，導致立毛肌的收縮活動所引起的。為了要在體表形成一層鬆厚的保護層，用來留住暖空氣，減少體溫流失，熱反而因此無法散去，而導致更加的「煩」。

　　這時，由於體熱使得人體自我調節機制啟動，而想喝水來降溫，但是實際上是因為毛孔關閉使得體內水液並無太多消耗，因此一喝水就厭惡，不能多飲，「湯藥」也因此服不下。

　　因此思考藉由「太陽經」與「太陽膀胱腑」的表裡關聯，將表熱與水氣改走另一通道，下輸往膀胱腑來排出體外。症狀輕者，選用「文蛤」來入手太陰肺、足太陽膀胱經、足少陰腎經。達到清熱、利濕、化痰的功效，治療此口渴煩熱的症狀。

　　如果「文蛤」效果不好，則改用「五苓散」，在條文42、43、44、45條已有討論說明，為「膀胱經」的利水清熱方，用來治療「水逆、消渴證」，此時使用也相當合適。

**重點說明：經絡體系的「表裡經」關聯，往往可以用來相互影響與調
　　　　　節。當無法藉由體表「太陽經」來汗出排邪時，取而代之的
　　　　　便是下輸「太陽膀胱腑」來排出。**

還有一種情形，如「大陷胸湯」證一樣，會出現胸膈脘腹的疼痛，但是其原因是因為痰涎壅塞（如肺癰），導致胸膈窒悶而引起的疼痛，並未帶有熱證的表現。

重點說明：當胸腔痰盛，也能發生類似「結胸」的心下不適，也並非真的發生「結胸」重症。

臨床上，我們可以從舌質淡胖，舌苔白厚而膩，這些寒證的表現來作為區別，視其為寒邪與痰飲結聚於胸膈而成的胸實證，也就是本條文中的「寒實結胸」證，使用「三物小白散」來治療。

方藥解說

方劑：三物白散：桔梗3分 巴豆1分 貝母3分，半匙服。

桔梗、貝母、巴豆這三物，由於其色皆白，故稱其為三物小白散。

桔梗三分、巴豆一分（去皮心，熬黑，研如脂）、貝母三分，這三味，杵為散，以白飲（指米湯）和服。強人（指身體強壯者）服半錢匙，羸者（瘦弱者），減之（減半）。病在膈上，必吐，在膈下，必利。不利，進熱粥一杯；利不止，進冷粥一杯。

現今「巴豆」這味藥材，已被列為管制藥材，坊間藥房已無法買到，因此使用上會有困難。

學習從體內陰陽平衡觀點來思考：

當身體有熱，應當分清楚表裡部位熱差異，在表則汗，在裡則清，表裡平衡也是治療病症的主要思考重點。

健康小叮嚀

夏日或運動後身熱，立即沖灌冷水來退熱清涼，小心胸膈窒悶疼痛找上你。

科學中藥的「藥方與藥方」相加合方使用可以嗎？

　　由於健保給付的關係，現代的中醫診所，已經普遍使用調劑好的科學中藥湯方了。這裡存在著一個問題，既然是已經調劑好的湯方，那就不能對其中的成分進行修改，對於中醫辨證論治的選方用藥，頓時成為「只能加，不能減」的尷尬情形，無可奈何下，「相加」藥方反而成為重要的研究課題。

　　其實，早在東漢年代，兩藥方相加使用，早已明文記載，例如條文中的病症特點，如何需要同時使用兩個湯方的「合方」，思考與判斷都相當的嚴謹。

　　仔細觀察「合方」的使用，並不是以兩個「症狀」來對應同時使用兩個方，而是應該針對兩個不同的「證型」，同時選用相應的代表方。內行的看門道，常見中醫師錯誤的使用「合方」，道理雖然醫師都懂，但制度規範如此，一切盡在不言中。

▶▶ 《傷寒論》條文

「傷寒六七日，發熱微惡寒，支節煩疼，微嘔，心下支結，外證未去者，柴胡桂枝湯主之。」（條文78）

▶▶ 條文解說

　　發生「傷風感冒」六七日，發熱微惡寒，肢體骨節煩疼，微嘔，心下胸脇滿悶，這是太陽病未除，併發少陽病的結果，柴胡桂枝湯主之。

▶▶ 生理病理解說

　　患了「傷寒」感冒一陣子了，發熱惡寒、支節煩疼的「太陽表證」仍在，完全沒有要好的跡象，並且出現微嘔，心下支結的「少陽證」症狀。

重點說明：感冒邪氣正在從「太陽」體表層，傳變至「少陽」淋巴層。

　　如果按照外感邪氣傳變的角度來看，多日的生病不癒導致正氣耗傷，邪氣在不強盛的情況下，一部分進入少陽層而發生「太陽少陽併病」，就形成了本條文的病症了。

　　「發熱」，是邪正相爭的一種表現；「微惡寒」，則表示體表陽氣已開始耗傷。原本存在體表「組織層」決戰的正氣，已無法再藉由汗出來排除邪氣了，於是病理產物，開始停滯在腠理間，導致不通則痛的現象。

　　加上一部分的邪氣，循著「組織液」流行，進入到淋巴循環，堆積在淋巴結，導致腫大阻滯，這時通往胸管的部位（包含胸、膈、腹部）不通，出現微嘔、心下支結等症。

重點說明：當胸管不通，也能發生類似「結胸」的心下不適，也並非真的發生「結胸」重症。

方藥解說

　　方劑：柴胡桂枝湯：柴胡4 黃芩1.5 生薑1.5 大棗6 半夏1.5 炙甘草1.5 人參1.5 桂枝1.5 芍藥1.5，分三服。

　　從第一條條文學習到這裡，相信表虛感冒用「桂枝湯」，淋巴阻滯用「小柴胡湯」，這樣的用法應該沒問題吧！因此將這兩個方合用，便成為柴胡桂枝湯，治療此「太陽少陽併病」。

　　學習從體內陰陽平衡觀點來思考：

當體表與淋巴層同時受邪時，由於涉及到兩個不同層面的範圍，「太陽少陽併病」可以同時使用各自的恢復藥方，來快速調整平衡。

健康小叮嚀

《傷寒論》裡的方劑，是屬於各類病證的基礎方，在疾病發生多個證型明確的混合症時，基礎方彼此可以相加調整使用。

「頭汗」不止，身體不流汗，這是怎麼回事啊？

「頭汗」如雨，這是什麼樣的情況？感冒流汗的部位，其實隱藏了重要的祕密，掌握這樣的關鍵訊息，對於健康的恢復，便能起著藥到病除的神奇成效。

▶▶《傷寒論》條文

「傷寒五六日，已發汗，而復下之，胸脇滿微結，小便不利，渴而不嘔，但頭汗出，往來寒熱，心煩者，柴胡桂枝乾薑湯主之。」（條文79）

「傷寒五六日，頭汗出，微惡寒，手足冷，心下滿，口不欲食，大便鞕，脈沉細者，可與小柴胡湯。設不了了者，得屎而解。」（條文80）

▶▶ 條文解說

　　感冒五六日，汗後、下後、發生胸脅滿微結，小便不利，渴而不嘔，但頭汗出，往來寒熱，心煩等症，柴胡桂枝乾薑湯主之。

　　傷寒五六日，邪熱鬱於少陽，發生頭汗出、心下滿、口不欲食等症；裡虛津傷則大便鞕；疏泄不利則微惡寒，手足冷。脈沉細時，可與小柴胡湯。服藥後未癒，待大便通暢則癒。

▶▶ 生理病理解說1

　　「傷寒五六日，已發汗，而復下之，胸脅滿微結，小便不利，渴而不嘔，但頭汗出，往來寒熱，心煩者，柴胡桂枝乾薑湯主之。」（條文79）

　　由於感冒，又汗又下的治療，正氣可以說是明顯耗傷，由症狀來看，往來寒熱、心煩、胸脅滿微結等，邪氣趁虛進入少陽（參考條文第54條），屬於「柴胡湯」的使用範圍。

重點說明：胸脅滿微結，屬胸脅淋巴阻滯鬱熱，牽引心胸疼痛，也能發生類似「結胸」的心下不適。

　　但是除了正氣耗傷外，口渴、小便不利，反應了隨著汗出與瀉下，體內津液也跟著不足。熱鬱少陽三焦，導致身體無汗，唯鬱火上蒸至頭，而產生頭汗出的現象。

▶▶ 生理病理解說2

「傷寒五六日，頭汗出，微惡寒，手足冷，心下滿，口不欲食，大便鞕，脈沉細者，可與小柴胡湯。設不了了者，得屎而解。」（條文80）

患傷寒五六日，邪氣入裡，熱鬱少陽三焦，導致淋巴循環阻滯，而發生頭汗出、心下滿、口不欲食等症。

脈沉細，沉主裡、細為氣血不足，此脈象很像證型轉為「太陰」病；症見手足冷、惡寒，也類似陽氣不足的現象，如果真是這樣，脈象應當沉細無力。

如果是脈沉細有力，沉主裡，細為氣血不足，有力為「實」，反應出三焦鬱熱不斷消耗體內津液，導致大便鞕、脈沉細有力；三焦水氣與陽熱無法順利輸往體表「太陽」層，而發生手足冷、惡寒等症。

如此只需疏通三焦，和解少陽，使用「小柴胡湯」，症狀便能解除。即使服藥後，仍感到不清爽，待水液輸佈正常，大便通暢，便會覺得完全改善。

方藥解說

方劑：柴胡桂枝乾薑湯：柴胡5 黃芩3 乾薑2 炙甘草2 桂枝3 栝簍根（又稱天花粉）4 牡蠣2，分三服。

看到「柴胡桂枝乾薑湯」，可先別誤會此湯方是「柴胡桂枝湯」加上乾薑所組成，而是由「柴胡、桂枝、乾薑、括蔞根（又名天花粉）、黃芩、牡蠣、甘草」等所組成。

「柴胡」苦微寒，能疏通少陽，退熱解鬱。搭配「黃芩」清上焦熱，用來解除往來寒熱、心煩等症。

「牡蠣」寒鹹，入陰軟堅散結，協助柴胡來改善淋巴結腫痛，所形成的胸脇滿微結。

「甘草、乾薑」（參考條文第17條），汗下損傷體內陽氣與津液，需要溫補中焦脾胃而選用乾薑，配上甘草回補耗損的中焦津液，再加上

「天花粉」的渴家要藥，津液不足所產生的口渴也能順利解除。

剩下「桂枝」溫通化氣的作用，能使津液輸往體表，協助體表津液的輸佈，改善小便不利的症狀，回復內外的平衡，這才達成健康的身體。

方劑：小柴胡湯：柴胡5 黃芩3 半夏3 生薑3 大棗12 甘草3 人參3，分三服。

「柴胡、黃芩、製半夏」等疏通少陽之樞紐，則頭汗出，微惡寒，手足冷，心下滿，口不欲食等症皆能改善；「人參、炙甘草、大棗、生薑」等來補虛生津，水液輸佈正常，大便通暢，便能完全改善。

學習從體內陰陽平衡觀點來思考：

體內水液平衡失衡時，加上熱鬱導致體溫的分佈失衡，恢復的關鍵在於解鬱與補養津液，搭配疏利作用，能快速恢復整體性的平衡。

健康小叮嚀

感冒、肺炎、支氣管炎、肺結核、瘧疾、慢性肝炎、膽囊炎、胸膜炎、腹膜炎、胃弛緩、心內膜炎、心律不整、冠狀動脈疾病、不眠症、乳腺囊腫、月經不調等。本條文適用病症極廣，可別因此認為這是全能治療的藥方而胡亂服用。

胸悶滿痛，三大主方比一比

　　為各位比較一下，針對「胸悶滿痛」的症狀，相關學習到的三大主方，差異為何？為這臨床常見的病症，提供明確的指導方向。

▶▶ 《傷寒論》條文

「傷寒五六日，嘔而發熱者，柴胡湯證具。而以他藥下之，柴胡證仍在者，復與柴胡湯，必蒸蒸而振，卻發熱汗出而解。若心下滿而鞭痛者，大陷胸湯主之。但滿而不痛者，此為痞，柴胡不中與之，宜半夏瀉心湯。」（條文81）

▶▶ 條文解說

　　傷寒五六日，出現嘔而發熱，或有其他柴胡湯證的症狀，選用柴胡湯劑來治療。如果是使用瀉下藥，柴胡證未解除，可再給予柴胡湯，身熱蒸蒸汗出而解。若是出現心下滿鞭痛的症狀，大陷胸湯主之。若是出現腹滿，但是不痛，則不可服用柴胡劑，宜半夏瀉心湯。

▶▶ 生理病理解說

　　患「傷寒」五六日，當邪氣轉入「少陽」時，出現嘔而發熱，或有其他「柴胡湯」證的症狀，自然是選用「柴胡湯」劑來治療。參考第58條條文，「柴胡湯」證又有便秘時，可選用「大柴胡湯」。

　　如果此時不是使用「柴胡湯」，而是用「承氣湯」類的泄瀉藥，雖宿便可以去除，但是可能發生下列3種變化供比較：

重點說明：比較「柴胡證、結胸證、痞證」的差異性。

（1）柴胡證仍然未解，可再給予「柴胡湯」。由於其中的「生薑、大棗、人蔘、甘草」，具有調補陽氣，恢復正氣的功能，使身體顫慄振奮，趨陽輸向體表。「柴胡、黃芩、半夏」，疏通三焦鬱熱，使邪熱與髒水藉由發汗來排出，而發生身熱蒸蒸汗出，如此便可解除症狀。

（2）若是出現「心下滿鞕痛」的症狀，如條文71條，腹壓增大導致穿孔發炎，則成為「結胸證」的「大陷胸湯」適應症。

（3）如果是出現腹滿，但是不痛，稱之為「痞證」，則不可服用柴胡劑。這是由於瀉下劑使得腸道虛弱，蠕動減緩導致腹滿不通，需要「半夏瀉心湯」來調和胃腸功能，抑菌消炎，增強免疫力。

方藥解說

　　方劑：半夏瀉心湯：黃連1 黃芩3 乾薑3 大棗12 半夏3 甘草3 人參3，分三服。

　　「半夏瀉心湯」是由「小柴胡湯」去柴胡、生薑，加黃連、乾薑而成。

　　「柴胡湯」證誤下損傷中焦陽氣，邪氣趁虛入裡，使脾胃升降失常，蠕動緩滯，寒熱夾雜，形成「痞證」。

　　使用「黃連、黃芩」，苦寒瀉熱；

　　「乾薑、半夏」，溫中消痞，降逆止嘔，並改善腸道環境；

　　「人參、甘草、大棗」，補益正氣、以恢復脾胃功能，諸藥合用，具有瀉心消痞之功效。

　　學習從體內陰陽平衡觀點來思考：

　　胃腸道虛弱停滯，必當影響體內「降濁」（糟粕排除）的功能，體內肺、胃、腎間的氣機肅降失衡，相關臟腑系統便會發生悶、脹、滿、逆、嘔、閉等症。

健康小叮嚀

　　柴胡湯的「胸脅苦滿」；陷胸湯的「心下滿鞭痛」；瀉心湯的「心下悶滿」，單從症狀上看就有所區別，千萬不可混為一談。

胸肺積水，以毒攻毒醫回生

　　加護病房急救的患者，當醫生束手無策時，是否真的就沒辦法了？在台灣，西醫領導醫界的環境下，其他醫學很難有機會發聲與發展。試想，千年經驗累積的中醫，難道沒有好的方法來治療危急重症？

　　在沒有西醫的年代裡，中醫不是一直都擔任著守護者的角色嗎？在中國現階段，中西醫整合醫療的發展非常紅火，外科手術西醫是強項，但當外科無法解決的時候，內科中醫卻是重要的主流醫學。

　　例如有些胸膜腔急性感染發炎，積液嚴重，無法進行手術控制時，本方確有起死回生之功。因此，開放思維，接納不同醫學之優點，遇事須以治癒為最高指導原則，不應有門戶之見而影響療癒之契機。

▶▶《傷寒論》條文

「太陽中風，下利嘔逆，其人漐漐汗，發作有時，頭痛，心下痞硬滿，引脇下痛，乾嘔短氣，汗出不惡寒者，十棗湯主之。」（條文82）

▶▶條文解說

「傷風感冒」，汗出不惡寒者，發生下利、嘔逆、乾嘔、呼吸急促、頭痛、心下痞硬滿、引脇下痛等症，服用十棗湯主之。

▶▶生理病理解說

「太陽病‧中風證」，感冒症狀隨著得病時間變化，當汗出不惡寒，顯示表邪已解，症型已經轉變了。

發生「下利」（裏有水飲，腸道吸收水液受阻），加上嘔逆、乾嘔、短氣（呼吸急促）、頭痛、心下痞硬滿、引脇下痛，知有邪氣停阻胸膈，因此考慮「肺、胸、肋」等部位積水，引起這些症狀。

其人漐漐汗（漐ㄓㄟˊ，汗出狀），發作有時，乃正氣試圖振奮之表現。唯水邪太甚，不斷耗傷正氣，以致水飲蓄積成災。

方藥解說

方劑：十棗湯：（甘遂 芫花 大戟等份末1／3錢）大棗10-30

甘遂：苦寒有毒，歸肺、腎、大腸經。

泄水聖藥，能刺激腸粘膜，引起炎性充血和蠕動增加，造成峻瀉逐飲，用於水腫、臌脹、胸脇停飲等證。善利腔膜間水濕，能導致連續

瀉下，使瀦留的水飲排出體外。其毒性副作用大，可引起呼吸困難、血壓下降等。

芫花：苦辛寒有毒，歸肺、脾、腎經。

能瀉水逐飲、祛痰止咳、解毒殺蟲。主治水腫、臌脹、痰飲胸水、喘咳、癰癤瘡癬。也就是說，芫花除了瀉下利水外，還有祛痰止咳的作用，還可以用來解毒殺蟲。

服藥後可能出現一些神經系統症狀（如頭痛、頭暈、耳鳴與四肢疼痛等），與消化系統症狀（如口乾、胃部灼熱感、惡心、嘔吐與腹瀉等）。

大戟：一般有兩種，「紅大戟」具有瀉下作用，又能消腫散結，適用於瘰癧、痰核等症；「京大戟」毒性較大，瀉下作用較猛烈，為十棗湯的組成之一。

京大戟：苦辛寒有毒，歸肺、腎、大腸經。瀉水逐飲，用於水腫，臌脹，胸脅停飲。

「十棗湯」使用甘遂、芫花、大戟，都是具有毒性的峻下藥材，因此需要大棗（十枚）熬煮棗湯，送服藥末，來達到減緩毒性、護胃養正之效。

服後反覆吐瀉，非常令人難受，之後要準備稀粥服用，以養胃氣，增強體力。

學習從體內陰陽平衡觀點來思考：

當體內停積水液影響平衡失衡時，視為體內有「水飲邪氣」，這是一種「實」邪的表現。「實則瀉之」，將導致病症發生的「水飲邪氣」，透過下法快速排除體外，之後勢必形成正氣也虛的體質，務必適時的補正來恢復臟腑間的功能運作平衡。

健康小叮嚀

甘遂、芫花、大戟等，都是大毒的藥材，一定要在醫師的指示下來使用，切勿自行購買服用。

胃、腸感冒、發燒篇

「感冒」引起「胃炎」，這是怎麼回事？

　　「感冒」治療期間，常有患者服用藥物之後，發生胃腸脹氣、悶痛、胃酸逆流、沒胃口等，一些腸胃道不適之症狀。這時通常會跟醫生反應胃腸不好，有沒有胃藥或是不傷胃的感冒藥。

　　更有一些的人會轉而求助中醫，因為一般普遍認為中藥比較不傷胃。在這個機緣下，很容易遇到條文中之現象，也就是感冒治療後的變證，引發胃腸的問題。

▶▶《傷寒論》條文

「太陽病，醫發汗，遂發熱惡寒，因復下之，心下痞，按之濡，其脈浮者，大黃黃連瀉心湯主之。心下痞，而復惡寒，汗出者，附子瀉心湯主之。心下痞，與瀉心湯，痞不解，其人渴而口燥，煩，小便不利者，五苓散主之。」（條文83）

▶▶ 條文解說

　　「感冒」，發汗則發熱惡寒，改瀉下法，則胃部脹滿悶，按之則軟，脈象浮，服用大黃黃連瀉心湯主之。瀉下法後，如果是發生胃部脹滿悶，再加上惡寒汗出等症，附子瀉心湯主之。當使用瀉心湯後痞症不除，發生口燥渴，心煩，小便不利時，服用五苓散主之。

▶▶ 生理病理解說

　　患了「太陽病」，醫者使用汗法，竟然發熱、惡寒不止，於是誤認為有裡症，而改採「瀉下法」來攻下，結果成了「心下痞」。

　　「心下」，指胃口部；「痞」則表現局部如「覆碗」狀，且發生悶阻不通的感覺。中醫認為這是由於感冒，表邪未解而使用下法後，將病毒帶往胃腸道，造成「慢性胃發炎」的現象，導致局部腫脹不通，便成了「心下痞」、按之濡（軟）、脈浮等症。

重點說明：「痞」證，指「心下痞」，乃胃脘處特有的悶阻症狀。

　　還有一種思考方向，如果此人具有長期腸道壞菌多，脹氣、便秘的體質，由於發汗與瀉下都會損傷體內正氣與津液，將導致腸道免疫力下降，腸內毒素在嚴重堆積的情形下，刺激胃腸道黏膜而形成發炎的現象。

　　關於使用「瀉下法」之後，「心下痞」的形成，還有一種類型，是脾胃陽傷，運化失常所導致的。因此，如果服用如「大黃黃連瀉心湯」這類的苦寒清熱藥，當然會沒有效果，甚至還會因此而產生其他症狀。

重點說明：治療「痞」證所使用的「瀉心湯」共有兩類：「大黃黃連瀉心湯」與加減方，屬清熱、消炎、殺菌力強的湯

方；「半夏瀉心湯」與加減方，屬健胃、整腸、抑菌的湯方。

如果用藥發生苦寒太過，將導致脾腎虛，膀胱氣化不利，而出現：

（1）津液不能輸佈上承，則表現出口渴、口燥。

（2）津液不足，虛火擾心，則發生心煩現象。

（3）膀胱氣化不利，在下則發生小便不利的症狀。

（4）膀胱不利，水邪上逆，阻滯了中焦氣機，而出現心下痞的症狀。

因此參考第43條條文，使用五苓散來行水、消痞、除煩、止煩渴。

方藥解說

方劑：大黃黃連瀉心湯：（黃連1 大黃2 熱水泡），分二服。

胃腸發炎，此時選用「黃連」來清熱消炎殺菌，仍用「大黃」，是要藉由它的抗感染成分，對多種革蘭氏陽性和陰性細菌、葡萄球菌、鏈球菌、白喉桿菌、傷寒和副傷寒桿菌、肺炎雙球菌、痢疾桿菌及流感病毒等，均有抑制作用；加上促進排便，使腸道邪氣得以迅速排出體外。

方劑：附子瀉心湯：（黃連1 大黃2 黃芩1 熱水泡）（炮附子3 煮），分二服。

如果是心下痞、按之濡，再加上惡寒、汗出等症，表示此人因為汗下後，胃腸發炎，還因此損傷了身體陽氣，需要加入「附子」來振奮陽氣；強「陽」過程中，避免致「熱」助長炎症，因此除了上述黃連、大黃外，再加入黃芩來平衡，組成這「附子瀉心湯」方。

學習從體內陰陽平衡觀點來思考：

當體內臟腑「化熱發炎」，需要清熱瀉火，又加上「陽虛」需要溫陽補氣時，「寒涼」與「溫熱」的中藥，看似彼此相剋制約，影響功效。

實際上，對於藥物的作用功效，還有「歸經、五味」等的因素，可以將「寒涼溫熱」的藥性，分別作用到該作用的地方，共同恢復體內陰陽的平衡。

健康小叮嚀

　　感冒期間可以吃補藥嗎？這涉及到「補藥」的四氣、五味、升降開合、清濁厚薄、藥材部位、…等眾多因素。選用得當，對於恢復免疫力與修復力，能起相當程度的助益，這需要專業醫師的判斷協助才行喔！

胃腸有「三症」，打嗝、腸鳴、拉肚子

　　「感冒」過程中，還有可能一直覺得肚子脹氣很嚴重，甚至打嗝、腸鳴，有機會突然嘔吐，一兩天前的食物殘渣都能見到，吐完就跟沒事一樣，瞬間輕鬆許多。

　　還有的人沒吐，卻是以拉肚子的症狀反應，同樣殘渣明顯，但是一日數次，連續數天無法改善。這樣的現象，都是需要「整腸助消化」的體質，這是中醫中藥的強項，跟著學習準沒錯。

▶▶ 《傷寒論》條文

「傷寒，汗出解之後，胃中不和，心下痞硬，乾噫食臭，脅下有水氣，腹中雷鳴下利者，生薑瀉心湯主之。」（條文84）

「傷寒中風，醫反下之，其人下利日數十行，穀不化，腹中雷鳴，心下痞硬而滿，乾嘔，心煩不得安，醫見心下痞，謂病不盡，復下之，其痞益甚，甘草瀉心湯主之。」（條文85）

▶▶ 條文解說

傷寒感冒，服「麻黃湯」汗出，出現胃中不和，心下胃口處痞硬，打嗝有食臭，脅下腹中有蠕動之水鳴聲，拉肚子，「生薑瀉心湯」主之。

感冒，醫者反以瀉下法治之，導致下利日數十次，大便食穀不化，心下胃口處痞硬脹滿，腸鳴乾嘔，心煩不安，醫者見心下胃口處痞硬脹滿，誤認為實滿未除，再瀉下之，則痞硬滿更甚，宜改用「甘草瀉心湯」主之。

▶▶ 生理病理解說1

「傷寒，汗出解之後，胃中不和，心下痞硬，乾噫食臭，脅下有水氣，腹中雷鳴下利者，生薑瀉心湯主之。」（條文84）

患者得到「傷寒感冒」，經服「麻黃湯」後，汗出表症解除，但是出現了「胃中不和」的裡證。這是因為發汗的過程中，損傷了胃的陽氣，造成胃蠕動減緩，消化機能失調，食物停滯發酵形成「心下痞」硬的現象。

重點說明： 前條（條文83）是「心下痞、按之濡」，本條文則是「心下痞、按之硬」，於症狀上是有所不同的。

方藥解說

方劑：生薑瀉心湯：黃連1 黃芩3 乾薑3 大棗12 半夏3 甘草3 人參3 生薑4，分三服。

脹氣不通、阻滯上頂，刺激「膈神經」而發生打嗝，同時帶有食物停滯發酵的臭氣。接著引起胃腸道毒素與壞菌增加，刺激腸內黏膜使之

發炎，產生組織液滲出，停滯於脇下腸間，進而導致腸蠕動亢進，而出現腹中雷鳴下利。

　　分析這些因素，就知道其與「大黃黃連瀉心湯」所處理的痞證有所不同，應採用條文81條的「半夏瀉心湯」來加減。

　　由於這類「胃陽虛」型的乾嘔，「生薑」可以稱其為「止嘔聖藥」，為必用主藥。

　　其他有關腸道發炎用「黃芩、黃連」；

　　積液泄瀉用「乾薑、半夏」；

　　補虛使用「人蔘、甘草、大棗」。

　　整個湯方變化，也就是「半夏瀉心湯」，減少「乾薑」用量，加入「生薑」，而成為「生薑瀉心湯」。

▶▶ 生理病理解說2

　　「傷寒中風，醫反下之，其人下利日數十行，穀不化，腹中雷鳴，心下痞硬而滿，乾嘔，心煩不得安，醫見心下痞，謂病不盡，復下之，其痞益甚，甘草瀉心湯主之。」（條文85）

　　（條文85）同樣有「心下痞硬」的症狀，患者感冒，反被誤用「下法」治療，導致：

　　脾胃陽虛，水液運化失常而下利不止；

　　水穀運化不良則完穀不化；

　　胃蠕動緩滯則痞硬滿、乾嘔；

　　津液流失，營養不能吸收，因此發生心煩不得安的現象。

　　如果此時醫者仍以為「痞硬滿嘔」是腸道實邪所致，而續用瀉下法來治療，將導致脾胃陽虛更甚，痞硬滿將更為明顯，因此選用「甘草瀉心湯」來調整腸胃道。

方藥解說

　　方劑：甘草瀉心湯：黃連1 黃芩3 乾薑3 大棗12 半夏3 甘草4 人參3，分三服。

　　由於屢受攻下，導致脾胃陽虛更甚，痞硬滿更為明顯，故仍選用「半夏瀉心湯」來調整腸胃道，同時增加「甘草」用量來補虛，其餘藥材不變，而成為「甘草瀉心湯方」。

　　學習從體內陰陽平衡觀點來思考：

　　當體內正氣虛弱，代表功能運作相對不良，代謝產物容易堆積致病，尤其以胃腸道尤甚。因為本身胃腸道就存在許多的壞菌，與腸道益生菌彼此相互競爭，在氣血津液損傷的同時，正好給予正消邪長的環境，自然將導致諸多胃腸道的病症發生。

　　所以去除邪氣壞菌，不足以恢復胃腸道的健康，適時補充氣血津液，才能真正恢復體內陰陽的平衡。

健康小叮嚀

　　腸道益生菌的補充，確實能夠改善一些因為腸道壞菌滋生所產生的過敏，脹氣、拉肚子與抵抗力不足的體質。注意體內環境改善，症狀消除，就應停止服用，而改以健康多元飲食來鞏固才是長久之計。

一瀉千里四大招

　　許多慢性腹瀉的情況，現代醫學很難找出真正的原因，中醫則認為，這可能跟感冒的誤治有關。關於調補身體方面，一直都是中醫擅長的領域，尤其是慢性疑難雜症，往往從整體體質的調養，都能得到改善。

▶▶ 《傷寒論》條文

　　「太陽病，外證未除，而數下之，遂協熱而利，利下不止，心下痞鞕，表裡不解者，桂枝人參湯主之。」（條文88）
　　「傷寒，服湯藥，下利不止，心中痞鞕，服瀉心湯，已復以他藥，下之，利不止，醫以理中與之，利益甚，赤石脂禹餘糧湯主之。」（條文86）

▶▶ 條文解說

　　「感冒」未癒，經多次的瀉下，導致表熱入裡，造成利下不止、心下痞鞕的裡虛寒現象。如此表裡不解者，「桂枝人參湯」主之。
　　傷寒感冒，兼有可下之症，服「瀉下劑」，下利不止，心中痞鞕，改服「瀉心湯」後效果不好，則再用「瀉下法」下之，利不止，再改服「理中湯」，下利更甚，「赤石脂禹餘糧湯」主之。

▶▶ 生理病理解說1

「太陽病，外證未除，而數下之，遂協熱而利，利下不止，心下痞鞕，表裡不解者，桂枝人參湯主之。」（條文88）

感冒病症仍在，不知什麼原因，竟然連續攻下數次，導致腸胃道的陽氣嚴重耗損，而發生「氣脫」，無法固攝水液的「利下不止」症狀。

重點說明：「氣」的功能之一：固攝力，能固攝體內水液於水道內。當「氣竭」導致「氣脫」時，失去固攝水液的能力，便會發生大小便失禁、利下不止的症狀。

「協」乃「挾」之意。遂「」協熱而利，是指此人因為被多次使用「泄下法」，泄下的趨勢挾著表熱入裡，造成「利下不止」的「裡虛寒」現象。此時體表的能量會呈現虛損狀，會感到體表說不出的不適感，因此稱為外證仍在。

而「裡虛寒」導致的胃腸道氣虛停滯，則發生心下痞鞕，像這樣的表裡證，思考裡虛下利不止，是很危險的症狀，所以選用「理中湯」的組成，來迅速溫補裡陽，再加上「桂枝」來強心補表虛。

方藥解說

方劑：桂枝人參湯：桂枝4 人參3 炙甘草4 白朮3 乾薑3，分三服。

「桂枝人參湯」的組成，也能從另一角度來看，同時要解表，又要補裡虛時，按照《傷寒論》的原則，「太陽病」經過汗吐下後，如果仍有表症，這時屬於正虛型，應當選用「桂枝湯」來加減，既能解表，又能補虛。

由於「桂枝湯」中的「芍藥」，是屬於血虛斂陰藥，「大棗」則太過滋膩，此時都不適合。要加強溫中力道，生薑則改成「乾薑」。至於發生了「氣脫」，無法固攝水液而利下不止，則須「人蔘、白朮」來大補脾氣，燥濕健脾。

乾薑：辛溫，能溫中散寒、回陽通脈。人蔘：甘苦溫，能大補氣

血、復脈固脫。

　　白朮：苦甘溫，能補氣健脾、燥濕止利。炙甘草：甘溫，能益氣和中、調和諸藥。

　　桂枝：辛甘溫，能發汗解肌、溫通經脈、助陽化氣。

▶▶ 生理病理解說2

　　「傷寒，服湯藥，下利不止，心中痞鞕，服瀉心湯，已復以他藥，下之，利不止，醫以理中與之，利益甚，赤石脂禹餘糧湯主之。」（條文86）

　　傷寒感冒，兼有可下之症：

a. 當「病在裡」之可下之症較急時，先服湯藥下之，先治裡急，後治感冒表症。

b. 如果沒好，反變成下利不止，心中痞鞕的症狀，思考其為瀉下劑造成脾胃陽虛所致，參考條文（83、84、85），於是服用「瀉心湯」來調整腸胃道。

c. 如果效果不好，則常又會回到先前想法，認為可能是「腸道穢物」頗盛的思考，之前「瀉下」力不足，以致調整無效，因此再回次到「瀉下法」下之。

d. 如果仍然「下利不止」，此時已經應當無可下之物了，可見中焦「脾胃陽虛」的情況，應該較之前更甚，無法固攝食糜水穀，因此改用「理中湯」來恢復裡陽，其中「乾薑」暖脾胃，「白朮」強脾除濕，「人參、甘草」補虛，理當能溫胃固脾，攝津止瀉。

e. 如果其結果仍然無效，最終只得直接針對大腸進行收斂固脫、澀腸止瀉。

方藥解說

方劑：赤石脂禹餘糧湯：赤石脂10 禹餘糧10，分三服。

既然補益中焦後，未見下利改善，最終還有一種可能，乃下焦（腸子末端）的收澀不利，屬於下焦虛脫症，因此可選用「赤石脂」。（其性味甘溫而澀，能溫裡澀腸固脫。用於久瀉，久痢之虛寒久痢、滑脫不禁、脫肛等）

其主要成分含有水硅酸鋁，有吸附作用，能吸附消化道內的有毒物質、細菌毒素及食物異常發酵的產物，並保護消化道粘膜，止胃腸道出血。搭配同性質的「禹餘糧」，組成「赤石脂禹餘糧湯」方效果佳。

學習從體內陰陽平衡觀點來思考：

當體內氣機失衡時，「脾氣」固脫方面也很重要。由於體內「氣」具有固攝的功能，「脾」主運化水濕，其中一部分的體現便是「脾氣」固攝水液為體內新陳代謝所用，當脾氣大虛，統攝失常，便會造成利下不止的症狀。

當一再試圖恢復體內相關臟器系統平衡未果時，針對症狀直接作用改善的藥物，也是可以輔以使用的，例如赤石脂禹餘糧湯便是如此。

健康小叮嚀

赤石脂禹餘糧湯臨床上此湯證很少會出現，因此很少使用，請注意急性腸胃炎及痢疾初起，食慾不振、噁心、嘔吐時不宜使用。

「嘔吐、呃逆、噫氣，胃氣上逆」都能除

　　老是打嗝打不停，這個問題，中醫師通常都會直接開出本方。為什麼這麼多的醫師都是如此用方呢？又是什麼原因造成這症狀呢？讓我麼試著來了解。

▶▶《傷寒論》條文

　　「傷寒，發汗，若吐，若下，解後，心下痞硬，噫氣不除者，旋覆代赭石湯主之。」（條文87）

▶▶ 條文解說

　　「傷寒感冒」經過或汗、或吐、或下法的治療後，症狀解除，但發生胃腸道脹悶硬滿不通，打嗝時帶有食物臭氣的不舒服症狀，旋覆代赭石湯主之。

▶▶ 生理病理解說

　　比較思考84條「生薑瀉心湯」條文，發汗、或吐、或下後的過程中，損傷了胃的陽氣，造成胃蠕動減緩，消化機能失調，食物停滯發酵，形成心下痞硬的現象。本條文連帶發生痞氣上頂，刺激膈神經，而造成打嗝時帶有食物臭氣的症狀，只是沒有出現下利。

方藥解說

方劑：旋覆代赭石湯：旋覆花3 代赭石1 生薑5 大棗12 半夏3 炙甘草3 人參2，分三服。

由於中焦虛寒，形成心下痞硬，仍然選用「生薑瀉心湯」為架構，由於沒有發炎現象，故去除「黃芩、黃連」等苦寒藥；嘔家噫氣，將乾薑改為生薑（嘔家聖藥）；再加入降逆止噫的旋覆花與代赭石，而成為「旋覆代赭石湯」。

旋覆花：性味苦、辛、鹹，微溫。能降氣化痰，降逆止嘔。常用於噫氣、嘔吐。

代赭石：性味苦，寒。能平肝潛陽，重鎮降逆，涼血止血。與旋覆花合用於嘔吐、呃逆、噫氣等證。

學習從體內陰陽平衡觀點來思考：

當體內氣機平衡失衡時，「噫氣」是屬於「胃氣」不降的生理功能障礙，胃腸道了環境不良、壞菌孳生、食物停積、甚至發炎反應，都能導致原本該蠕動下降的胃腸道功能，逆向上衝。因此，改善整體環境，恢復通降功能，便是整治胃腸道氣機失常的根本方向。

健康小叮嚀

「旋覆代赭石湯」能增強胃腸的蠕動，對於慢性胃炎、胃潰瘍、幽門梗阻性病變、胃神經官能證…等病症，具有不錯的療效。當注意使用時機是在於噫氣頻作，吐涎沫時服用，症狀解除則改它方鞏固之。

「嘔吐」竟然也能治病！

　　在沒有現代治療儀器的使用下，對於「呼吸道、食道、胃、肺」等區域的有形「痰飲食」滯，古法多採用「吐法」來直接排除這些的實邪。如今，器械不斷的更新，加上嘔吐是令人很不舒服的感受，已經越來越難見到「吐法」的運用了。

▶▶ 《傷寒論》條文

　　「病如桂枝證，頭不痛，項不強，寸脈微浮，胸中痞鞕，氣上衝喉咽，不得息者，當吐之，宜瓜蒂散。」（條文89）

▶▶ 條文解說

　　疑似「桂枝湯」證的症狀，但沒有發生頭項強痛，且脈浮是屬於寸脈微浮的差異，加上胸中悶滿硬不痛，氣逆呼吸不暢等症，當使用「湧吐法」將邪氣排出，宜瓜蒂散。

▶▶ 生理病理解說

　　所謂病如「桂枝湯」，是指患者出現疑似「桂枝湯」證的症狀，如惡風、惡寒、脈浮，但是並沒有發生頭項強痛的症狀，且脈浮也有差異，這裡所取得的是寸脈微浮，而不是「太陽病」的六脈俱浮。

重點說明：由以上訊息可以得知，此症狀並非屬於「太陽病‧中風證」的「桂枝湯」證，應該另作思考。

　　寸脈微浮，胸中痞鞭，氣上衝喉咽，不得息者。按照《把脈自學聖經》的內容分析，寸脈部位，屬於胸中、肺、心、咽喉、頭等的反應區，獨異微浮於寸，浮脈主風邪，可以視為風邪侵犯上焦部位的問題。

　　因此，假設風寒邪氣侵犯人體，不在太陽層次，而是侵犯上焦的胸中，胸陽受邪，胸腔肺間代謝異常，則發生痰阻胸中而痞鞭；呼吸功能因此受限，中醫視為肺氣不降而上逆，則發生「氣上衝喉咽不得息」的呼吸喘促現象。

方藥解說

　　方劑：瓜蒂散：瓜蒂1 赤小豆1（香豉5煮爛，混前二粉），頓服。

　　按照「病在上，吐之」的「治病八法」原則，選用「瓜蒂散」來催吐胸中邪氣。

　　「瓜蒂」：別名甜瓜蒂、香瓜蒂、苦丁香。剪取青綠色瓜蒂陰乾即可。性味苦寒有毒，入胃經。功善催吐痰食。

　　「赤小豆」：別名赤豆、紅飯豆，是豆科植物，外形與紅豆相似而稍微細長。性味甘酸，平。入心、小腸經。能利水除濕，和血排膿，消腫解毒。

　　上兩味藥等份共為末，取一錢，用香豉煮成稀糜水混入，量人虛實服之。吐不止者，蔥白湯解之；良久不吐者，含砂糖一塊即吐。諸亡血虛家、老人、產婦、血虛脈微者，不可服之。

　　學習從體內陰陽平衡觀點來思考：

　　當實質邪氣阻滯胸中，導致體內臟腑運作失衡時，「實則瀉之」，尋求離邪氣最近的通道，直接作用排出體外，是恢復體內平衡最佳的方式。因此，「病在上，吐之」，便成為醫家攻邪的三大方法（汗、吐、下）之一。

健康小叮嚀

　　「吐」法，往往令患者極度不舒服，又極耗傷胃陰，因此現今醫家大都已不再使用此法。直接利用儀器抽痰，已是普遍的模式。

反覆「發燒」，還在錯用退燒藥嗎？

　　這個單元非常實用，尤其案例中的故事，更是讓人深感古人智慧的結晶，是多麼的寶貴與得來不易。老師臨床的經驗，建議家中都要準備這個方劑，必要時能起大用喔！

▶▶ 《傷寒論》條文

「傷寒，若吐若下後，七八日不解，表裡俱熱，時時惡風，大渴，舌上乾燥而煩，欲飲水數升者，白虎加人蔘湯主之。」（條文90）
「傷寒，無大熱，口燥渴，心煩，背微惡寒者，白虎加人蔘湯主之。」（條文91）

「傷寒，脈浮，發熱無汗，渴欲飲水，無表證者，白虎加人蔘湯主之。」（條文92）

「傷寒，脈浮滑，白虎湯主之。」（條文97）

▶▶ 條文解說

「傷寒感冒」使用汗、吐、下法之後，多日未癒，導致人體內外俱熱，時時惡風，舌上乾燥而煩，大渴，大量飲水不能止渴者，白虎加人蔘湯主之。

傷寒表熱無法解除，溫度不很高，但熱損體內津液，因此產生口燥渴，心煩，背微惡寒者，白虎加人蔘湯主之。

傷寒後期，已無惡風寒的表症，而是表現裡熱傳表的渴欲飲水、脈浮、發熱、無汗，白虎加人蔘湯主之。

傷寒卻發生滑脈，跟體內有熱邪相關，白虎湯主之。

▶▶ 生理病理解說1

「傷寒，若吐若下後，七八日不解，表裡俱熱，時時惡風，大渴，舌上乾燥而煩，欲飲水數升者，白虎加人蔘湯主之。」（條文90）

患了傷寒表證，施以汗法，或是兼有邪犯胸中而使用吐法，又或是兼有裡實證而使用下法，總之，不管是什麼原因而使用汗、吐、下法，之後都有可能會發生以下的症狀。

這一段時間所得到的傷寒表證，仍有一部分症狀並未消失，以時時惡風最為明顯，由於惡風是「太陽病」的主要症狀之一，顯示人體體

表最外層的防衛之氣不足，因此對於無孔不入且來去無蹤的風邪最是敏感，說明經過汗、吐、下之後，已嚴重損傷體表陽氣。

　　由於原本傷寒表證，就存在發熱的症狀，熱耗津液，再加上汗、吐、下三法在除邪的過程中，也會耗損體內大量津液，而使得體內的津液嚴重不足，以致發熱的症狀無法解除，因此產生自救的生理現象，而出現大渴、舌上乾燥而煩，欲飲水數升，此時視為「裡熱」。

　　接著，體熱無法藉由體內津液來平衡，便不斷的輸往體表來散熱，因此稱其為「表裡俱熱」，理解到這裡，就能判斷其治療原則為「除熱」，加上調補「氣與津液」，「白虎加人蔘湯」主之。（可以參考第14條）

重點說明：身體發燒發熱，除了降溫之外，津液的補充也是關鍵。

▶▶生理病理解說2

　　「傷寒，無大熱，口燥渴，心煩，背微惡寒者，白虎加人蔘湯主之。」（條文91）

　　（條文90）所舉示的，是裡熱影響到體表的證狀；

　　（條文91）則是「熱結於裡」，而體表無熱之證。

　　承如上條，傷寒表熱，損傷體內大量的津液，以致發熱的症狀無法解除，因此產生自救的生理現象，而出現口燥渴、心煩等症。

　　這樣的發熱視為「裡熱」，這裡所稱的「裡」，並非軀幹內的臟腑發炎所導致的「熱」，而是體內感冒「致熱因子」影響體溫調節中樞所發生的，其發熱的部位主要分布在「肌肉層」。

重點說明：人體體表組織「皮、脈」屬表；「肌、筋、骨」屬裡，因此熱在肌，屬裡熱。

熱在裡的同時，如果遇到表虛的時候，這「裡熱」又不斷消耗在裡的陽氣，將導致體表陽氣輸佈的太陽經脈（背部）更虛，而發生背微惡寒的症狀，因此同樣是需要除熱，加上調補氣與津液，同樣選用「白虎加人蔘湯」來改善。

▶▶ 生理病理解說3

「傷寒，脈浮，發熱無汗，渴欲飲水，無表證者，白虎加人蔘湯主之。」（條文92）

傷寒，脈浮、發熱、無汗，參考條文第22條，屬於「太陽病」傷寒表證的「麻黃湯」主之，即使兼有渴欲飲水的裡症，而在表證仍在的情況下，當先解表，是不能使用「白虎湯」的。

今強調無表證者，說明傷寒後期，已無惡風寒的表症，雖有脈浮、發熱、無汗，則「白虎湯」證的裡熱也能出現，例如條文90條裡熱傳表，便能發生脈浮、發熱等症。

由於傷寒發熱已傷津液，因此體內已無津液可供發汗，此時與傷寒寒束毛孔導致的無汗不同，因此綜觀上述情況，同樣屬熱傷氣津的原因，使用「白虎加人蔘湯」主之。

▶▶ 生理病理解說4

「傷寒，脈浮滑，白虎湯主之。」（條文97）

按照滑脈的說明，「滑為陽脈，氣實血湧，往來流利，故脈來應指圓滑。」（參考《把脈自學聖經》，脈診教學滑脈篇），發生滑脈的原

因跟體內有熱邪相關。

　　浮滑則視為熱盛的部位在表，由於熱盛傷津，使得體表津液轉為稠滑，已不適合再使用發汗劑（如麻黃湯劑）來退熱，因此改用辛寒藥性的「石膏」，涼血退熱生津的「知母」為主方藥來加減治療。

　　本條文整體來說，乃外感寒邪，入裡化熱的實熱證。方中「石膏」辛甘大寒，能清泄肺胃熱，又能解肌透熱，使熱從內外分消，達到退熱之功；「知母」助「石膏」，性味辛苦而寒，能清熱瀉火，滋陰潤燥。二藥同用，清熱除煩之力尤強。

　　再加入「甘草、粳米」，益胃生津，一方面使大寒之劑無傷胃之虞，另一方面能養陰生津，補充因熱耗傷的津液，而形成中醫退熱主方劑之一的「白虎湯」。

方藥解說

　　方劑：白虎加人參湯：石膏16 知母6 炙甘草2 粳米（適量）人參2，分三服。

　　肺主皮毛、脾胃主肌肉，在這兩個層次發生的「表裡俱熱」現象，必須採用辛入肺、甘入脾胃、寒去熱的藥物來作用，而「石膏」剛好性味就是辛、甘，大寒，歸肺、胃經。辛能解肌退熱，寒能清熱瀉火，甘寒則除煩止渴，屬於清瀉肺胃二經氣分實熱的要藥，並且常與「知母」同用。

　　「石膏」主要成分為水硫酸鈣，根據研究，對於內毒素發熱，具有明顯的解熱效果，並且能夠明顯減輕口渴症狀。

　　「知母」，性味苦、甘，寒。歸肺、胃、腎經。其甘寒質潤，善清肺胃氣分實熱，而除煩止渴。

　　上兩味藥用來除熱止煩渴，同時還需「甘草」「粳米」來補津液，順便防止寒藥損傷脾胃的運化功能。最後加上「人參」來強心補氣、生津固表，如此才算完整的組合，而成為這個「白虎加人參湯」方。

　　學習從體內陰陽平衡觀點來思考：

　　體溫的調控需要充足的體液來完成，當體內水液丟失時，導致體溫

調節跟著失衡，這時的體溫升高，已經不是細菌、病毒所導致的發熱。恢復體內陰液與陽氣的平衡，運用在解除「發燒」的症狀上，是必要的思考關鍵。

案例

6歲，女。兩手數脈。

很高興多年前參加脈診課的學員，遇到緊急狀況，還能將所學運用得宜。前2週，小1孩子高燒，38-39-40-41度C，面對不斷升高的體溫，正確的作法並不是思考吃什麼藥來改善，交由醫生診斷才是首要步驟。

40-41度高燒，住院尋求發熱原因，因此流感篩檢、抽血看白血球數、X光檢視胸腔、細菌培養…等，一連串檢查都無異狀，初步輸液與退燒，一會又恢復原有高熱，精神狀態還算尚可，折騰數日依然無功而返，最後醫院告知辦理出院手續，帶上退燒藥回家觀察。

回家後，退燒又起，體溫再39-40-41度徘徊，家人不斷催促再帶去醫院，正當無助之時，想起老師曾教導過，意識、食慾、活動力這三個指標，觀察尚可，加上脈象數，無升高到動、促感，如果不斷服用退燒藥而大汗，只會損傷體內正氣，接著導致證型轉變而更難收拾。

因此堅持不再服用退燒藥，觀察等待自體自癒力展現。隔日，燒仍未退，便來商討。

體溫仍39-40度，正在吃麵，意識清楚，活動力尚可，無咳嗽、痰、怕風怕寒等肺系症狀。表示此溫度升高乃自體體溫調節失衡，如持續退燒汗出傷津，勢必導致不大便、胃口差、代謝失常、津傷化熱更甚等複雜變化。

既然如此，甘涼補津液、平衡體溫的思考，一下子做媽媽的就有了主見，（白X湯）便宜無毒又好喝，一劑茶飲，清早自行留了鼻血後，體溫降至37-38度間，二劑恢復體溫正常，不再覆發。

對於發生病症時的無助感，尤其連專業人士都無法給予幫助時，沒想到往日心血來潮的學習，竟能有如此安定與判斷的力量。學習先人們的大智慧，就如同擁有能一輩子保護家人的巨傘，深感慶幸。

健康小叮嚀

「高燒」反覆不退，又檢查不出感染原，這類無菌性的發熱，「白虎加蔘湯」往往能夠發揮其異想不到的效果。

症狀複雜的「腸胃型感冒」

中研院院士、耶魯大學藥理學家與PhytoCeutica首席科學顧問鄭永齊教授，最近發表研究，服用「黃芩湯」的老鼠，腸道幹細胞標誌分子顯著多於正常水平，不但助長腸臟健康細胞生長，更可阻截發炎細胞繼續蔓延，減低炎症與腸道腫瘤生長。

研究第二階段，邀請十七名患結腸癌或直腸癌的患者服用「黃芩湯」，初步臨床顯示效果良好。研究結果已於《科學轉化醫學》上發表。（摘錄自2010年09月07日【科學短消息*Sci-News】）

老藥方的新用，已經成為現代醫學，積極研究的新潮流，期待將來，能有更多的報告能夠支持中醫藥的發展，並且廣泛造福更多的疑難患者。

▶▶ 《傷寒論》條文

「太陽與少陽合病，自下利者，與黃芩湯。若嘔者，黃芩加半夏生薑湯主之。」（條文93）

「傷寒，胸中有熱，胃中有邪氣，腹中痛，欲嘔吐者，黃連湯主之。」（條文94）

▶▶ 條文解說

「太陽病」與「少陽病」同時發病，症見自下利，服用黃芩湯治之。如果伴隨嘔吐症狀，則再加半夏生薑。

患了傷寒，胸中有熱而欲嘔吐，胃中有邪氣而腹中痛，黃連湯主之。

▶▶ 生理病理解說1

「太陽與少陽合病，自下利者，與黃芩湯。若嘔者，黃芩加半夏生薑湯主之。」（條文93）

「太陽病」與「少陽病」同時發病，症見「太陽病」的發熱惡風寒、頭項強痛等，再加上「少陽病」的口苦、咽乾、目眩、胸脇苦滿…等的一、二個徵候。此時還同時發生下利的症狀，這麼多的病症，看似複雜，常讓人很難讓人理解。

實際上這類型感冒，現代通稱「腸胃型感冒」，其有別於呼吸系統感染的一般感冒，而是藉由呼吸道與口，連帶侵入胃腸道感染的方式，或是因為感冒導致胃腸道的抗菌或抗病毒力下降，而發生一系列外感與下利症狀。

其「下利」原因，主要是邪氣影響腸黏膜細胞，並且產生腸毒素引起腸胃炎，進而導致吸收不良之腹瀉。這就是為什麼一開始感冒，就同時出現「太陽、少陽」病證且下利的原因，「下利」導致津氣耗傷之後，已不適合再發汗治療。

方藥解說

方劑：黃芩湯：黃芩3 芍藥2 炙甘草2 大棗12，分三服。

方劑：黃芩加半夏生薑湯：黃芩3 芍藥2 炙甘草2 大棗12 生薑1.5 半

夏5，分三服。

　　由於病邪存在於上中二焦，因此選用清中上邪熱的「黃芩」來處理。「黃芩」：苦，寒。歸肺、胃、膽、大腸經。能清濕熱，尤善病在上中兩焦之濕熱。

　　現代藥理研究，對於流感病毒、鉤端螺旋體及多種致病真菌，具有抑制作用，另外對於傷寒桿菌、痢疾桿菌，綠膿桿菌、百日咳桿菌、葡萄球菌、鏈球菌、肺炎雙球菌、腦膜炎雙球菌等，也有很好的抑制作用。能達到解熱、降壓、利尿、鎮靜、利膽、保肝、降低毛細血管通透性，以及抑制腸管蠕動等功能。

　　搭配「白芍與甘草」，針對中樞性或末梢性肌痙攣，以及因痙攣引起的腹痛，達到鎮靜、鎮痛、抗驚厥、降壓、擴張血管等作用。

　　加上「大棗與甘草」，能補充流失的津液與正氣。就在這四味藥物的共同作用下，以清裡熱為主，使得裡熱清後自然利止，且身熱可除等目的。如果兼有嘔症，則加入有「嘔家聖藥」之稱的「生薑」，和可以抑制嘔吐中樞而止嘔的「半夏」，而成為「黃芩加半夏生薑湯」方。

▶▶ 生理病理解說2

　　「傷寒，胸中有熱，胃中有邪氣，腹中痛，欲嘔吐者，黃連湯主之。」（條文94）

　　患了傷寒，胸中有熱而欲嘔吐，胃中有邪氣而腹中痛，說明邪氣侵犯的部位有三處：「太陽」傷寒、「少陽」欲嘔、「陽明」腹中痛。這與（93條文）同屬腸胃型感冒，最大差異在於邪在胃，沒有影響到腸部產生下利。

方藥解說

　　方劑：黃連湯：黃連3 桂枝3 乾薑3 大棗12 半夏3 炙甘草3 人參3，分六服。

　　傷寒表邪同一時間內傳，邪氣侵犯三個部位，可知表邪已弱，因此不能使用治療表寒實證的麻黃，當以桂枝來解表。由於寒邪傷陽，導致胃中陽虛，邪氣得以損害胃腑導致發炎，而出現胸中有熱，以及腹中虛寒痛等現象。乾薑暖胃止嘔，配以半夏止嘔除痰邪，再加中焦清熱藥黃連來清熱消炎。

　　最後固本補虛和中，使用人參、甘草、大棗等來調補正氣，形成黃連湯方。臨床常用於腸胃炎之嘔吐、腹痛症。

　　學習從體內陰陽平衡觀點來思考：

　　症狀複雜，藥味一定也要跟著複雜煩多嗎？其實不然，「熱者寒之；虛者補之；實者瀉之」，掌握基本治則，便能快速恢復人體功能運作的平衡，再複雜的病症也能簡單的治癒。

健康小叮嚀

　　善用條文21條「葛根芩連湯」與93條「黃芩湯」、94條「黃連湯」，都是對付「腸胃型感冒」的利器。

常年慢性胃病，除了制酸劑，可以有更好的選擇嗎？

這是又苦又難吃的藥，卻針對「肝胃」調節，有著立竿見影的效用，當你深入地去理解這其中的原理，現代常見的壓力型「自律神經」失調之胃病，將不再是難搞無解的課題。

▶▶《傷寒論》條文

「食穀欲嘔者，屬陽明也，吳茱萸湯主之。」（條文120）

「少陰病，吐利，手足逆冷，煩躁欲死者，吳茱萸湯主之。」（條文144）

「乾嘔，吐涎沫，頭痛者，吳茱萸湯主之。」（條文172）

▶▶條文解說

吃東西，嘔吐的症狀便會發生，此症狀屬「陽明」「胃」，吳茱萸湯主之。

老年或身體虛弱（屬「少陰病」時期體質）的人，嘔吐或下利，手足逆冷，煩躁到非常難受，吳茱萸湯主之。

想吐又吐不出東西來，只能吐出如涎沫之物，伴隨著頭痛者，吳茱萸湯主之。

▶▶ 生理病理解說1

「食穀欲嘔者，屬陽明也，吳茱萸湯主之。」（條文120）

此症狀屬「陽明」「胃」，臨床上常見於「慢性胃炎、消化道潰瘍、胃弛緩、胃酸過多…」等胃腸道疾病患者。

由於此時上消化道蠕動緩慢，中醫視為「胃中虛寒」，又或通道狹窄阻礙，導致當食物進入體內時，大量食物發生壅塞，無法正常通降。引發向上頂處膈肌，而發生想吐的現象，形成沒進食時正常，一吃則想吐的特殊症狀，選用「吳茱萸湯」來治療。

重點說明：吳茱萸湯「適應症」：當一個人沒吃東西時，不會感到想嘔吐，但是一吃東西，嘔吐的症狀便會發生。

▶▶ 生理病理解說2

「少陰病，吐利，手足逆冷，煩躁欲死者，吳茱萸湯主之。」（條文144）

參考條文120條後，思考「少陰病」體質，長時間體內呈現「裡寒」現象，說明臟器功能已達明顯衰退，心臟無力，消化系統功能不振，其外在的體現，呈現四肢末梢供血不良，而發生「手足逆冷」的症狀。

由於消化道的功能失調，胃腸道間的壞菌與毒素會不斷的滋長，當刺激胃部時則嘔吐，刺激腸部時則下利，導致營養嚴重的失衡。

經過研究，例如蛋白質中的左旋色胺酸不足，或葉酸、鐵、菸鹼酸、鋅等的缺乏，會導致合成人體情緒穩定因子「血清素」的不足，煩躁到非常難受的現象發生也就不足為奇了。

▶▶ 生理病理解說3

「乾嘔，吐涎沫，頭痛者，吳茱萸湯主之。」（條文172）

「吳茱萸湯」適應症：主要用於慢性胃炎、消化道潰瘍、胃酸過多、胃弛緩、嘔吐、急性吐瀉、頭痛、偏頭痛…等。

根據觀察，當想吐又吐不出東西來，只能吐出如涎沫、胃液、膽汁等黏稠狀物質，並伴隨著頭痛時，往往也會發生手足厥冷的現象。

想吐又吐不出東西來，伴隨著頭痛，可見是屬於虛寒性的問題，參考條文120條「陽明」嘔證有提到，「吳茱萸與生薑」，是極佳之溫胃止嘔鎮痛的藥材，又加上「人參與大棗」的補虛，共同用來緩解症狀，非常適合。

再來參考條文144條少陰吐利，手足逆冷。「吳茱萸湯」可以用來改善臟器功能衰退，心臟無力，消化系統功能不振，所引起四肢末梢供血不良的「手足逆冷」症狀。因此可以將本方視為治療「陽明、少陰、厥陰」三經之病，其共同之主症為嘔吐，屬「肝脾虛寒」嘔逆者，皆可參考選用。

方藥解說

方劑：吳茱萸湯：吳茱萸3 人參2 大棗12 生薑6，分三服。

吳茱萸：味辛苦、性大熱，入肝、脾、腎三經，可溫胃、降逆、止嘔為主藥。

人參大補元氣。生薑辛溫暖胃，降逆止嘔散寒。大棗甘緩和中，能緩吳茱萸、生薑的辛溫燥性，又能助人參補虛扶正。

由此可以判斷，恢復胃腸道的正常功能運作當是首要目標，「吳茱萸」芳香健胃、抑制腸內異常的發酵，幫助腸內積氣排出，「生薑」促進消化液分泌、幫助食慾、抑制腸內異常發酵、促進排氣，與吳茱萸同用，健胃鎮吐、升溫止瀉。

加入「人蔘」補「少陰」之裡虛，「大棗」提供營養與熱量，四味藥組合成「吳茱萸湯」，臨床效果極佳。

現代藥理

（1）吳茱萸含有「揮發油、吳萸苦素、吳萸次鹼」等成分，其中揮發油中的主要成分是「吳萸烯」，能夠芳香健胃、抑制腸內異常的發酵，並且幫助腸內積氣排出；苦味來源的「吳萸苦素」，同樣能健胃；整體試驗能達到鎮吐、升溫與鎮痛的功效。

（2）生薑能促進消化液分泌，幫助食慾，同時也能抑制腸內異常的發酵與促進氣體排出，因此吳茱萸同用，則健胃鎮吐的功效更強。

學習從體內陰陽平衡觀點來思考：

當胃中陰陽平衡失衡時，都能導致嘔吐症狀的發生。急性胃炎表現出的熱症，使用苦寒藥來消炎止痛止嘔；慢性虛寒性胃病，則須本條文之溫熱藥來鎮吐、升溫與鎮痛，同樣是以陰陽平衡的角度來調整恢復。

健康小叮嚀

常年慢性胃病不癒→抑制胃酸→消化不良→阻滯欲嘔→刺激泛酸→抑制胃酸→…→惡性循環，難怪好不了。（別再進行錯誤的療程了）

便祕、黃疸篇

　　「便秘」的困擾，儼然成為現代人的「不良習慣」，而不是真的視為「疾病」來看待。

　　「便秘」或許不會立即造成身體危害，市面上又充斥著無數的通便產品供選擇，是不是就應該這麼面對下去呢？進入這中醫所謂「陽明病」不大便的病症型態，不管是「便秘」體質的發生原因，或是急性發作所造成的危害，又或服用瀉藥所造成的總總變化…等，本篇都將一一為各位分析。

「不大便」也是病

　　為什麼我會開始排便不順？從什麼時候開始發生「便秘」？我是真的「便秘」了嗎？「便秘」除了大便不順，還會發生什麼症狀呢？

　　許許多多的疑問，這都關係到身體健康的變化，讓我們一同在條文中探索，為心中的疑惑尋找真理與答案。

▶▶ 《傷寒論》條文

「陽明之為病，胃家實是也。」（條文99）
「本太陽，初得病時，發其汗，汗先出不徹，因轉屬陽明也。」（條文100）
「傷寒，發熱，無汗，嘔不能食，而反汗出濈濈然者，是轉屬陽明

也。」（條文101）

「陽明病，若中寒者，不能食，小便不利，手足濈然汗出，必大便初鞕後溏。」（條文102）

「太陽病三日，發汗不解，蒸蒸發熱者，屬胃也，調胃承氣湯主之。」（條文121）

▶▶ 條文解說

「陽明病，胃家實」，是指胃腑不通、不大便之意。

本因太陽病初起，發汗解表，隨著汗出而病邪未去除，一部分表邪轉入陽明。

「太陽病‧傷寒證」，發熱，無汗，嘔不能食，之後由無汗轉成濈然狀的熱汗出，是太陽轉入陽明病。

陽明病，非因熱盛所致不大便、不能食、小便不利，手足濈然汗出等症狀，必大便初硬後溏。

感冒過程中，經過發汗治療後剩下發熱的症狀，呈現「蒸蒸的熱」，屬陽明病，調胃承氣湯主之。

▶▶ 生理病理解說1

「陽明之為病，胃家實是也。」（條文99）

在《傷寒論》的「六經辨證」裡，是以陰陽的多寡來看待人體的生理、病理變化。而「陽明」這個符號，又稱為「二陽」，指重陽之意，為兩陽相加，說明「陽偏盛」的現象。

由這點來看，「陽明」有陽熱之意，但是在大自然運行時，則用來解釋物極必反的現象，為陽氣轉趨向下，如金屬玉石般具有涼性、質重、降沉之特性，能將空氣中的水氣一同沉降而成為燥的現象。

用於人體代表組織間或腸胃道的水分充足與否，當不足時，便會出現乾燥的症狀，進一步發展成「陽熱」症狀。

外感疾病的發生後，當病邪向內傳變，症狀由「表寒證」轉變為「裡熱證」，而出現「脈大、身熱、不惡寒反惡熱」的現象。腸胃道的水分因此被乾燥後，進而發展成「便祕、腹滿」的症狀，稱之為「陽明病，胃家實」，指「胃腑不通」之意。

▶▶生理病理解說2

「本太陽，初得病時，發其汗，汗先出不徹，因轉屬陽明也。」（條文100）

參考《傷寒論》（條文31條），初得「太陽病」，雖然發汗後，隨著汗出而病邪未去除，而一部分邪氣轉入「陽明」，且殘存「太陽病」的表證，如頭項強痛，稱之為「汗先出不徹，轉屬陽明」。說明「太陽陽明併病」，此為「陽明病」發病的途徑之一。

通常在「感冒」期間或之後，由於胃腸道的免疫系統會大量支援體表來對抗，其中的津液就像運輸士兵的車輛一樣，也會跟著支援作戰，因此耗損的不只是防衛的氣，還會跟著傷津液而造成氣津兩傷，進而影響胃腸道的運作。

重點說明：因此「感冒」的發展過程同時，胃腸道實際已經受到了干擾，如果在身體胃腸道的調節力，本就比較差的情況下，一下子就能同時展現「感冒」的表症與「胃腸道」的裡症。

▶▶ 生理病理解說3

「傷寒，發熱，無汗，嘔不能食，而反汗出濈濈然者，是轉屬陽明也。」（條文101）

「太陽病・傷寒證」，必令體表惡寒，毛孔隨之緊閉使邪氣不得再入，而發生無汗現象。此時體內陽氣振奮抗寒，而導致體溫不斷升高，而發生發熱症狀。怕冷令肌肉緊縮，使肺氣不得降（吸氣時膈肌下降不利），造成嘔逆感。陽氣趨向體表抗寒，導致「脾胃運化」之陽氣不足，因此發生「食不下」的症狀。

這些都是「傷寒」的基本症狀，當開始產生變化時，「濈」聚集之意，濈濈然形容熱之聚集，條文中從原本無汗的現象，轉而變成「熱而汗出」，起碼說明隨著汗出而「太陽・傷寒」的病症應當有所改變。

思考隨著汗出之後，惡寒的現象解除，是體表風寒邪氣去除的表現。

而汗出熱症不解，說明體表熱邪未除而向裡聚集，集中在肌肉組織間形成汗出濈濈然，不斷耗傷腸胃道津液，因此視為進入陽明，而之稱為「轉屬陽明」，顯示疾病從表入裡的症狀變化。

重點說明：這也是「陽明病」發病的途徑之一。

▶▶ 生理病理解說4

「陽明病，若中寒者，不能食，小便不利，手足濈然汗出，必大便初鞭後溏。」（條文102）

「陽明病」，胃家實，會出現「腹滿、便秘」的症狀，其表現應當是以「熱盛」損傷腸胃道津液所致。

若中寒者，指非因熱盛所致，因此本條文不應該視為真正的「陽明病」，而應該看作是出現類似「陽明病」的「腹滿、不大便、手足濈然

汗出」的症狀。由於腸胃道是寒冷的，脾胃運化水穀失調，而出現「沒胃口，也吃不下」的症狀。

　　腸胃道因寒而蠕動減慢，導致食物糟粕堆積，而發生腹滿不大便的現象。造成毒素刺激而發生手足濈然汗出，此時的「手足濈然汗出」並非熱盛所發生的，不能光以這點就視為「陽明病」。

重點說明：脾胃運化水濕功能發生問題，造成小便短少，飲食水液在腸
　　　　　道停留，使得大便初排出時屬於硬的，隨後所排出的確都為
　　　　　軟稀便。本條應當歸在「太陰病」的範圍。

　　「太陰病」所造成的疑似「便秘」，特點在「初頭硬、後稀軟散」，可運用「桂枝湯」加倍芍藥，如此便能改善。

▶▶ 生理病理解說5

　　「太陽病三日，發汗不解，蒸蒸發熱者，屬胃也，調胃承氣湯主之。」（條文121）

　　調胃承氣湯「適應症」：感冒過程中，經過發汗治療，原本怕風怕冷與頭痛的症狀解除，剩下發熱的症狀，而發熱的狀態是「蒸蒸的熱」，並且伴有些許腹脹滿的症狀。

　　引起感冒的「致熱病原」，通常是侵犯鼻腔呼吸道的黏膜，雖然一部分經過感冒藥的發汗與對抗而清除殆盡，但是當一個人的體質原本是虛弱時，可能會發生一部分的致熱病原，趁著體內正氣虛弱而入侵到腸道黏膜，接著發生身體「蒸蒸發熱」的症狀。

　　這是一種緩慢持續發燒的現象，體溫可達到38-39度，如果能利用病邪存在的腸道，快速排出致熱原，便能迅速解除發熱症狀。

方藥解說

方劑：調胃承氣湯：酒洗大黃4 芒硝2 炙甘草2，少少溫服之。

選用「大黃、芒硝、甘草」所組成的「調胃承氣湯」來殺菌瀉熱通便，蕩滌腸胃邪氣。

「大黃」中的成分如番瀉貳，能使腸部增加蠕動，抑制腸內水分吸收，促進排便；其他成分又能夠抗感染，對多種革蘭氏陽性和陰性細菌均有抑制作用，如葡萄球菌、鏈球菌、白喉桿菌、傷寒和副傷寒桿菌、肺炎雙球菌、痢疾桿菌…等；還有對抗流感病毒作用。

佐以「芒硝」，靠其硫酸鈉的成分，屬於鹽類瀉藥，進入腸內會形成高滲溶液，阻止腸內水分吸收，而引起機械刺激腸蠕動而排便。

「甘草」含有類似「腎上腺皮質激素」樣的物質，能緩解胃腸平滑肌痙攣，減緩腸道的過度刺激。

瀉藥不是想用就能使用的

中藥最有名的「瀉藥」，就是以寒將軍「大黃」為主的「承氣湯」。「承」乃指順也，胃腸通道以通暢為順，不通為病；「氣」指正氣也。順暢胃腸道正氣，排除其中一切壅滯邪氣，可見此「承氣湯」作用力相當的峻猛，使用不可不慎。

因此，調整藥方配伍組成，形成「大、小承氣湯」之分，針對不同的不大便時機，選擇適當的藥方，本單元提供了相當寶貴的經驗。

▶▶ 《傷寒論》條文

「陽明病，脈遲，雖汗出，不惡寒者，其身必重，短氣，腹滿而喘，有潮熱，手足濈然汗出者，大承氣湯主之。若汗多，微發熱惡寒者，外未解也。其熱不潮，未可與承氣湯。若腹大滿，不通者，可與小承氣湯。微和胃氣，勿令至大泄下。」（條文103）

「陽明病，潮熱，大便微鞕者，可與小承氣湯。若不大便六七日，恐有燥屎。欲知之法，少與小承氣湯，湯入腹中，轉失氣者，此有燥屎也。乃可攻之。若不轉失氣者，此但初頭鞕，後必溏，不可攻之。攻之必脹滿，不能食也。欲飲水者，與水則噦。其後發熱者，必大便復鞕而少也。以小承氣湯和之。不轉失氣者，慎不可攻也。」（條文104）

▶▶ 條文解說

　　「陽明病」，脈大遲，外證已去則汗出，邪氣入裡化熱則不惡寒，裡熱壅盛傷津則身重、短氣、腹滿而喘、有潮熱、手足濈然汗出，「大承氣湯」主之。

　　如果汗多，微發熱惡寒，說明外證未解也。其人也不潮熱，未見「陽明證」，不可與「承氣湯」

　　如果腹大滿不通時，可與「小承氣湯」。微和胃氣可解，不可大瀉下。

　　「陽明病」腹滿潮熱、大便不通微鞕，是裡熱未達到盛實階段，先給「小承氣湯」。如果此人已經六七日不大便，應該思考形成燥屎，在還未確定的情況下，可先服用「小承氣湯」，如果發生腸鳴放屁的現象，則視為燥屎，改使用「大承氣湯」。

　　如果沒有腸鳴放屁，而是大便初頭鞕，後必溏時（如102條文），

不可使用瀉下法，攻之必脹滿不能食。想喝水，飲水後反而造成呃逆（打嗝）不止的現象。待回到潮熱的「陽明病」症候，大便復鞕而少時，以「小承氣湯」和之。沒有出現腸鳴放屁，切記不可使用「大承氣湯」。

▶▶ 生理病理解說1

「陽明病，脈遲，雖汗出，不惡寒者，其身必重，短氣，腹滿而喘，有潮熱，手足濈然汗出者，大承氣湯主之。若汗多，微發熱惡寒者，外未解也。其熱不潮，未可與承氣湯。若腹大滿，不通者，可與小承氣湯。微和胃氣，勿令至大泄下。」（條文103）

「陽明病」的本脈為「大脈」，屬於「陽熱盛」的脈象，陽熱盛又屬於搏動有力的實脈，因此這些因素相加可以得到本條文脈形應該為「速率—遲、形狀—大、力量—有力彈指」的綜合脈象。

脈遲，遲主寒，但是卻出現不惡寒的現象，而其本身症狀與兼脈又皆屬於陽，因此此遲脈可以視為體內物質發生遲滯的現象所致。

大而有力脈，反應體內熱盛，導致汗出短氣而喘，且不惡寒，說明邪氣已入裡化熱，外證已去。裡熱壅盛導致腹滿、有潮熱，手足濈然汗出。熱盛傷津使得肌表失養而身重難以轉側。

如果其人雖然汗出多，但是仍有微發熱、惡寒者，說明外證未解，而身體也沒有出現裡熱蒸蒸如潮的「陽明病」徵候，當然不能使用「承氣湯」，應當是其外證來選方。

▶▶生理病理解說2

「陽明病，潮熱，大便微鞕者，可與小承氣湯。若不大便六七日，恐有燥屎。欲知之法，少與小承氣湯，湯入腹中，轉失氣者，此有燥屎也。乃可攻之。若不轉失氣者，此但初頭鞕，後必溏，不可攻之。攻之必脹滿，不能食也。欲飲水者，與水則噦。其後發熱者，必大便復鞕而少也。以小承氣湯和之。不轉失氣者，慎不可攻也。」（條文104）

「陽明病」，其腹滿痛、潮熱，說明腸道間宿食糟粕積滯不通。「潮熱」是指發熱有一定的規律性，其盛衰起伏如潮水漲落一般，一日一次，按時而發，按時而止。「陽明」潮熱又稱為「日晡潮熱」，日晡即傍晚，是屬於「陽明經」之時發生的潮熱。

由於此時是表現出腹滿盛而大便不通微鞕，潮熱則是裡熱還未達到盛實的階段，所以先給小承氣湯來觀察看看，在正常情況下，令胃氣和降，通大便、除積滯，「陽明病」應該可以解除。

如果此人已經六七日不大便了，而發生腹滿痛、潮熱、大便微鞕，應該思考其腹中糟粕已經因為停留太久而形成燥屎，在還未確定的情況下，可先服用「小承氣湯」，如果發生腸鳴放屁的現象，則視為燥屎，正確除燥屎的方法是使用「大承氣湯」。

如果沒有腸鳴放屁，而是出現如102條條文之大便初頭鞕，後必溏時，屬於裡陽不足的「太陰病」範圍，不可再用損傷正氣與津液的下法。不然的話，中焦脾胃陽氣會因為峻下而衰微，導致腸道運化停滯，而發生脹滿不能食的症狀。

津液丟失而想喝水，飲水後反而會因為脾胃陽虛，無法運化水飲，而發生水邪在上焦膈間，造成呃逆（打嗝）不止的現象。

方藥解說

方劑：大承氣湯：酒洗大黃4 厚朴8 枳實4 芒硝2，分二服。
小承氣湯：大黃4 厚朴2 枳實3，分二服。
根據治病八法的運用，病在裡屬實證，可與「下法」去實邪。本條

文裡熱盛實，又有腹滿、潮熱、大便鞕時，為防止熱邪嚴重損傷人體，應當快速排出大便與實熱，因此選用苦寒峻下之「大承氣湯」來下之。

主要藥味為「大黃」，性味苦，寒。歸脾、胃、大腸、肝、心經。

現代藥理研究其瀉下的有效成分是番瀉甙，作用在大腸，能增加腸蠕動以抑制腸內水分吸收，促進排便。常用來瀉下攻積，清熱瀉火，活血祛瘀。

再加上「枳實」消痞破結；「厚朴」除滿行氣；「芒硝」潤燥軟堅；「芒硝、大黃」合用能夠瀉熱蕩積，推陳致新；「枳實、厚朴」共用則能調整腸胃機能。以上四味合成「大承氣湯」方。

如果只有腹滿盛而大便不通，未有「裡熱」盛實的現象，只需使用「小承氣湯」來使胃氣和降，而大便出即可，以免過下而損傷體內正氣與津液。

如果「太陰病」經過治療後，回到潮熱的「陽明病」症候，必存在大便鞕與不通的現象，因為脾胃陽氣綱剛恢復，所以只能先用「小承氣湯」來和胃降氣通便，調整腸胃機能便可，「陽明病」在，經服用「小承氣湯」後，沒有出現腸鳴放屁，切記不可使用「大承氣湯」。

「小承氣湯」乃「大承氣湯」去除「芒硝」，其攻下力道較輕，以免過度傷及體內正氣與津液，主治腸胃道「痞、滿、實」之「陽明」熱結的輕證。方中「大黃」瀉熱通便，蕩滌胃腸；「枳實、厚朴」用來行氣散結，消痞除滿，能泄除糟粕之壅塞，並且幫助「大黃」推蕩積滯，加速熱結排泄。

學習從體內陰陽平衡觀點來思考：

當體內陰陽平衡失衡時，陽熱內盛於胃腸道，儘管產生了胃腸道的症狀，加上阻礙肺氣肅降引起呼吸症狀，以及熱隨汗液蒸散等一系列複雜的病症。解除致熱源便能快速恢復平衡，完全解除這眾多症狀。

健康小叮嚀

　　不同程度的「便祕」症狀，使用瀉下的藥量種類也不同，錯誤的使用可以立即危害人體健康，不可不慎，請遵照醫師指示方可使用。

神志不清，胡言亂語，「讝語」發病是為何？

　　「吃喝拉撒睡」，生活中的如此小事，是何等的重要阿！十多年前，中國內地之行，讓人印象最為深刻的，盡然就是這等習以為常的小事。「拉屎、撒尿」，位置都在室外的單獨位置，露天加上三面有遮「沒門」，坑中臭味薰蒸，要女生們外露著屁股，在這樣場所解便，可想而知…。

　　想想這樣的環境條件，要養成「不大便」的忍功，那將是何等的容易阿！非到必要，絕不解便。哪像現代化的衛廁場所，坐在上面輕鬆舒適，還能看報划手機，一點都不嫌得麻煩。

　　再推想古代，這類「便祕」的體質，還不懂得醫治，直到嚴重到如本文中「精神異常」，猶如撞鬼遇邪，應該是常見的現象才是。現代人也不是不會發生喔！在醫院住院的患者，就比較有機會，所以護士們都會每天詢問排便狀況，適時改善排便功能。

　　因此，每遇到路上有人「精神異常」，心理都在想，會不會幾包瀉藥就能幫她恢復正常啊！最起碼，拉完無力了，也就比較躁擾驚狂不起來，未嘗不是一種改善。（哈哈，自嘲天真的想法）

▶▶ 《傷寒論》條文

「傷寒，若吐，若下後，不解，不大便五六日以上，至十餘日，日晡所發潮熱，不惡寒，獨語如見鬼狀。若劇者，發則不識人，循衣摸牀，怵惕而不安，微喘直視，譫語者，大承氣湯主之。」（條文105）

「陽明病，其人多汗，以津液外出，胃中燥，大便必鞕，鞕則譫語，小承氣湯主之。若一服譫語止者，更莫復服。」（條文106）

「陽明病，譫語發潮熱，脈滑而疾者，小承氣湯主之。」（條文107）

「三陽合病，腹滿身重，難以轉側，口不仁，面垢，譫語，遺尿，發汗則譫語甚，下之則額上生汗，手足逆冷，若自汗出者，白虎湯主之。」（條文108）

「二陽併病，太陽證罷，但發潮熱，手足漐漐汗出，大便難而譫語者，下之則愈，宜大承氣湯。」（條文109）

「陽明病，脈浮而緊，咽燥口苦，腹滿而喘，發熱汗出，不惡寒，反惡熱，身重，若發汗則躁，心憒憒反讝語。若加溫針，必怵惕煩躁不得眠。若下之則胃中空虛，客氣動膈，心中懊憹，舌上胎者，梔子豉湯主之。若渴欲飲水，口舌乾燥者，白虎加人蔘湯主之。若渴欲飲水，小便不利者，豬苓湯主之。」（條文110）

▶▶ 條文解說

「傷寒」經過發熱與吐下後，多日不大便，出現日晡潮熱（日晡＝申時＝下午3點~5點）、不惡寒、幻覺獨語的現象。更嚴重的話，發作則意識障礙不識人，昏迷恢復時，會表現出摸衣領或尋摸牀緣的症狀，或是驚恐不安，喘鳴且目光直視，口中喃喃自語，語無倫次。

「大便不通」的人，體質表現「多汗」，汗出導致津液耗失，腸胃道糟粕乾燥變硬，而發生「陽明病」的腹滿不大便且譫語症狀，選用峻

下較弱的「小承氣湯」即可。當服用後，譫語止，不可續服。

「陽明病」，脈滑而疾者（「疾」指脈數），食滯致熱，蒸騰熱擾而發生潮熱譫語，採用輕下熱結，除滿消痞的「小承氣湯」便可。

「太陽、陽明、少陽」的合病，同時兼有各陽經其中的一、二個症狀。如「太陽·傷寒」的身重難以轉側；「少陽」口苦咽乾甚的食不知味（口不仁）；「陽明」胃家實的腹滿。其人面垢，熱盛譫語，當先用解「陽明經」熱的「白虎湯」來治療。

如果伴隨自汗出的症狀，同樣使用「白虎湯」。如果誤用汗解則譫語更盛。如果誤用下法，則會導致「陰虛陽脫」之危候，陽氣上脫則額上生汗，陽氣下脫則失禁，陽氣耗傷則手足逆冷。

原「太陽病」，接著一部分的病邪進入「陽明」，而形成「太陽與陽明」併病，之後「太陽證」消失，發展成為「陽明病」的症狀，如「大便難、潮熱、譫語、手足漐漐汗出」等，下之則愈，宜「大承氣湯」。

「三陽合病」，而以「陽明病」的症狀最多最明顯。發汗則損傷津液，而發生精神躁擾不安，且譫語的現象。

如果是採用溫針取汗法，則發生驚恐煩躁不得眠。如果下之過度，則發生胸中如塞痛苦的「梔子豉湯」證。如果渴欲飲水，口舌乾燥的現象，屬於「陽明病」「白虎加人蔘湯」證的症狀。如果渴欲飲水，飲水後發生小便不利的現象，選用「豬苓湯」主之。

▶▶ 生理病理解說1

「傷寒，若吐，若下後，不解，不大便五六日以上，至十餘日，日晡所發潮熱，不惡寒，獨語如見鬼狀。若劇者，發則不識人，循衣摸牀，怵惕而不安，微喘直視，譫語者，大承氣湯主之。」（條文105）

重點說明：這些症狀都是因為大便不通，導致邪氣侵腦所致，應當急下
去邪來恢復大腦功能，所以使用峻下的「大承氣湯」。

「傷寒」經過發熱與吐下，嚴重損傷津液，導致多日不大便，而出
現「陽明病」的日晡潮熱。

由於腸道積滯，其中的細菌仍不斷的分解糟粕，使得氨氣毒素濃度
不斷增加，大量隨著腸胃吸收而進入血液之中，最後影響大腦而發生幻
覺獨語的現象。

更嚴重的話，則會開始出現意識障礙，昏迷恢復時，會表現出摸衣
領或尋摸牀緣的症狀。或是驚恐不安，喘鳴且目光直視，口中喃喃自
語，語無倫次。

▶▶ 生理病理解說2

「陽明病，其人多汗，以津液外出，胃中燥，大便必鞭，鞭則譫
語，小承氣湯主之。若一服譫語止者，更莫復服。」（條文106）

此條文說明，有一種人的體質是「多汗」的現象，常隨著汗出，而
導致津液不斷的排出耗失，使得腸胃道要不斷的吸收水液，以供身體所
需，導致形成食物糟粕，在很短的時間內被乾燥變硬。

快速的水液吸收，如105條條文，腸道間的毒素也因此大量進入血
中，而發生「陽明病」的「腹滿不大便」且譫語症狀，此時狀似「大承
氣湯」的證型，但是實際上其體內的邪熱並不盛，之所以發生「陽明
病」譫語，單純是短時間腸道吸收過度所致，因此選用峻下較弱的「小
承氣湯」即可。

當服用瀉下劑後，譫語止，說明腸道環境已經改善，只需多補充水
分，以防腸道水分再次丟失，不可續服「承氣湯」，否則過度的瀉下，
一樣會耗傷體內津液與正氣，而導致其他的病症發生。

▶▶ 生理病理解說3

　　「陽明病，譫語發潮熱，脈滑而疾者，小承氣湯主之。」（條文107）

　　滑為陽脈，氣實血湧，往來流利，故脈來應指圓滑。痰食內滯，邪氣盛實，多見滑脈。由此可知「陽明病」脈滑而疾者（「疾」指脈數），是食滯導致邪正正在相爭，而發生熱象的腸胃道發炎現象。

　　雖然出現如同「大承氣湯」症的潮熱譫語，但是非因燥屎難出所致，不需使用峻下之「大承氣湯」。

　　如今乃食滯致熱，蒸騰熱擾而發生潮熱譫語，採用輕下熱結，除滿消痞的「小承氣湯」便可。其中「大黃」瀉熱通便，蕩滌胃腸；「厚朴、枳實」行氣散結，泄其糟粕填塞之壅，並助「大黃」推蕩積滯，加速熱結排泄。（參考《把脈自學聖經》一書之滑脈介紹，【總按分析】。）

▶▶ 生理病理解說4

　　「三陽合病，腹滿身重，難以轉側，口不仁，面垢，譫語，遺尿，發汗則譫語甚，下之則額上生汗，手足逆冷，若自汗出者，白虎湯主之。」（條文108）

　　「三陽合病」，指「太陽、陽明、少陽」的合病，說明此病證同時兼有各陽經其中的一、二個症狀。

　　「太陽‧傷寒」的身重難以轉側；「少陽」口苦咽乾甚的食不知味（口不仁）；「陽明」胃家實的腹滿。其中並未出現不大便的燥實痞堅現象，也沒有發生因熱致狂，說明病邪充斥於「三陽經」的層次，還未更深入到臟腑造成熱結。

接下來可從「面垢、譫語」來思考，其人始終顏面表現出，好像幾天沒洗臉而有污垢的現象，而顏面為胃經循行之部位，意味著胃經代謝旺盛之陽證，可視為邪熱主要聚於「陽明」胃經，並且發生熱盛譫語的症狀，當先用解「陽明經」熱的「白虎湯」來治療。

如果伴隨自汗出的症狀，說明體內津液，還未因為熱盛而完全損耗，同樣使用「白虎湯」來退熱補津便可。

如果誤以為病邪處在「太陽」而使用汗解，將導致血中津液快速消失，引起血熱更盛而發生譫語更盛的現象。如果誤以為「陽明」裡實而使用瀉下法，這時將導致腸道津液嚴重耗傷，而發生陰虛陽脫之危候。

此時陽氣上脫則導致額上生汗，陽氣下脫則造成失禁，陽氣耗傷則手足逆冷，可以參考條文第40條的「茯苓四逆湯」來治療。

▶▶ 生理病理解說5

「二陽併病，太陽證罷，但發潮熱，手足漐漐汗出，大便難而譫語者，下之則愈，宜大承氣湯。」（條文109）

由於表邪由表入裡，說明人體體表正氣已經耗損，而邪氣仍未衰退，當進入「陽明」層時（「陽明」相對於「太陽」時，屬裡），則邪氣與裡之正氣劇烈抗爭（稱之為「化熱」），而發生熱傷體內津液，所導致的「不大便、潮熱、譫語、手足漐漐汗出」。

此時屬於實熱證，為防止熱邪不斷耗傷正氣與津液，因此選用「大承氣湯」，來快速排出實熱邪氣與大便。

▶▶ **生理病理解說6**

　　「陽明病，脈浮而緊，咽燥口苦，腹滿而喘，發熱汗出，不惡寒，反惡熱，身重，若發汗則躁，心憒憒反譫語。若加溫針，必怵惕煩躁不得眠。若下之則胃中空虛，客氣動膈，心中懊憹，舌上胎者，梔子豉湯主之。若渴欲飲水，口舌乾燥者，白虎加人蔘湯主之。若渴欲飲水，小便不利者，豬苓湯主之。」（條文110）

　　「陽明病」（腹滿而喘、發熱汗出、不惡寒反惡熱、身重等），加上「太陽病」（脈浮而緊），再加上「少陽病」（咽燥口苦），按照這些症狀來看，應該屬於「三陽合病」，而以「陽明病」的症狀最多最明顯。

　　此時如果還有渴欲飲水，口舌乾燥的現象，思考其不惡寒，而反惡熱之「發熱」，「口渴」欲飲水且口舌乾燥，「汗出」，以上三個症狀是屬於「陽明病」「白虎湯」證的症狀。當脈無力時，可以選用「白虎加人蔘湯」；脈有力時，選用「白虎湯」來治療。

　　如果渴欲飲水，飲水後發生小便不利的現象，說明病邪的一部分，已影響到泌尿系統了，如果能以此為出路來去除病邪，將熱導出，不失為一個好的方法。

　　因此選用「豬苓」來除「陽明」熱渴之症；「茯苓、澤瀉、滑石」等來引邪從小便出；加上「滑石」的清熱消炎後，由「阿膠」來修補養陰，合起來稱為「豬苓湯」。「傷寒」之邪，傳入「陽明或少陰」，化而為熱與水相搏，以致水熱互結、熱結下焦、小便不利或尿道澀痛時使用。

　　由於病邪已大多數進入「陽明」層，此時如果想藉由發汗來處理，反會損傷腸道津液，而發生精神躁擾不安且譫語的現象。由於此時燥屎還未形成，因此可以選用和胃順氣，泄熱通塞的「調胃承氣湯」來治療。

　　其中「大黃」可以瀉熱通便、蕩滌腸胃；「芒硝」性味鹹寒，瀉熱通便、軟堅潤燥；「甘草」緩急和中，能緩和瀉下的力道，又能補津養

正。「大、小、調胃承氣湯」方均為順氣通便之劑，而此三方又以「調胃承氣湯」的作用最為緩和。

如果是採用「溫針」取汗法來治療，由於汗為心之液，熱迫致汗使得心胸陽氣隨之耗散，心胸陽虛而心無所倚，而發生驚恐煩躁不得眠，此時可以參考使用條文65條的「桂枝加龍骨牡蠣湯」。

如果「下之」過度，則可能發生胸中如塞的痛苦現象，參考條文47、48兩條，熱邪隨著三焦體液（如體表組織液與淋巴液）感傳全身，造成胸中窒塞的現象，同樣選用「梔子豉湯」。

方藥解說

方劑：調胃承氣湯：酒洗大黃4 芒硝2 炙甘草2，少少溫服之。

方劑：小承氣湯：大黃4 厚朴2 枳實3，分二服。

方劑：大承氣湯：酒洗大黃4 厚朴8 枳實4 芒硝2，分二服。

方劑：茯苓四逆湯：茯苓6 人參1 生附子3 炙甘草2 乾薑1.5，分三服。

方劑：豬苓湯：茯苓3 豬苓3 澤瀉3 滑石3 阿膠3，分三服。

方劑：白虎湯：石膏10 知母6 梗米 甘草2，分三服。

方劑：白虎加人參湯：石膏16 知母6 炙甘草2 梗米 人參2，分三服。

方劑：桂枝加龍骨牡蠣湯：桂枝3 芍藥3 生薑3 龍骨3 牡蠣3 甘草2 大棗12枚，分三服。

方劑：梔子豉湯：梔子（先下）5 豆豉5，分二服。

學習從體內陰陽平衡觀點來思考：

由上述眾多條文分析可知，「譫語」的發生通常跟體內「熱盛」有關。熱盛則炎上的特性，導致容易熱擾心神，加上熱的源頭來自於胃腸道之脾胃所屬，脾開竅於口；熱的匯聚於心，心開竅於舌，熱盛則發「譫語」。

健康小叮嚀

　　「譫語」常由高熱引起，但導致高熱的原因眾多，治療方向也不同，需詳照上述條文分析診治。

甘油球浣腸劑大缺貨，DIY也能自己做

＊習慣性便祕的養成與破除！

　　104年8-9月報導，近來用於紓解便祕困擾的浣腸劑，嚴重缺貨與漲價，造成現代人常見難解的便秘惡夢揮之不去。除了可以試試早在1800年前就在使用的方法外（蜜煎導；豬膽汁導；土瓜根方），還需認識這便秘的養成，常跟錯誤用藥有關。

　　當熱性病（陽明裡熱）導致短時間便秘腹痛，為防止病症傳變與惡化，可以使用瀉下劑來幫助排除裡邪（如承氣湯類）。但是如果是現代人因緊張生活，排便作息不定，飲食不調等所導致短時間便秘，當恢復正常生活時便能改善，此時期因「大便不出」產生困擾時，須採取本條文的「通導法」或現代浣腸劑來暫時改善。

　　大多數人們卻是先服用瀉下劑，一下之後就認為好了，孰不知因此更耗傷腸道津液，隨即復發便秘，再服之，一陣子之後，造成不可恢復的狀況，這時才把浣腸劑，當作各種瀉下劑服用無效後，不得已的治法，這也就難怪無法改善了。

▶▶《傷寒論》條文

「陽明病，自汗出，若發汗，小便自利者，雖鞭不可攻之。當須自欲大便，宜蜜煎導而通之。若土瓜根及大豬胆汁，皆可為導。」（條文115）

▶▶條文解說

「陽明病」的不大便症狀，自汗出，或者服藥發汗，小便正常，腸道水液吸收導致便硬時，這時期不可服用瀉下劑。應當等其自行有便意時，採用「蜜煎導法」來通腸。「土瓜根及大豬胆汁」，也皆可為通導之。

▶▶生理病理解說

當一個人時常不因厚衣、發熱或勞動而汗自出，或者服藥發汗過度，導致體液喪失過多，再加上其人小便未受影響而照樣排出時，可想而知，將使得大腸吸收水液的功能大增，糞便因而堅硬，形成「陽明病」的不大便症狀。

這類原因導致不大便的「陽明病」症，並不是表邪入裡，造成裡熱盛所形成的。因此，不可以使用清熱峻下的「承氣湯」來攻下，而是採用「通導」的方式，在補充水分與纖維素後，產生便意時，使糞便經過潤滑後，順利排出體外。

方藥解說

方劑：「蜜煎導：蜜」；「豬膽汁導：豬膽」；「土瓜根方：土瓜」。

蜜煎導：蜂蜜些許，用銅器微火加熱，頻頻攪動使之不燒焦，直至滴水成珠的程度，關火待其溫度略降，手捻成手指大小，頭尖，長約2分，乘溫熱時納入肛門穀道中，用手抱住，待大便欲出時將其去出。

土瓜根亦稱王瓜根，俗名赤雹或野甜瓜，採其根搗之，用筒吹入肛門內，與豬膽汁同義。大豬胆一枚，取其汁，可加入少許醋，灌入肛門穀道內。如今皆用甘油球或是灌腸器來取代。

學習從體內陰陽平衡觀點來思考：

當體內水液平衡失衡時，大腸內的乾燥導致便硬難出，增加潤滑度與滋潤就能得到改善。這類病症的便秘者，通常數日不大便都沒有不舒服症狀，稍有便意但大便難出，勉強排出會呈現如羊大便的硬球狀糞便。

許多人誤信瀉下劑能改善，一服就呈現水樣便夾帶硬糞，彷彿一下子就清除乾淨，卻導致腸道水液大量丟失，又回到數日不便的窘境，甚至更加嚴重而形成習慣性便秘的現象。

健康小叮嚀

非疾病型排便不順→先改善不良作息飲食習慣→不得已才使用浣腸劑→絕不可濫用瀉下劑。

感冒不大便，瀉藥過量心不寧

原來「便秘」，服用一般瀉藥後，影響干擾情緒，跟拉不乾淨有關，這「燥屎」也太頑強了吧！

▶▶ 《傷寒論》條文

「陽明病，下之，心中懊憹而煩，胃中有燥屎者，宜大承氣湯。」（條文118）

「大下後，六七日不大便，煩不解，腹滿痛者，此有燥屎也，宜大承氣湯。」（條文119）

▶▶ 條文解說

「陽明病」採用瀉下劑時，心神懊憹而煩，乃胃腸道有燥屎，宜用「大承氣湯」。

經服用瀉下藥後，接著連續六七日又都大便不出而心煩腹滿痛，為胃腸道有燥屎，宜用「大承氣湯」。

▶▶ 生理病理解說1

「陽明病，下之，心中懊憹而煩，胃中有燥屎者，宜大承氣湯。」（條文118）

由於「陽明病」瀉下時，導致腸道津液過度耗傷，宿便仍在並未排出，因此發生燥屎（「胃中」指胃腸道）。燥屎生成，「陽明」腑實證已成，熱上擾心神出現心中懊憹而煩的實煩症狀，宜用「大承氣湯」來蕩滌腸道實熱。

本條文可與條文第111條「陽明病下之，其外有熱，手足溫，心中懊憹…」的虛煩做比較。

▶▶ 生理病理解說2

「大下後，六七日不大便，煩不解，腹滿痛者，此有燥屎也，宜大承氣湯。」（條文119）

腹滿不大便，經服用瀉下藥後，有排出許多糞便，接著連續六七日又都大便不出而心煩腹滿痛，相信有許多長期便祕的人，都有這類的遭遇，適合參考此條文。

上述狀況，是由於腸內壁的縐褶，原本已經卡了許多宿便，這會使得新進的食物進入腸道時，無法有效的刺激內壁蠕動，因此感受不到便意，而造成腹滿不大便的症狀。

經過瀉下藥的作用，這些「新便」很快便能排出體外，之後腸道又有空間可以容納新近食物，於是「不大便→腹滿→腹痛→服瀉藥→排便→不大便→…」，就這麼不斷循環下去，而無法澈底解決。

深究其原因，於腸道內壁堆積的「宿便」才是禍首，宿便積久了，經過腸黏膜的吸收，早已成為「燥屎」，因此，應當在發生不大便而煩

滿痛時，繼續使用「大承氣湯」來排除頑固燥屎。

當燥屎清除，同時腸道也會轉為乾燥狀態，吸收糟粕也會相對快速，而再次生成躁屎，應再稍有便意而無煩躁腹滿前，參考（條文115條）使用「導法」來改善。

「黃疸」是果不是因，識因排除果自滅

皮膚泛黃，眼白發黃，「黃疸」一定是肝病嗎？肝病「黃疸」，中藥也能夠治療嗎？

▶▶《傷寒論》條文

「陽明病，發熱汗出者，不能發黃也，但頭汗出，身無汗，劑頸而還，小便不利，渴引水漿者，身必發黃，茵陳蒿湯主之。」（條文116）

「傷寒七八日，身黃如橘子色，小便不利，腹微滿者，茵陳蒿湯主之。」（條文124）

「傷寒，身黃，發熱者，梔子柏皮湯主之。」（條文125）

「傷寒，瘀熱在裡，身必發黃，麻黃連軺赤小豆湯主之。」（條文126）

▶▶ 條文解說

　　「陽明病」裡熱汗出不大便，通常不會導致身「發黃」。只頭部有汗，頸部以下與身體皆熱而不汗出，造成小便不利、渴甚等症狀，最終將引起皮膚、黏膜和眼球鞏膜等部分發生色黃的症狀，「茵陳蒿湯」主之。

　　感冒經過一段時間，身體出現如橘子一樣顏色的現象，同時小便不出，造成腹部稍微膨滿，便秘等症狀，宜選用「茵陳蒿湯」。

　　感冒，發生身黃發熱的現象，但是沒有小便不出、腹滿、便秘等症狀，「梔子柏皮湯」主之。

　　感冒，形成傷寒瘀熱在裡，發生身黃發熱，「麻黃連軺赤小豆湯」主之。

▶▶ 生理病理解說1

　　「陽明病，發熱汗出者，不能發黃也，但頭汗出，身無汗，劑頸而還，小便不利，渴引水漿者，身必發黃，茵陳蒿湯主之。」（條文116）

　　「陽明病」裡熱不大便，於整個腸道外的淋巴組織，首先感受到邪熱，經過熱傳導發展，會先在離體表皮膚最近的頭部淋巴，來出汗散熱。因此，出現只頭部有汗，頸部以下與身體皆熱，而不汗出的現象。

　　接著裡熱不斷蒸騰體內水液，鬱於三焦，濕熱互結，則水液無法傳輸膀胱，造成小便不利的現象。身體也因為濕熱互結的關係，導致津液無法為細胞所用，而發生渴甚的症狀。

　　由於濕熱互結的部位位於腹部，鬱熱使得腹壓大增，最終將影響肝臟與膽汁的疏泄，使得肝臟無法正常處理與排除膽紅素，血中的膽紅素濃度增高，引起皮膚、黏膜和眼球鞏膜等部分發生色黃的症狀。

　　由於這種「發黃」的原因，是熱大於濕，熱為陽邪，因此又稱為「陽黃」，皮膚的黃色是鮮亮鮮明的，如橘子色一般。

除上述情形之外，如果是在「陽明病」裡熱不大便時，能因為身熱發汗，使得熱有出路，便不會發生鬱熱與濕互結的現象，自然不會造成「發黃」的症狀。

方藥解說

方劑：茵陳蒿湯：梔子6 大黃2 茵陳蒿6，分三服。

茵陳：苦辛微寒，寒能清熱，苦能燥濕，辛能發汗使濕熱從汗而出，又能利水使濕熱從小便而出，是治療黃疸的主要藥物。

梔子：苦寒，能瀉三焦鬱火、通利小便，與茵陳同用，則能迅速將肝膽濕熱，藉由小便外泄而出。

大黃：苦寒泄熱，蕩滌胃腸，能助茵陳、梔子以泄鬱熱，又能通大便以瀉陽明結實，去除造成黃疸的真正因素。

健康小叮嚀

以上三味組成「茵陳蒿湯」，用來治療濕熱發黃，需注意要連續服藥，一直到黃疸消退為止，切不要中途停藥。如果於服藥期間出現中氣虛弱，大便一日數次且溏薄的現象，可以改用「梔子柏皮湯」。（「梔子柏皮湯」於條文第125條時說明）

▶▶ 生理病理解說2

「傷寒七八日，身黃如橘子色，小便不利，腹微滿者，茵陳蒿湯主之。」（條文124）

「黃疸」之「茵陳蒿湯」適應症：當感冒誘發肝病黃疸，或者臨床上還有因為服用感冒藥而導致肝炎黃疸的例子，是因為肝臟合成蛋白質

是其重要的功能之一，血液中的蛋白質如白蛋白、球蛋白、纖維蛋白原等，都是由肝臟製造出來的。

如果肝功能異常，白蛋白的製造大量減少，將導致血液的滲透壓下降，而造成臉部及身體的水腫，而發生小便不利的症狀。並且肝臟無法正常處理或排除膽紅素，而發生身黃如橘子色的「黃疸病」症。

方藥解說

可以參考116條條文內容，選用治療濕熱黃疸的「茵陳蒿湯」來處理。

▶▶ 生理病理解說3

「傷寒，身黃，發熱者，梔子柏皮湯主之。」（條文125）

「黃疸」之「梔子柏皮湯」適應症：患者感冒，發生身黃發熱的現象，但是沒有小便不出、腹滿、便秘等症狀。由於發熱，身體內的血液循環過快，大量紅血球代謝異常，導致血液中的非結合性膽紅素生成增多，一下子就超過了肝臟的處理能力，而滯留在血中則發生「黃疸」。

常發生在具有「先天性溶血性貧血」（如海洋性貧血）的人身上，而自身免疫性溶血性貧血、新生兒溶血、蠶豆病等，也是好發的體質。

方藥解說

方劑：梔子柏皮湯：梔子3 黃柏3 炙甘草1，分二服。

方中，「梔子」清泄三焦的火熱，尤其是上焦胸腔，淋巴組織液的火熱炎症，藉由通調水道，使濕熱從小便而出；「黃柏」苦寒清熱，尤其是下焦盆腔的濕熱；「甘草」則防止梔子與黃柏的苦寒傷胃，又能調補耗傷的津液。

健康小叮嚀

本方用於發熱黃疸的輕症時期，黃疸的顏色還沒像橘子一樣濃厚。

▶▶ 生理病理解說4

「傷寒，瘀熱在裡，身必發黃，麻黃連軺赤小豆湯主之。」（條文126）

「黃疸」之「麻黃連軺赤小豆湯」適應症：患者感冒，發生身黃發熱，怕冷，無汗，身腫，小便不利，發癢的現象。

感冒怕冷明顯，毛孔緊閉，體內溫度無法散熱而升高發熱，形成「傷寒」瘀熱在裡。這時，如果發生因為大量紅血球代謝，所導致的非結合性膽紅素生成增多，肝臟無法及時處理，而滯留在血中則發生「黃疸」。

同時造成肝臟的負擔，肝功能異常，白蛋白的製造大量減少，引起血液的滲透壓下降，而造成水腫、小便不利等症狀。

方藥解說

方劑：麻黃連軺赤小豆湯：麻黃2 杏仁2 炙甘草2 生薑2 大棗12 赤小豆10 連軺（翹）2 梓白皮（改桑白皮）10，分三服、半日服盡。

方中「麻黃、杏仁、生薑」，針對傷寒瘀熱在裡的現象，辛溫發散體表寒邪，使人得以發汗來發散裡之鬱熱，藉由杏仁潤肺養陰，補充耗傷的津液以回復正氣。

「連軺、生梓白皮、赤小豆」，在裡清泄濕熱，利小便，退除黃疸水腫。

「大棗、甘草」調和脾胃。

本方臨床上用於濕熱體質的蕁麻疹、濕疹…等皮膚疾患效果頗佳。

學習從體內陰陽平衡觀點來思考：

「濕」邪性質黏滯重著，善於困阻揚棄抒發，濕與熱鬱著便是發「黃疸」的最主要因素。利用發汗與利尿機制，來恢復體內陰陽濕熱的平衡，不但是預防「黃疸」發生的方法，也同樣是治療「黃疸」的不二法門。

健康小叮嚀

民間許多治療肝病黃疸的青草藥，都是苦寒清熱利水的作用，乍看效果迅速，但這都屬於症狀治療而無法根除肝病，常服恐延誤病情而得不償失，切不可再口耳相傳，害人誤己。

瀉藥也能搶救生命

當腸道間的糞便，形成致命的毒素時，我們怎能再坐視不管，認清楚這時期的主要症狀表現，說不定能及時搶救回生命喔！

▶▶《傷寒論》條文

「傷寒六七日，目中不了了，睛不和，無表裡證，大便難，身微熱者，急下之，宜大承氣湯。」（條文122）

▶▶ 條文解說

感冒過程中，發生目睛昏暗無光澤，呆滯無神，其人視物也矇矓不清，加上大便不出，身熱不甚，急用峻下法，宜「大承氣湯」。

▶▶ 生理病理解說

「大承氣湯」適應症：感冒過程中，發生了嚴重的變化，視其雙目發生目睛昏暗無光澤，呆滯無神，其人視物也矇矓不清，加上大便不出（便秘），雖然身體熱不甚，但是腦部視力已經明顯被影響了，因此屬於「重症」範圍。

感冒一段時間，身體虛弱，加上其他可能因素，如：

（1）汗出過多，消耗大量腸道津液。

（2）發熱耗散體內水液，沒來得及喝水補充。

（3）原本就有排便不良習慣，感冒一下子就加重了這個問題。

也就是不管是什麼原因，最終導致腸道便秘與熱盛時，按照中醫的觀點，這腹腔裡的熱，消耗完腸道水液後，接著就開始耗傷肝腎之陰，由於瞳孔屬腎，眼角膜屬肝，肝腎受血則目清明，如今肝腎陰傷血枯則發生目睛昏暗無光澤，呆滯無神，視物矇矓等現象。

體表因為虛弱的關係，無法呈現高熱，但是熱都蓄積在裡，上傳影響到腦部，而反應在我們的靈魂之窗「眼睛」上，必須急用瀉下法來排除蓄積的裡熱與大便，裡熱去除，腸道通暢，自然熱退神安。

方藥解說

方劑：大承氣湯：酒洗大黃4 厚朴8 枳實4 芒硝2，分二服。

「大黃」作用在大腸，增加腸蠕動，抑制腸內水分吸收，促進排

便，能瀉下攻積，清熱瀉火。

「枳實」所含的酸橙果皮含揮發油，能緩解小腸痙攣，還可使胃腸收縮節律增加，消脹滿，排除阻滯。

「厚朴」小劑量能使腸道興奮，消除脹滿通氣。

「芒硝」能阻止腸內水分吸收，引起機械刺激腸蠕動而排便。

上四味，負責「瀉熱潤腸燥，軟化大便」的是芒硝；「芒硝配上大黃」則瀉裡熱、蕩堅積；「枳實與厚朴」則能調整腸胃機能。

學習從體內陰陽平衡觀點來思考：

當體內蓄積代謝產物而導致失衡生病時，要迅速恢復平衡健康，優先去除蓄積產物是最佳的治療方式。

健康小叮嚀

當面臨危急重症時，切勿自行診斷服藥，尋求專業醫治方為正途。

拉肚子！還用瀉藥醫病？不可思議的中醫

中醫診治的思考中，有一項「複查」思考的模式。例如腸道間的宿便，當形成毒素刺激腸內膜時，可以發生發炎腹痛與泄瀉。自體發生泄瀉，就一定排除邪氣了嗎？

如果沒有排除？「複查」思考下，藉由瀉下藥物來徹底排除改善，也就有可能形成「拉肚子、用瀉藥」的特殊治療法了。

▶▶ 《傷寒論》條文

「陽明少陽合病，必下利，脈滑而數者，有宿食也，當下之，宜大承氣湯。」（條文123）

▶▶ 條文解說

患者出現「陽明病」的胃（腹）部脹滿痛，不大便，忽然又拉肚子，脈滑而數，加上一些「少陽病」的症狀，屬於食物不消化導致胃腸道阻塞發炎，宜選用「承氣湯」瀉下之。

▶▶ 生理病理解說

「拉肚子（下利）」之「承氣湯」適應症：患者出現胃（腹）部的脹滿痛，一會怕冷，一會怕熱，脈滑而數者，屬於食物不消化，導致胃腸道阻塞發炎時，宜選用「承氣湯」。

所謂「陽明、少陽合病」，是指症狀具有腹滿不大便，加上往來寒熱、胸脇苦滿等⋯。原本不大便，忽然發生拉肚子的症狀，這是由於胃腸道裡的糟粕（宿食）停滯（出現脈滑），導致壞菌毒素的滋生，刺激腸道發炎（發生脈數）而無法吸收水液，形成拉肚子的現象。

（關於脈滑而數，請參考《把脈自學聖經》之滑脈與數脈篇）

由於胃腸道阻滯，身體氣血會往這裡集中來處理，所產生的熱能，便會藉由體表來發散，而形成發熱的現象。但是隨著氣血耗盡，立刻就發生熱能不足的怕冷症狀，等到飲食與休息的補充，回復氣血⋯，如此反覆寒熱，而造成往來寒熱的「少陽證」症狀。

方藥解說

　　方劑：大承氣湯：酒洗大黃4 厚朴8 枳實4 芒硝2，分二服。

　　這些症狀的發生，原因都來自於胃腸道的糟粕沒有清除，因此只要選用「承氣湯」類的瀉下劑，將其清除，便能改善這惱人症狀。

健康小叮嚀

　　中醫診病治療，有著很深的智慧，並不是什麼症狀就一定只能用什麼方劑或治法來治療，隨症套方的結果，有時反而會加重病情，初學者不可不慎之。

感冒雜症「少陽」篇

感冒症狀，要好不好的「少陽」時期

　　先前條文54條，已經為各位探討「感冒要好不好的「少陽病」現象」。現在要來更深入的說明，這整個「少陽病」時期，所影響的範圍與主要發生症狀，本單元在臨床上的運用相當廣泛，值得大家用心來學習。

▶▶ 《傷寒論》條文

「少陽之為病，口苦，咽乾，目眩也。」（條文127）

「少陽中風，兩耳無所聞，目赤，胸中滿而煩者，不可吐下。吐下則悸而驚。」（條文128）

「傷寒脈弦細，頭痛發熱者屬少陽，少陽不可發汗。發汗則譫語。胃和則愈。」（條文129）

「本太陽病不解。轉入少陽者，脇下鞕滿，乾嘔不能食，往來寒熱。尚未吐下，脈弦緊者，與小柴胡湯。若已吐下，發汗，溫針，譫語，柴胡證罷，此為壞病。」（條文130）

▶▶ 條文解說

　　「少陽病」的主要識別症狀有，口苦，咽乾，目眩。

　　「少陽病‧中風證」症見「耳炎聽覺障礙、眼結膜炎、胸脇脹滿、心煩」等症狀，不可吐下。吐下則心悸而驚恐。

　　感冒頭痛發熱，當脈象發展成「少陽病」脈（如「弦細脈」）時，不可再用汗、吐、下等過度傷津耗氣的方法治療，發汗則譫語。應該改用「和胃」的方法。

　　原「太陽病」不癒轉入「少陽」，症狀還能呈現脇下鞕滿，乾嘔不能食，往來寒熱。在未誤用吐下治法時，脈弦緊者，與「小柴胡湯」。如果誤用汗法、吐法、下法、溫針法等，會發生譫語症狀，使用「柴胡劑」的時機就已經消失，這種狀態稱之為「壞病」。

▶▶ 生理病理解說1

　　「少陽之為病，口苦，咽乾，目眩也。」（條文127）

　　「少陽病」「綱要」：「少陽病」是中醫學對於感冒過後，沒有完全康復，剩下「口、咽、目」等的不適症狀，而歸納出的病症綱要。

　　先前條文已經探討過感冒初起的「太陽病」，與入裡影響腸胃道運作的「陽明病」。如果感冒細菌病毒，潛伏在人體「體表組織（太陽）與腸胃道（陽明）」之間，可以將其視為「淋巴系統」遭到侵犯，以方便思考理解這「少陽病」。

　　「淋巴系統」是由淋巴、淋巴管、淋巴結與淋巴組織等所組成的，還有扁桃腺、脾臟、胸腺，具有免疫與周邊組織液再回收這兩項功能，主要分布在呼吸道、消化道及生殖道之管壁。當人體抵抗力不足時，

無法澈底的將感冒病原去除，這些外來的壞東西，便會潛伏停滯在淋巴體系當中，尤其是呼吸道與消化道的範圍，等待反攻的時機，而發生口苦、咽乾、目眩等症狀。

▶▶ 生理病理解說2

「少陽中風，兩耳無所聞，目赤，胸中滿而煩者，不可吐下。吐下則悸而驚。」（條文128）

「少陽·中風」適應症：感冒症狀發展緩慢，但是出現其他兼症，如中耳炎、眼結膜炎、胸中苦滿而煩等，屬於「少陽病」的範疇。

「少陽病·中風證」，補充127條，說明感冒沒有完全康復，細菌病毒藉由淋巴組織液的感傳，經由耳咽管侵犯耳內導致發炎；感染眼結膜導致結膜炎；侵犯胸脅導致淋巴節腫大，阻礙肋間活動引發胸中脹滿、心煩等症狀。

由於邪氣是處在淋巴組織液間，雖然胸中脹滿，但是並非氣管、食道的阻滯，因此不可採用吐法來處理。胸中滿煩也不是因為胃腸道的阻滯所引起，因此也不可選用下法（排便）來治療。誤用吐法與下法皆會令人更加虛弱，導致心跳加速悸動的自救現象發生，體內也會因此發生驚恐的現象。

▶▶ 生理病理解說3

「傷寒脈弦細，頭痛發熱者屬少陽，少陽不可發汗。發汗則譫語。胃和則愈。」（條文129）

本條文補述127條，說明少陽病之脈象。「少陽病」之脈象表現，例如「弦細脈」：三指指感如按在拉開射箭的弓弦上，細緊明顯的線性脈象。

感冒頭痛發熱，具有「太陽病」的症狀，當脈象出現「少陽病」脈時，顯示邪氣已經由體表黏膜層進入到裡之「少陽」層（淋巴系統），根據弦細脈來思考，應該改變治療方法了。

由於「脈」為氣血通行的道路，脈弦細說明脈管變為細小，呈現出內容物不足的現象，明確告訴我們體內的氣血量減少，因此告誡我們，不可再用汗、吐、下等過度傷津耗氣的方法治療，應該改用「和胃」的方法。

「和胃」的胃，為人體生命的後天之本，體內氣血的補充，首先需要足夠的營養供應，因此調和胃氣，提升自體免疫力，是「少陽病」時期的治療原則。藉由體內正氣的提升，自行抗邪排毒，疾病便能痊癒。

如果誤用汗法，導致腸道津液耗傷，先前已經說明過，將導致陽明病腹滿不大便的發生，嚴重則發生譫語現象。

▶▶ 生理病理解說4

「本太陽病不解。轉入少陽者，脅下鞕滿，乾嘔不能食，往來寒熱。尚未吐下，脈弦緊者，與小柴胡湯。若已吐下，發汗，溫針，譫語，柴胡證罷，此為壞病。」（條文130）

「少陽病」「主要症狀」：脅下鞕滿，乾嘔不能食，往來寒熱。

先前條文第54條提到：得了「太陽病」經過一段時間，原本惡寒發熱同時併見的症狀，轉變為惡寒去後才發熱，發熱退後，復惡寒的「往來寒熱」症狀，這表示「太陽病」邪傳變成為「少陽病」的現象。

「少陽」膽經，循行於人體的兩側，其經別過季脇、佈胸腔與心臟。所以當邪氣循「少陽」膽經侵入時，此區域的淋巴阻滯腫脹，則胸脇部位出現滿塞似的難受症狀。

影響胃腸道的正常通降，而發生想吐卻又吐不出東西來的現象，自然胃口大受影響。

如果誤用「汗法、吐法、下法、溫針法」等傷津耗液的治法，則將發生譫語症狀，使用「柴胡劑」的時機已經消失，這種狀態稱之為「壞病」。

方藥解說

方劑：小柴胡湯：柴胡5 黃芩3 半夏3 生薑3 大棗12 甘草3 人參3，分三服。

「少陽病」的治療方法要注意禁止「汗、吐、下」三法。當呈現「脈弦緊」的現象，129條已說明，「和胃」的方法又稱為「和解少陽法」，選用「小柴胡湯」，組成有「柴胡、黃芩、人參、製半夏、炙甘草、生薑、大棗」。（參考第54條說明）

胸脇部位的不舒服，解除其實很簡單

　　肝膽功能的異常，常與胃腸道的疾病，相互影響與干擾。在醫院，「肝膽腸胃」成為一科，為什麼這幾個臟腑功能異常時，要同時參照診治，相信有其重要的道理，看看能否在條文中，思索出一番見解來。

▶▶《傷寒論》條文

「陽明病，發潮熱，大便溏，小便自可，胸脇滿不去者，與柴胡湯。」（條文112）

「陽明病，脇下鞕滿，不大便而嘔，舌上白苔者，可與小柴胡湯。上焦得通，津液得下，胃氣因和，身濈然汗出而解。」（條文113）

▶▶條文解說

　　「少陽病」，胸脇滿不去，大便溏，小便自可，病邪轉屬「陽明」，同時發生「陽明」腹滿潮熱等症，與「柴胡湯」。

　　「陽明與少陽」的併病。症見腹滿不大便而嘔，脇下鞕滿，舌上白苔者，可與「小柴胡湯」。上焦胸脇疏通，呼吸與胃腸道的機能得以回復，產生身濈然汗出，此乃病症解除之象。

▶▶ 生理病理解說1

「陽明病，發潮熱，大便溏，小便自可，胸脅滿不去者，與柴胡湯。」（條文112）

本條文說明「少陽病」，胸脅滿不去，病邪轉屬「陽明」，而同時發生「陽明」腹滿潮熱等症。

但是，由於其人大便不硬（大便溏），小便通利，說明邪熱主要仍在半表半裡的「少陽」，入裡（陽明）還不甚，還未耗傷津液，不可使用下法，否則將會耗傷裡之正氣與津液，導致邪熱趁虛入裡。

方藥解說

方劑：小柴胡湯：柴胡5 黃芩3 半夏3 生薑3 大棗12 甘草3 人參3，分三服。

思考此時期，邪氣大致還處在「少陽」層次，而選用「少陽」和解法的「小柴胡湯」來隨症加減最佳。

▶▶ 生理病理解說2

「陽明病，脅下鞕滿，不大便而嘔，舌上白苔者，可與小柴胡湯。上焦得通，津液得下，胃氣因和，身濈然汗出而解。」（條文113）

具有「陽明」腹滿不大便而嘔的症狀，同時發生脅下鞕滿的「少陽病」症，因此本條文視為「陽明與少陽」併病。思考「少陽」脅下鞕滿不通，由於胸廓肌與膈肌的活動受到限制，造成胸腹腔的運動阻滯，進而引發胃腸道蠕動不利，形成腹滿不大便而嘔，其根本在於「少陽」樞機不利。

上焦胸脅疏通，呼吸與胃腸道的機能得以回復，而隨著呼吸之氣

所提供的動能，使得胃腸道的陽氣振奮，通達體表肌肉而產生身濈然汗出，此乃病症解除之象。

方藥解說

　　方劑：小柴胡湯：柴胡5 黃芩3 半夏3 生薑3 大棗12 甘草3 人參3，分三服。

　　疏通「少陽」的選方，當然是選用「柴胡劑」，臨床上針對「少陽、陽明」熱結導致大便不通，主要是使用「大柴胡湯」（如條文58條），因其組成含有「枳實、大黃」等瀉下成分。

　　但是本條文特別註明，舌上白苔（而非黃胎），說明裡無熱結，不適合使用「大柴胡湯」，因此應當選用「小柴胡湯」來疏通滯塞即可。

　　學習從體內陰陽平衡觀點來思考：

　　胸脇部位是「少陽」經脈循行的主要路徑，也是人體氣機上下疏通的關鍵區域。當此處發生病症，則可以導致上、下機能混亂的複雜症狀。同理，也只需理順氣機，眾多病症也能輕易解除。

健康小叮嚀

　　「胸脇」部位的輕症，「小柴胡湯」效果佳，但服一、二劑而無改善者，請勿再服，應速請專業醫師診治。

感冒一直好不了，症狀越來越多很困擾

「感冒」時症狀複雜，原來是因為原先體質就屬於複雜狀態，有了這樣的認知，千萬要在感冒症狀解除的同時，連帶改善不良的體質喔！

▶▶《傷寒論》條文

「陽明中風，脈弦浮大，而短氣，腹都滿，脇下及心痛，久按之氣不通，鼻乾不得汗，嗜臥，一身及目悉黃，小便難，有潮熱，時時噦，耳前後腫。刺之少差，外不解，病過十日，脈續浮者，與小柴胡湯。脈但浮，無餘證者，與麻黃湯。」（條文114）

▶▶ 條文解說

「三陽合病」。如脈弦為「少陽」脈；脈浮為「太陽」脈；脈大為「陽明」脈。「少陽」脇下及心痛，耳前後腫，一身及目悉黃，小便難；「太陽」鼻乾不得汗，呼吸短促；「陽明」腹滿，潮熱時時噦。

針刺腫脹稍有改善，但是其餘的症狀依然沒變，經過十餘日，脈仍浮，症狀仍在，使用和解之法的「小柴胡湯」來改善。如果是發生「脈浮」，裡證已解，則視其無汗表症而給予「麻黃湯」。

▶▶ 生理病理解說

　　本條文雖然名為「陽明・中風」，但是脈與症皆反應出「三陽病」的現象。如脈弦為「少陽」脈；脈浮為「太陽」脈；脈大為「陽明」脈。「少陽」脅下及心痛，耳前後腫，一身及目悉黃；「太陽」鼻乾不得汗；「陽明」腹滿，潮熱時時噦。

　　由於邪犯「胸脅心下與腹部」，導致塞滿不通，而導致下列情況發生：

（1）肺氣肅降不利，呼吸短促，鼻乾不得汗。

（2）腹部脹滿，胸脅心痛。

（3）陽明腹滿，鬱而化熱，時時發作則潮熱與噦。

（4）水濕不得泄，導致小便不利。

（5）小便不利，濕熱互結，壅遏氣機，使得肝膽的疏泄不利，膽色素逆流入血，泛溢肌膚，而發生一身及目悉黃與嗜臥。

（6）邪氣鬱阻「少陽」經脈，導致耳前耳後熱腫痛。

方藥解說

　　方劑：小柴胡湯：柴胡5 黃芩3 半夏3 生薑3 大棗12 甘草3 人參3，分三服。

　　方劑：麻黃湯：麻黃3 杏仁3 桂枝2 炙甘草1，分三服。

　　經用針刺（放血）消腫後，腫脹稍有改善，但是其餘的症狀依然沒變，經過十餘日，脈仍浮，症狀仍在。說明邪氣不盛，無法續犯體內，而體內正氣也相對不足，無法自行除邪，邪正僵持流連表裡之間。

　　因此，不可採用「汗、下」之法（避免過度耗傷正氣）來排邪，而應該使用和解之法的「小柴胡湯」來改善。

　　如果是發生「脈浮」，裡證已解，則視其無汗表症而給予「麻黃湯」來發散表邪。

　　學習從體內陰陽平衡觀點來思考：

　　和解法的「小柴胡湯」，可以用在感冒多日未癒，體內正氣不足，

導致臟腑機能混亂，感冒病毒（邪氣）也未再轉強，而造成臟腑急性炎症時。採用扶正祛邪的角度，讓身體自行調節恢復陰陽平衡，乃簡化又強效的治療方法。

健康小叮嚀

當感冒導致病症繁多時，自行隨症用方，可能要許多方藥堆加才能面面俱到時，眾多方藥的相互作用，副作用與不適應性也會跟著大增，還是找有經驗的醫師，化繁為簡才是正途。

臟腑功能退化的「太陰」「少陰」篇

身體正式進入退化，先從消化系統開始

求學時期的我，170多的身高，才50左右的體重，當時台北有名的北門超大份量牛肉麵，一次可以吃上兩碗，真是過癮有滿足。現在邁入中年了，吃起一般的牛肉麵，小碗就能填飽這飢餓的胃了。

中年時期，體重重了，胃口小了，甚至一天只吃兩餐也瘦不下來，開始容易消化不良，胃腸不適，想想條文中的現象，果然開始進入退化性體質，消化系統先反應出來。

▶▶ 《傷寒論》條文

「太陰之為病，腹滿而吐，食不下，自利益甚，時腹自痛。若下之，必胸下結鞕。」（條文131）

「太陰病，脈浮者，可發汗，宜桂枝湯。」（條文132）

「自利不渴者，屬太陰，其臟有寒故也，當溫之。」（條文133）

「本太陽病，醫反下之，因爾腹滿時痛者，桂枝加芍藥湯主之。大實痛者，桂枝加大黃湯主之。」（條文134）

▶▶ 條文解說

　　「太陰病」主要症狀：常常感到腹部脹滿，嘔吐吃不下東西，或是時常腹痛拉肚子，一天內發生好幾回，脈象應當為「沉弱」脈。若誤以為此時是「陽明病」的腹脹滿而使用「瀉下法」，將導致發生胸下結鞕的症狀。

　　發生「太陰病」同時「感冒」：常常感到腹部脹滿，嘔吐吃不下東西，或是常腹痛拉肚子，一天內發生好幾回。如今又遇上脈浮感冒了，應當先發汗治療感冒，宜桂枝湯。

　　習慣性「拉肚子」的適應症：常常在沒有外力（如藥物、緊張）的作用下，自然的發生腹瀉的症狀，但是口不渴，歸屬「太陰病」症，體內臟器開始進入虛寒現象，應當溫補腸胃。

　　感冒誤用瀉下法，造成時常腹脹滿而時時作痛的症狀，「桂枝加芍藥湯」主之。大實痛者，「桂枝加大黃湯」主之。

▶▶ 生理病理解說1

　　「太陰之為病，腹滿而吐，食不下，自利益甚，時腹自痛。若下之，必胸下結鞕。」（條文131）

　　本條文開始進入《傷寒論》的另一個階段「三陰病證」。之前「三陽證」是指外感邪氣由表侵犯人體，引發體表組織或胃腸道…等一系列「陽熱」為主的病症。隨著「三陽證」的損傷體內陽氣，而導致一系列體內器官功能衰退的病症，則稱為「三陰證」。

　　首先是以「太陰病」的發生為先。「太陰病」主要體現「脾」的運化（水穀）與（水液）功能失常，屬於消化系統的範圍，其發生的原因常見於：

（1）「陽明病」瀉下之後，胃腸道的運化功能無法回復，如此稱
為「陽明」轉入「太陰」。

（2）「三陽病」日久，導致體內陽氣耗傷嚴重，損及器官的運作
功能，首先表現在消化系統的運作失常。

由於胃腸道虛弱，腹部停留著許多不消化的食物，引起脹滿不適的
症狀，如果食物與飲水上滿於胃，則腹滿而吐、食不下；如果食物與飲
水下至腸道，則時腹自痛，加上吸收不良而自下利不止。

「太陰病」的腹滿痛是屬於虛弱型的，與「陽明病」的實性脹滿痛
不同，不可選用「陽明病」的下法來治療，否則將導致胃腸道更加虛弱
而停滯阻滯，胸部以下將鞕滿不通。

▶▶生理病理解說2

「太陰病，脈浮者，可發汗，宜桂枝湯。」（條文132）

發生「太陰病」，脈應當「沉弱」，此時反出現「脈浮」，又有感
冒頭痛、發熱惡寒…等症狀，應當先治療感冒，以防止體表邪氣趁著裡
虛，而直接感染器官。

方藥解說

這裡舉「桂枝湯」為例，實際上應當視感冒類型與症狀，參考先前
探討過的所有條文，來正確的選方用藥。

▶▶ 生理病理解說3

「自利不渴者，屬太陰，其臟有寒故也，當溫之。」（條文133）

一般來說，無預警的發生下利症狀，有屬於急性的下利，也有慢性的。急性多為感染性、熱性的病因，如82條十棗湯、84條生薑瀉心湯、93條黃芩湯。慢性下利則多為臟器虛弱，無法將進入體內的水液與營養吸收起來，而發生自行排出體外的症狀，中醫視為裡虛寒的現象。

時常下利，人體無法適時的補充水分，照理講應該會因為缺水，而發生口渴的現象。但是由於裡虛寒的體質，體內細胞組織間的水液，因而無法順利的進行新陳代謝，以致發生滯留現象，造成不會出現口渴症狀，正好成為裡虛寒的一個辨證的指標。

方藥解說

方劑：桂枝人參湯：桂枝4 人參3 炙甘草4 白朮3 乾薑3，分三服。

裡虛寒，而無法運化水穀水液，參考131條屬於「太陰病」，根據「虛」則補之；「寒」則溫之的治療原則，可以參考採用如條文88條的「桂枝人蔘湯」之類的溫裡湯方來治療。

▶▶ 生理病理解說4

「本太陽病，醫反下之，因爾腹滿時痛者，桂枝加芍藥湯主之。大實痛者，桂枝加大黃湯主之。」（條文134）

感冒時，誤用下法，在先前「太陽與陽明」的條文時常提到，容易導致邪氣跟著內傳，而發生感染位置的改變，或是造成體內津液損傷，而成為「陽明病」。本條文則是因為誤下，直接損傷臟器的運作功能，而成為「太陰病」的發生。

隨著誤下，腸道津液下脫，「氣」也跟隨液脫，而造成腸胃道氣

虛生寒，此時運化之力不足，腸道停滯不蠕動，導致宿食不斷的被分解而發生脹氣，時時刺激腸壁而造成疼痛，這類的排便通常是「便軟而不通暢」的現象。

方藥解說

> 方劑：桂枝加芍藥湯：桂枝3 芍藥6 炙甘草2 生薑3 大棗12，分三服。
> 桂枝加大黃湯：桂枝3 芍藥3 炙甘草2 生薑3 大棗12 大黃1，分三服。

由於一開始是感冒，而感冒的主方劑「桂枝湯」又是溫性的藥方，參考其中「桂枝」、「生薑」溫陽通氣，能幫助劑量加倍而成為君藥的「芍藥」，快速緩解腹痛，達到溫中止痛的功效，再佐以「甘草、大棗」來補虛，因此變成主治「太陰病」的「桂枝加芍藥湯」。

如果因為誤下而成為「太陰」腹滿，腸道內堆積的毒素與壞菌一多，將刺激腸壁，導致急性發炎，而發生腹滿大實痛的症狀，同時存在「太陽病」症仍以「桂枝湯」為主要方劑，腹痛加倍「芍藥」劑量，痛甚則加入「大黃」，一方面可以殺菌消炎，另一方面則峻下來排除毒素與壞菌，而成為「桂枝加大黃湯」。

學習從體內陰陽平衡觀點來思考：

熱性病之後，耗傷過多體內氣與津液，在來不及自我恢復的階段，說明胃腸道無法藉由消化吸收，來及時補充恢復，這時期便是「太陰病」階段，身體進入到衰退的（虛寒）體質，不利於健康的恢復。「虛則補之，寒則溫之」，掌握這個原則，便能快速改善恢復健康。

健康小叮嚀

生病虛弱時期，通常都是進入到虛寒體質，人蔘補虛、薑能怯寒、桂枝溫通，「桂枝人蔘湯」是不錯的調補方。

臟器功能退化與衰退，脈象症狀認分明

「退化」還不算是「衰退、衰老」，調整好消化系統就能恢復。真正進入到「衰退、衰老」的體質，那就等於身體的心臟、腎臟功能衰退，影響範圍就是全身各個組織器官，這時想要快速恢復，可就不是一件容易做到的事了。

這個「衰退、衰老」時期，中醫給他一個特殊的名稱，就叫做「少陰病」。到了這個階段，先以防止衰退的速度增加，延緩老化為優先考量，可別一下子過度的「壯陽大補」，妄想一覺醒來就恢復青春，那可是會適得其反，得不償失的。

▶▶《傷寒論》條文

「少陰之為病，脈微細，但欲寐也。」（條文135）

「少陰病，欲吐不吐，心煩但欲寐，五六日，自利而渴者，虛故飲水自救。若小便色白者，少陰病形悉具。」（條文136）

「少陰病，脈沉者，急溫之，宜回逆湯。」（條文157）

▶▶ 條文解說

「少陰病」大綱：此時期的人體陽氣已經衰微，不管病得多重，已無法完全感覺病痛程度，多以想睡為主要症狀，脈象則是呈現微細感。

「少陰病」主症：想吐卻又無力吐出，心煩但欲寐，的症狀。過了一段時日，出現不自主的下利，渴欲飲水等症狀。加上小便清冷透明，

這整段歷程與現象，就是病程進入到了「少陰病」。

老人家或長期身體虛弱之人，手足四肢逆冷，脈沉微細時，急當溫裡，宜「回逆湯」。

▶▶ 生理病理解說1

「少陰之為病，脈微細，但欲寐也。」（條文135）

隨著經歷「三陽證」損傷體內陽氣，導致器官功能逐漸衰退，開始進入到「太陰病」時期，屬於影響消化系統的病程。由於消化吸收功能受到影響，接下來體內無法經由飲食營養來回補不足時，則轉進「少陰病」時期。

因此，「少陰病」時期，體內的氣血皆嚴重不足，氣血流行通道的「脈」，自然是呈現微細的現象。人體這時候無法藉由「開源」來補充，不得已只好採取「節流」的方式，所以會發生愛睡想睡的嗜睡現象。

▶▶ 生理病理解說2

「少陰病，欲吐不吐，心煩但欲寐，五六日，自利而渴者，虛故飲水自救。若小便色白者，少陰病形悉具。」（條文136）

呈上條，脈微細，消化功能不好，宿食停滯，導致想吐卻又無力吐出的現象，營養不足，氣血新生不足，影響大腦狀態，而發生心煩但欲寐的症狀。

就這樣過了一段時日，腎陽虛到一定程度，無法固攝下焦水液，會自然發生不自主的下利情形（大小便失禁），導致體液的嚴重喪失，進而刺激「渴覺中樞」而呈現渴欲飲水的症狀。

由於腎陽虛，盆腔溫度不足而呈現寒象，其中的水液會以清冷白色透明的狀態呈現，因此視其小便顏色會是白色透明的，這整段歷程與現象，就是病程進入到「少陰病」所應該掌握的內容。

▶▶ 生理病理解說3

「少陰病，脈沉者，急溫之，宜回逆湯。」（條文157）

「回逆湯」（又名四逆湯）適應症：老人家或長期身體虛弱之人，手足四肢逆冷，脈沉微細時，可以參考使用。本條文應該放在135條「少陰之為病，脈微細，但欲寐也。」之後，成為治療方，以便整體來思考。

前述提到，「少陰病」時期，體內的氣血皆嚴重不足，「脈」會呈現微細的現象，更具體的來說，氣血不足的脈無法上供於體表，此時應表現為脈沉微細。氣血無法供應體內臟腑活動的所需，呈現裡的「熱」將減退，此時體內溫度無法完全溫化津液，將溫暖的水氣輸往體表四肢，而發生手足四肢逆冷的獨特症狀，因此而有「四逆湯」的產生。

方藥解說

方劑：四逆湯：炙甘草2 乾薑1.5 生附子3，分二服。

利用「附子」的強心腎功能，刺激腎上腺素生成，提高體溫；加入「乾薑」，鼓動胃陽與脾陽，讓後天「氣血生化之源」能正常運作；配以「炙甘草」來提供營養與熱量。

這三味藥，改善脾胃運化吸收營養的功能，由營養化生氣血，氣血鼓動臟器，臟器之「陽能」則隨著經脈外輸體表四肢，來排出四肢逆冷、脈沉微細的症狀，而成為「少陰病」之主要調理方。

「老人」或是「體虛之人」，感冒初期用藥大不同

　　年齡的增長、慢性疾病期間，在這樣的條件下，體質自然與一般大眾會有所不同。學習到這裡，不難理解不同的體質，治療感冒的方式也應當由所不同，尤其是這類不易恢復健康的體質，必須要有所顧慮才是。

▶▶《傷寒論》條文

　　「少陰病始得之，反發熱，脈沉者，麻黃細辛附子湯主之。」（條文137）

　　「少陰病，得之二三日，麻黃附子甘草湯，微發汗。」（條文138）

　　「少陰病，得之二三日以上，心中煩不得臥，黃連阿膠湯主之。」（條文139）

▶▶ 條文解說

　　身體虛弱（「少陰病」時期體質）的人，當得到感冒時，感冒脈象呈現「沉」的現象，加上身體發熱，此時稱為「少陰病」有表證，「麻黃細辛附子湯」主之。

　　「少陰病」時期體質的人，得到感冒經過二三日，可以採用「麻黃附子甘草湯」來稍微發汗以解表邪。

　　老人或是體虛之人感冒，經過二三日以上，症狀會發生胸中煩苦、不能安臥的現象，「黃連阿膠湯」主之。

▶▶ 生理病理解說1

「少陰病始得之，反發熱，脈沉者，麻黃細辛附子湯主之。」（條文137）

「麻黃細辛附子湯」適應症：老人家或長期身體虛弱之人感冒可以參考使用。

感冒初期，並不一定都是「太陽病」，身體虛弱（「少陰病」時期體質）的人，由於陽氣不足，免疫功能低下，當得到感冒時，身體沒有足夠的陽氣發散到體表抗邪，只能固守在體內，導致一開始感冒脈象就呈現「沉」的現象，此時稱為「少陰病」有表證。

「少陰病」體質屬陽氣虛弱，本身就怕風怕寒，怎麼知道「少陰病」之人得到感冒了呢？可用「反發熱」來強調除了怕風寒外，還有突然身體「發熱」為主要識別症狀，治療應當表裡兼顧才是。

方藥解說

方劑：麻黃附子細辛湯：麻黃2 炮附子3 細辛2，分三服。

由於發熱為邪在表，應當汗解，「少陰病」脈沉，又當溫裡，所以以「炮附子」來溫裡陽；

「麻黃」發表之寒熱；

再加入「細辛」，其性辛溫有小毒、歸肺、腎、心經，屬腎經表藥，能將裡寒發散至表，也能助表邪排出體外。

雖然此方僅這三味藥組成，但是能發揮使外感之寒邪得以發散，裡虛之陽得以回補。如果是裡陽衰而見下利清穀，就算有感冒症狀，仍不能再發其汗，否則將厥逆亡陽。

▶▶ 生理病理解說2

「少陰病，得之二三日，麻黃附子甘草湯，微發汗。」（條文138）

「麻黃附子甘草湯」適應症：老人家或長期身體虛弱之人感冒可以參考使用。

本條文是指另外一種「「少陰病」體質得到感冒」的證型，感冒經過二三日，仍然惡寒身疼，無汗，微發熱，脈沉微。

體表有寒邪，而發生一系列表症，如惡寒、身疼、無汗、微發熱，原「少陰病」體質則展現在脈沉微。如果此時身體症狀以表症不適為主，並沒有感覺到「少陰」裡寒的不適，可以採用本方來稍微發汗以解表邪。

方藥解說

方劑：麻黃附子甘草湯：麻黃2 炮附子3 炙甘草2，分三服。

選用「炮附子」來溫補少陰，「炙甘草」補中散寒，「麻黃」發汗逐表邪。

▶▶ 生理病理解說3

「少陰病，得之二三日以上，心中煩不得臥，黃連阿膠湯主之。」（條文139）

「黃連阿膠湯」適應症：老人家或長期身體虛弱之人，心悸失眠、皮膚搔癢、腸炎下痢等，可以參考使用。

老人或是體虛之人感冒，由於體表的陽氣不足（屬「三陰病」的體質），細菌病毒很快就能向裡感染傳變，而引起血液或臟器的化熱發

炎，成為邪熱耗血的「血液枯燥」證型，症狀會發生胸中煩苦、不能安臥的現象。

臨床上可見於如腦膜炎、腦溢血、肺炎、腸炎、丹毒、猩紅熱、高血壓、乾癬等的病症期間發生。

方藥解說

方劑：黃連阿膠湯：黃連4 黃芩1 芍藥2 雞子黃2枚 阿膠3，分三服。

「黃連阿膠湯」方中，「黃連、黃芩」皆為苦寒藥，能清熱瀉火解毒，清除細菌病毒的感染問題；

「阿膠」甘平，能補血止血，養陰潤燥，修補恢復因熱損傷的血液與組織；

佐以「芍藥」幫助血液的回流循環，古人稱之為「斂心腎」；

再補以「雞子黃」（雞蛋黃）來補腎益心，提供心腦所需的全營養，恢復安定心神。

因此本方的使用非常廣泛，適用於許多疾病期間，須掌握裡陰虛火旺、心煩不眠為其主要使用時機。

學習從體內陰陽平衡觀點來思考：

如同「太陰病」一樣，屬於裡虛寒的體質，「少陰病」就相對來得嚴重多了，主要是反應進入到了裡陽衰的過程，尤其陽氣主要來源的「心陽與腎陽」，當不足時，腎上腺素分泌低下，因此無法充足提供體內動能。平衡陰陽的重點，也就當以心腎陽氣的充實為主。

健康小叮嚀

「附子」屬於大毒藥物，凡是含有附子的藥方，都應在醫師的囑咐下方能服用，切勿自行購買服用。

「老人」或是「體虛之人」，可以擺脫「寒」象嗎？

真正的怕冷、手腳冰冷，絕對不是好的現象。人體體溫調控失去平衡，形成常態的低溫環境，所有臟腑的功能運作，都將受到嚴重的影響。擺脫這樣的「寒」象，已成為刻不容緩的目標。

▶▶ 《傷寒論》條文

「少陰病，得之一二日，口中和，其背惡寒者，附子湯主之。」（條文140）

「少陰病，身體痛，手足寒，骨節痛，脈沉者，附子湯主之。」（條文141）

▶▶ 條文解說

「少陰病」的主要症狀是脈象沉微弱、隨時都想睡，當感覺背部怕冷，口不乾燥時，「附子湯」主之。

老人家或長期身體虛弱之人，脈沉，自覺手腳發冷，身體骨節無紅腫性的疼痛，得溫敷後痛減者，「附子湯」主之。

▶▶ 生理病理解說1

「少陰病，得之一二日，口中和，其背惡寒者，附子湯主之。」
（條文140）

「附子湯」適應症：老人家或長期身體虛弱之人，發生慢性風濕性關節炎、腰痛、神經痛等，感覺背部怕冷，口不乾燥時，可以參考使用。

「少陰病」的主要症狀，是脈象沉微弱、隨時都想睡。這是由於體內的陽氣衰退，也就是指臟腑運作功能衰弱的一種表現，因此，治療當以恢復臟腑運作功能（陽氣）為主要目標。

條文中之所以強調「口中和，背惡寒」，是因為要跟條文第91條「傷寒，無大熱，口燥渴，心煩，背微惡寒者，白虎加人蔘湯主之。」來比較說明。

「白虎加人蔘湯」證是因為裡有熱，所以口燥渴，使用「石膏、知母」來清熱，體表虛所以背微惡寒，加入「人蔘」來補虛；「附子湯」證是因為裡虛寒，所以口不乾燥，使用「附子」來壯裡陽，體表同樣虛，所以背惡寒，一樣選用「人蔘」來補虛。

▶▶ 生理病理解說2

「少陰病，身體痛，手足寒，骨節痛，脈沉者，附子湯主之。」
（條文141）

「少陰病」的主要脈是沉細弱，說明體內陽氣虛衰，呈現裡虛寒的證型。由於陽氣不足，無法溫養外在經脈組織，造成體表循環不良，身體痠疼。在陽氣供應最不足的手足末梢，自覺的怕冷便會明顯發生。經脈阻滯，形成骨節間滑液與津液的代謝失調，疼痛也會相對明顯。

以上的這些症狀看似複雜，其原因皆因體內陽氣不足所致，所以仍

同140條一樣，使用「附子湯」來恢復體內陽氣，只要陽氣足，經脈就能流暢，津液代謝便能恢復，一切因虛寒所致的病痛皆能去除。

方藥解說

方劑：附子湯：炮附子6 白朮4 芍藥3 人參2 茯苓3，分三服。

「附子湯」中的「附子」，具有刺激腎上腺素分泌與強心的作用，能快速提升臟腑的運作功能，是最主要的有效成分來源，但是其成分烏頭鹼含有劇毒，過量服用會導致心率變慢、心傳導阻滯、呼吸中樞麻痺，嚴重時出現抽搐、心臟驟停以致死亡，因此不可長期、過量服用。

「人參」強心補氣血，對於脈象沉微弱的虛弱體質，具有良好的補益功效。

「芍藥」幫助血液回流，減輕心臟工作壓力；

搭配「茯苓、白朮」的淡滲利濕作用，驅逐因為陽虛所導致的內外水液代謝失調，而留滯產生的毒素。「附子湯」便是由以上五味藥，共同組成的方劑。

學習從體內陰陽平衡觀點來思考：

當體內心腎陽氣失衡時，全身溫陽的體現都會跟著消失，嚴重時更會危及生命。「附子」對於這類病症能立即壯盛心腎陽氣，也就能順勢消除之前陰寒盛時所表現出的諸多症狀。

健康小叮嚀

急性病症救治如急性心肌梗塞所致的休克、低血壓昏厥等，宜醫師指定使用，切勿自行購買。

老人、虛人「下利，口咽」篇

拉肚子，便膿血，古方止利有一套

　　拉肚子、便膿血，絕對不是一件正常的事情，運用現在的大腸鏡檢查，先看看腸道狀態如何，是個不錯的選擇。別拘泥信中醫，不看西醫的偏執想法，選擇最適當的診療方式，才是現代聰明的選擇。

▶▶ 《傷寒論》條文

「少陰病，下利，便膿血者，桃花湯主之。」（條文142）

「少陰病，二三日，至四五日，腹痛，小便不利，下利不止，便膿血者，桃花湯主之。」（條文143）

「熱利下重者，白頭翁湯主之。」（條文170）

▶▶ 條文解說

　　老人家或長期身體虛弱之人，發生腹瀉不止，排泄物呈現滑黏樣，其中帶有深紫色血絲的現象，「桃花湯」主之。

　　「少陰病」日久，便會時常腹痛下利不止，小便不利，嚴重將導致便膿血的現象，「桃花湯」主之。

　　急性感染發炎導致腹瀉，症見裡急後重、下痢膿血（赤多白少），「白頭翁湯」主之。

▶▶ 生理病理解說1

　　「少陰病，下利，便膿血者，桃花湯主之。」（條文142）

　　本條文症狀，通常是由如131條之「太陰病」自利益甚；或是86條服理中不止；又或是53條下利清穀不止。在不斷的下利過程中，體內與腸道越來越虛弱，形成裡陽虛的「少陰病」下利。

　　如此嚴重下利，腸黏膜都跟著被排出體外了，直腸壁組織與微血管因此破損壞死，表現出排泄物呈現滑黏樣，其中帶有深紫色血絲的現象。

▶▶ 生理病理解說2

　　「少陰病，二三日，至四五日，腹痛，小便不利，下利不止，便膿血者，桃花湯主之。」（條文143）

　　「桃花湯」適應症：老人家或長期身體虛弱之人，發生腹瀉不止，排泄物呈現滑黏樣，其中帶有深紫色血絲的現象，可以參考使用。

　　本條文症狀是在補充142條，病症更重更深所呈現的症狀。由於裡

寒甚，「寒」性具有收引的作用，「收引」在臨床上是表現出筋攣性的疼痛症狀，所以「少陰病」日久，便會時常腹痛下利，嚴重導致便膿血的現象。

當體內水液不斷因為下利而排出體外，能夠進入到血液裡的水液自然不足，因此沒有多餘的水液需要介由小便來調節，自然會發生小便不利的現象。

方藥解說

方劑：桃花湯：赤石脂5 乾薑1 糯米1，分三癒止。

由於不是感染發炎所導致的下利，排泄物大多透明帶血絲、無臭味的滑黏液，思考同是下焦腸虛寒下利的86條「赤石脂禹餘糧湯」內容，選用「赤石脂」來溫裡澀腸固脫，保護腸道粘膜，止血排毒。

加入「乾薑」來溫暖腸道；「梗米」回補流失的營養與津液，三味藥共同組成桃花湯。

「桃花湯」與「赤石脂禹餘糧湯」區別，都有虛寒下利、滑脫無力的現象（肛門關閉無力），都屬病位在下焦直腸為主，只是便中有膿血的時機使用「桃花湯」治療，肛門滑脫明顯時使用「赤石脂禹餘糧湯」。

▶▶ 生理病理解說3

「熱利下重者，白頭翁湯主之。」（條文170）

「白頭翁湯」適應症：主要用於急性腸炎腹瀉、細菌性腸炎痢疾、阿米巴痢疾、潰瘍性結腸炎、泌尿系統感染…等。

本方證並不屬於「厥陰病」，應當要與（條文142、143）的虛寒下脫、便膿血相鑑別；以及169條的下痢（表熱裡寒）來鑑別探討。

　　「通脈回逆湯」是裡真寒外假熱的下痢，「白頭翁湯」則是表裡皆熱的下痢，為發熱發炎性的致病原，深陷裡腑血分，下迫大腸所致。

　　「白頭翁湯」臨床症狀為腹痛、裏急後重、下痢膿血（赤多白少）、肛門灼熱、渴欲飲水，舌紅苔黃，脈弦數等，如急性腸炎腹瀉、細菌性腸炎痢疾、阿米巴痢疾、潰瘍性結腸炎、泌尿系統感染…等。

方藥解說

　　方劑：白頭翁湯：白頭翁2 秦皮3 黃柏3 黃連3，分二服。

　　選用「白頭翁」為君藥，其苦寒入血分，能清熱解毒，涼血止痢。加上治痢要藥的「黃連」，苦寒瀉熱，解毒燥濕；「黃柏」苦寒，善清下焦腸道濕熱，共同清熱解毒，燥濕治痢。再佐以「秦皮」苦澀而寒，清熱解毒、收澀止痢。以上四味藥，共同組成「白頭翁湯」方。

　　學習從體內陰陽平衡觀點來思考：

　　當身體下利過度，將導致大腸氣脫，固攝失常，這時採用特殊固攝功效為主的「赤石脂」，先防堵缺口，之後再做補救，不失為一種救急固脫的方法。

健康小叮嚀

　　「收澀」藥的作用相當強烈，不到下利嚴重者，不可隨意服用。虛寒性應採溫裡之法；發炎性採清熱解毒。無效且不斷下利不止，症見脫肛或便膿血，可參考使用桃花湯。

「咽痛」治療有多種選擇

在嚴重的臟腑功能衰退期，唾液的產生越來越少，咽喉的病症，發生的比例也就相對地大增了。這時期，雖然只能從症狀上改善，但對患者來說，卻是立即減緩病痛的甘泉，還是值得推廣運用的。

▶▶ 《傷寒論》條文

「少陰病，下利，咽痛，胸滿，心煩者，豬膚湯主之。」（條文145）

「少陰病，二三日，咽痛者，可與甘草湯，不差與桔梗湯。」（條文146）

「少陰病，咽中傷生瘡，不能語言，聲不出者，半夏苦酒湯主之。」（條文147）

「少陰病，咽中痛，半夏散及湯主之。」（條文148）

▶▶ 條文解說

「少陰病」時期，時常下利不止，導致咽痛、胸滿、心煩者，「豬膚湯」主之。

「少陰病」時期，咽痛者，可與「甘草湯」。效果不佳時，改服「桔梗湯」。

「少陰病」時期，咽喉生瘡潰爛，難以講話吞嚥，「半夏苦酒湯」主之。

「少陰病」時期，咽中痛者，「半夏散及湯」主之。

▶▶ 生理病理解說1

「少陰病，下利，咽痛，胸滿，心煩者，豬膚湯主之。」（條文145）

「豬膚湯」適應症：頭髮焦枯、臉部皺紋、皮膚粗糙，服用後可以補充大量膠原蛋白，滋潤皮膚、減少皺紋、防止肌膚衰老。

「少陰病」的脈象是微細脈，說明此時的體質已達陰陽皆虛的狀態，陽虛則生寒，表現在嗜睡與四肢逆冷，下利等方面，這個部分之前已經說明過了。

陰虛的方面，則陰極化熱，由於「少陰」經脈分屬「手少陰心經與足少陰腎經」，當化熱時，熱會上炎，而腎經循行由足而上，循咽喉挾舌根而終；心經支從心繫，上挾咽，系目系。

這兩條經脈，在咽喉處成了裡熱的對外交會出口，因此，在「少陰」篇的條文中，許多條文皆會提到「咽痛」這個症狀。

「少陰病」下利，使得胸陽不振，則生「滿症」；津液大量喪失，陰虛化熱則「心煩咽痛」。考慮這時體質是陰陽兩衰，如果使用瀉火藥來治療咽痛，將導致心陽、腎陽皆衰敗，是非常危險的，不可不慎。

方藥解說

方劑：豬膚湯：豬膚10 蜜 白粉（米粉）。

這時期使用甘鹹潤的「豬膚」，養陰滋陰，水升則火降，能引少陰之虛火下達，上熱除則下利自止。

▶▶ 生理病理解說2

「少陰病，二三日，咽痛者，可與甘草湯，不差與桔梗湯。」（條文146）

「甘草湯、桔梗湯」適應症：緩解如扁桃腺發炎、咽喉炎…等的咽喉疼痛。

由於「生甘草」與「桔梗」都具有抗發炎、抗過敏的作用，能保護發炎的咽喉和氣管的粘膜，所以在少陰病咽痛，不能使用清熱消炎的藥物時，選用「甘草與桔梗」，能有效的緩解咽喉疼痛。

方藥解說

方劑：甘草湯：甘草2。

桔梗湯：甘草2 桔梗1。

可以先單獨使用「甘草」片或是煎湯，採口含化的方式頻頻服用，如果效果不佳，再加入「桔梗」成為「」桔梗湯，服用方式依舊。

這兩個方都是用來處理咽痛症狀的，對於「少陰病」的脈微細、但欲寐之主證是沒有幫助的。

▶▶ 生理病理解說3

「少陰病，咽中傷生瘡，不能語言，聲不出者，半夏苦酒湯主之。」（條文147）

「半夏苦酒湯」適應症：緩解如咽腫、咽爛、咽喉生物…等的咽喉疼痛。

根據臨床上的運用，「半夏苦酒湯」的主證是咽喉生瘡潰爛，疼痛到難以講話吞嚥，以及喉嚨發炎腫大到阻塞感明顯，不能呼吸吞嚥，是屬於疾病「標證」之咽部的治療方，對於體質的「本」之少陰病，沒有

改善的作用。

　　所謂的「苦酒」，不是真的「酒」類，而是指「米醋」，由於醋本身能夠抑制細菌的孳生，又能夠軟堅消腫，對於瘡腫特別有效，所以使用醋來當基劑。

　　調入具有減少咽喉部分泌物、麻痺止痛的「生半夏」，與修補滋潤咽喉的「蛋白」，而成為「半夏苦酒湯」方。

方藥解說

方劑：半夏苦酒湯：苦酒 生半夏 雞子白。

　　由於仲景在使用此方的煎服法相當繁瑣，原文如下：

　　半夏十四枚（洗破如棗核），雞子一枚（去黃納上苦酒著雞子殼中），上二味，納半夏著苦酒中，以雞子殼，置刀環中，安火上，令三沸，去滓，少少含則之，不差，更作三劑。

　　因為「生半夏」屬於毒物，拿捏不當，內服恐會造成人體傷害，現代大多改良上述的方法如下：

　　（1）取十四枚「生半夏」，打碎後，在滾燙的熱水中，用篩子快速涮過七遍。

　　（2）將涮過的半夏晾乾，泡入30CC的醋中浸泡，保存在冰箱裡。

　　（3）當要服用時，倒出，放入鍋中煮三沸（水沸如奔騰滾浪狀），把半夏濾掉。

　　（4）這時打入一顆雞蛋的蛋白，攪拌均勻，慢慢含在嘴裡嚥下，12小時後仍沒改善，再續服。

▶▶ 生理病理解說4

「少陰病，咽中痛，半夏散及湯主之。」（條文148）

「半夏散及湯」適應症：緩解如痰卡咽喉的咽喉疼痛。

本方組成為「生半夏（洗）、桂枝、炙甘草」這三味藥。經過臨床上的統計，用於感冒引發的咽痛、扁桃腺發炎腫痛，效果不佳。因此思考「半夏」具有除痰之功，「桂枝」辛溫能散風寒，所以跟「半夏苦酒湯」的差異，應該在於寒痰閉阻咽喉，「陰極化熱」，此局部代謝停滯導致發炎疼痛。

方藥解說

方劑：半夏湯及散：洗半夏1 桂枝1 炙甘草1，分三服米湯下。

「桂枝」散寒通陽，恢復代謝循環；「半夏」除痰止痛；配上「炙甘草」來緩和半夏毒性，一般採用這三味藥個等分研粉，每次服用，需用「白米湯」調入1錢藥粉吞嚥，一日三服。

如果無法服用散劑，可以取100CC的水煮沸，放入2錢藥粉，繼續煮到水沸如奔騰滾浪時關火，放冷，少少的嚥下。

健康小叮嚀

「生半夏」具有大毒，雖書中敘述效佳，但仍提醒非醫師指導下，不可自行服用。「制半夏」已藉由炮製去除毒性則不在此列。

虛弱病甚，藥食不吸收，縱有仙丹妙藥也無用！「蔥白、膽汁、人尿」起妙用

在生重病的時期，常常發生飲食不進的困擾，身體日漸消瘦，體力越來越衰弱，好不讓人看了心疼。鼻胃管的餵食，看似解決了這項困擾，但少了咀嚼吞嚥等，氣的肅降之力展現，很難達到消化功能的正常運作。

如果連灌食都灌不進去呢？這時藥物想要送達體內，還非得特殊的「藥引子」，才能完成這項艱鉅的任務。

▶▶ 《傷寒論》條文

「少陰病，下利，白通湯主之。」（條文149）

「少陰病，下利，脈微者，與白通湯。利不止，厥逆無脈，乾嘔煩者，白通加豬膽汁湯主之。」（條文150）

「少陰病，下利清穀，裏寒外熱，手足厥逆，脈微欲絕，身反不惡寒，其人面色赤，或腹痛，或乾嘔，或咽痛，或利止脈不出者，通脈四逆湯主之。」（條文152）

「下痢清穀，裡寒外熱，汗出而厥者，通脈回逆湯主之。」（條文169）

▶▶ 條文解說

老人家或長期身體虛弱之人，拉肚子不止，「白通湯」主之。

老人家或長期身體虛弱之人，拉肚子不止，脈微者，服白通湯。仍然下利不止，氣血敗亂、手足逆冷無脈，乾嘔、心煩等藥食不得進者，「白通加豬膽汁湯」主之。

老人家或長期身體虛弱之人，脈微、下利清穀（完穀不化）、手腳冰冷，身體反而不怕冷，而是發生亢進發熱，或刺激腸胃道導致腹痛、乾嘔、利止無脈，又或熱發於上形成面色赤、咽痛，通脈四逆湯主之。

▶▶ 生理病理解說1

「少陰病，下利，白通湯主之。」（條文149）

「白通湯」適應症：老人家或長期身體虛弱之人，拉肚子不止，手足冰冷，沒有伴隨其他病症時使用。

「白通湯」組成為「蔥白、乾薑、生附子」，從這三味藥來看，並沒有止瀉成分的存在，「乾薑」溫暖胃腸道，而「生附子」毒性強，壯心腎陽氣（刺激腎上腺）尤其強烈，可見此時下利症狀是由於臟器功能衰退，已經無法消化吸收物質導致。

因此，當人體臟腑功能衰竭之前，會出現下利不止的現象，心力衰竭，四肢厥逆，脈微欲絕，這已經算是預告生命終點的時程了，不得不使用毒性強烈的「生附子」來作為奮力的一振了，如果能因此重新鼓動「心腎」功能的運作，臟腑的運作也將隨之恢復功能，下利症狀自然能夠解除。

方藥解說

方劑：白通湯：生附子3 乾薑1 蔥白4莖，分二服。

「蔥白」，中醫認為其擔任的是「通上下內外陽氣」，從二個方面來看：

一是擴張肺部的微血管，使身體能得到多一些的氧氣，幫助挽救心腎衰竭的現象；

二是讓「附子與乾薑」的溫熱作用，能順利被人體吸收，如果按照現代對「蔥白」的分析，其富含揮發油（蒜素）、二稀丙基硫醚、蘋果

酸、維生素B1、維生素B2、維生素C、煙酸、脂肪、粘液汁、鈣、磷、
鐵、鹽等，不但能直接刺激腸胃道的消化吸收，還能抑制壞菌，改善腸
胃道的環境。

▶▶生理病理解說2

「少陰病，下利，脈微者，與白通湯。利不止，厥逆無脈，乾嘔煩
者，白通加豬膽汁湯主之。」（條文150）

「白通加豬膽汁湯」適應症：拉肚子不止，危及生命時，參考使用。

接續149條，喝了「白通湯」之後，照樣拉肚子不止，中醫視為
「下脫」；頻頻想吐又吐不出，則視為「上脫」。體內僅存的陽氣發生
上下脫的症狀，脈微變成無脈，可見體內臟腑已更進一步的衰竭，恐危
及生命了。

由於先前服用「白通湯」無效，因為體內遇到大熱藥的刺激，一
下子亢進到把喝進去的藥物全都拉拉出來了，稱為「格拒」現象，使得
病情更加嚴重。此時體內發生嚴重電解質失調，導致自律神經失調，而
產生如乾嘔、心煩等症狀，因此在「白通湯」中，再加入「人尿與豬膽
汁」來改善這樣的情形。

方藥解說

方劑：白通加尿膽湯：人尿 豬膽汁，分二服。

「人尿」鹹寒，「豬膽汁」苦寒，在大熱的藥中，加上這兩個寒
藥，可以適時的達到緩解亢進效果，阻止不吸收的問題，中醫稱為「引
陽藥入陰，從其性而治之」。

在古時候，人體大量的脫水，不像現在有生理食鹽水來補充流失的
電解質，因此想到服用「人尿」，確實有他的道理。尿液出自人體，特
別容易被吸收，能快速恢復電解質，平衡自律神經的失調。

「豬膽汁」相當的滑利重稠，不怕嘔與利，能抵抗腸胃道的亢進，使藥物能夠停留吸收，其中含有膽鹽、膽紅素、膽固醇、氯化鈉、碳酸氫鈉、鈣…等的無機鹽類，也能協助調節電解質，幫助細胞的修復。因此，「人尿與豬膽汁」被歸類為抗「格拒」的用藥，危及重症時可視情狀使用。

▶▶ 生理病理解說3

「少陰病，下利清穀，裏寒外熱，手足厥逆，脈微欲絕，身反不惡寒，其人面色赤，或腹痛，或乾嘔，或咽痛，或利止脈不出者，通脈四逆湯主之。」（條文152）

「通脈四逆湯」適應症：主要是用於心臟衰竭，能強心、抗休克。

經過先前條文的認識，「少陰病」，脈微、下利（清穀指完穀不化）、手腳冰冷，這些都是體內陽氣虛衰，臟器功能衰退的表現。

《素問・陰陽應象大論》「黃帝曰：陰陽者，天地之道也，萬物之綱紀，變化之父母，生殺之本始，神明之府也。治病必求於本。故積陽為天，積陰為地，陰靜陽躁，陽生陰長，陽殺陰藏。陽化氣，陰成形。寒極生熱，熱極生寒，…。」這裡提到一個很特別的觀念，那就是「寒極生熱，熱極生寒」。

說明當臟器衰竭到一定程度，病情發展到所謂寒極的階段，就會因為「虛陽」的外浮而發生「假熱」的現象；當熱性的疾病，病情發展到熱極的階段，就會因熱邪內伏而發生假寒的現象。

本條文就是在敘述少陰病（陽虛而寒），當寒到了極限，裡陽便會外浮，而表現出反不惡寒、裡寒外熱、面色發紅的「假熱」症狀，當知此時期已是體內精氣將要消散的時期。

這是因為臟器衰竭嚴重，體內刺激器官運作的賀爾蒙，如腎上腺素、皮質素…等，分泌不斷的增加來圖奮力的一振，導致呼吸、心跳、

體溫的上升，而發生面紅發熱的症狀。這樣地亢進發熱，或促進腸胃道突然亢進而導致腹痛、乾嘔、利止，又或熱發於上使得外表黏膜損傷而咽痛。

如果任由賀爾蒙持續被消耗，臟器功能又已衰亡，無法繼續補充，將接著出現體溫下降、全身無力、昏迷的症狀，當消耗殆盡時，病人也將安詳的去世。

▶▶ 生理病理解說4

「下痢清穀，裡寒外熱，汗出而厥者，通脈回逆湯主之。」（條文169）

參考條文第152條後，便能理解本條文在談什麼了。相較於「少陰病」時期繼續惡化後，不斷的下痢清穀，不但營養無法消化吸收，體內的氣與津液也都跟著只出不進，勢必病勢將進入到「厥陰病」的證候，「陰極陽生」導致裡真寒、外假熱的現象。

此時的體表有熱，並不是感冒「太陽病」的發熱，而是臟器嚴重衰竭（裡真寒），誘發腎上腺素、皮質素…等的試圖振奮，所引起的亢進發熱與汗出（外假熱），這情況將更使臟器功能加速衰敗，而出現體溫下降、全身無力厥冷等症狀。

因此，已經到了「厥陰病」的危急症候，同樣應當速用「通脈四逆湯」來急救之。（關於「厥陰病」的認識，請參考條文159條）

方藥解說

方劑：通脈四逆湯：生附子3 炙甘草2 乾薑3 蔥白9

取「生附子」來強刺激心腎，讓賀爾蒙再生，鼓動臟器再次活動；
「乾薑」則助溫肺脾之陽，恢復呼吸與胃腸道的運化；
為防過度刺激心臟導致受傷，加入「甘草」來緩和心跳的過速。

再加上如「白通湯」一樣防止「格拒」的「蔥白」，溫通上下內外陽氣，組合而成「通脈四逆湯」方。

學習從體內陰陽平衡觀點來思考：

「豬膽汁」滑利重稠，不怕嘔與利，能抵抗腸胃道的亢進；「蔥白」擴張肺部的微血管，增加氧氣助心腎，同樣滑利、抗格拒；「尿液」易於吸收，快速恢復電解質。在藥食格拒不吸收的情況下，皆能幫助突破困境，小卒變英雄，為「虛陽、假熱」的證型找到陰陽平衡的一線生機。

健康小叮嚀

「人尿」宜採自幼童早晨第一泡，去頭尾，取中間段尿液為佳。

虛弱病甚，小便不利，陽鬱、陽衰需分明

「少陰病」主症就有四肢逆冷的症狀，但是四肢逆冷，卻不一定是「少陰病」，尤其對於這類危急重症的診斷上，尤其馬虎不得。這裡舉例說分明。

▶▶《傷寒論》條文

「少陰病，二三日不已，至四五日，腹痛，小便不利，四肢沉重疼痛，自下利。其人或咳，或小便利，或不利，或嘔者，玄武湯主之。」（條文152）

「少陰病，其人或咳，或悸，或小便不利，或腹中痛，或泄利下重者，回逆散主之。」（條文153）

▶▶ 條文解說

　　「少陰病」多日，臟器功能已經衰退，引起腹痛、小便不利、四肢沉重疼痛、自下利等症狀。或伴隨咳、或小便利或不利、或嘔者，「玄武湯」主之。

　　似「少陰病」手足厥逆、脈微欲絕，但成因並非裡陽衰，而是陽熱鬱於軀幹，如果影響肺則咳，心則悸，脾則腹中痛，腎則小便不利，腸胃道則泄利下重，宜「回逆散」主之。

▶▶ 生理病理解說1

　　「少陰病，二三日不已，至四五日，腹痛，小便不利，四肢沉重疼痛，自下利。其人或咳，或小便利，或不利，或嘔者，玄武湯主之。」（條文152）

　　「玄武湯」適應症：主要是以腎病綜合證、慢性腎炎，腎功能衰退之水腫、小便不利，為其主要使用範圍。

　　「少陰病」，說明體內臟器功能已衰退，由於胃腸道的運化功能不足，壞菌孳生，完穀不化，刺激腸壁發生腹痛下利，是典型的「少陰病」下利現象。

　　如果更嚴重下去，影響到現今生理學的腎臟功能上，將導致腎臟病的發生，使得四肢沉重腫痛，血中肌酸酐及尿素氮濃度迅速上升，而產生少尿、無尿、疲倦、噁心嘔吐、食慾不振等病症。

　　再嚴重時，可出現胸部積水、腹水，或咳或嘔等症，臨床上多由原發性腎絲球腎炎、紅斑性狼瘡、糖尿病性腎臟病等原因所致。

方藥解說

　　方劑：玄武湯（又名真武湯）：茯苓3 白朮2 芍藥3 生薑3 炮附子

3，分三服。

「玄武湯」又名真武湯，組成有「茯苓、白朮、芍藥、生薑、附子」。是治療腎陽衰微，脾失健運的常用方。方中「附子」溫陽助腎、利水利尿；「白朮、茯苓」同用能健運脾濕；「生薑」辛溫能散水氣；加入「芍藥」養血和陰，以防止水氣消散，而產生燥熱的現象。

▶▶ 生理病理解說2

「少陰病，其人或咳，或悸，或小便不利，或腹中痛，或泄利下重者，回逆散主之。」（條文153）

參考《傷寒論》的不同版本，條文少陰病之後，當加入「四逆」二字，這樣比較容易理解，意指疑似少陰病的四肢逆冷。

「回逆散」適應症：此方調理肝膽與脾胃的功能，可用於慢性肝炎、胰腺炎、膽囊炎、膽石症、肋間神經痛、胃腸神經官能症、…等，肝膽腸胃功能失調。

「回逆散」又稱「四逆散」，初見這個方名，可別以為其藥物組成就是「回逆湯」（甘草、乾薑、附子）改為散劑而成。其實差別很大，「回逆散」的組成是「炙甘草、柴胡、枳實、芍藥」，類似於「大柴胡湯」的變方。

主要治療「熱厥」，屬於陽鬱厥逆的證候，表現出四肢摸起來明顯的厥冷，但是會感覺裡面透出熱的感覺，這是因為裡熱壅盛而陽鬱，正氣受困，無法外達所致。

陽熱鬱於軀幹，人體軀幹裡佈滿了各種器官，因此必會影響臟腑的生理功能，如果影響肺則咳，心則悸，脾則腹中痛，腎則小便不利，腸胃道則泄利下重，這些看似並無相關的病症，其實原因皆是裡熱鬱滯所致，因此不需跟著標症來起舞用藥，從「鬱熱」的根本來處理便能痊癒。

方藥解說

　　方劑：四逆散：炙甘草1 枳實1 柴胡1 芍藥1，日三服，米湯下，飯後服。

　　方中「柴胡」能疏肝解鬱，透達鬱熱；「枳實」破氣除閉、泄熱散結，輔助柴胡，共同使裡熱透達體表四肢，改善厥冷現象；「芍藥」能瀉肝火、安脾肺而歛陰；「炙甘草」補脾和中、益氣緩急。「芍藥甘草」共同改善臟腑的不適之症，穩定因熱傷而導致的臟腑功能失調。

　　學習從體內陰陽平衡觀點來思考：

　　四肢逆冷、小便不利，可以起因於體內陽氣衰竭，無法溫養四肢與溫通膀胱水液；也可能是裡陽鬱滯不通達四肢，輸利水道。恢復的方法，自然也應當有所不同

健康小叮嚀

　　老年人或體虛甚的病人，不能只見到「小便不利」，就用利尿劑來解除，陽鬱型可行，陽衰型忌用。

虛弱病甚，「口渴」也有大學問

人體的「唾液」，又稱為「龍涎」，可見是何等的寶貴。道家在打坐修真期間，要不斷地將這「龍涎」，吞嚥回丹田深處，聲稱能培本固元，延年益壽，具有神奇之功效。

按照「經絡學」的研究，「唾液」的產生，必須體內「任、督」二脈相通，方能源源不絕的產生。「任、督」相通，又代表全身經脈的暢通無阻，絕對是健康的象徵，武俠小說裡號稱一甲子的功力，那是何等的珍貴。

接下來，各位可以試試，將你的舌尖上頂上顎處，類似捲舌狀，接通「任、督」二脈，是否唾液不斷的湧出，在五臟功能裡，這是腎的精華，要腎功能正常才能具有這樣的表現。試想，進入到心腎功能衰退的「少陰病」時期，哪能不發生唾生燥黏的乾渴症狀。

▶▶ 《傷寒論》條文

「少陰病，下利六七日，咳而嘔，渴，心煩不得眠者，豬苓湯主之。」（條文154）

「少陰病，得之二三日，口燥咽乾者，急下之，宜大承氣湯。」（條文155）

「少陰病，自利清水，色純青，心下必痛，口乾燥者，急下之，宜大承氣湯。」（條文156）

▶▶ 條文解說

　　臟器功能衰退，下利多日的人，可能體質轉為燥熱現象，表現出口渴、心煩不得眠、咳嘔等症，「豬苓湯」主之。

　　臟器功能衰退，下利多日的人，發生口燥咽乾時，也有可能是即將轉為急性炎症的警訊，應當急用瀉下法來預先防止，宜「大承氣湯」。

　　臟器功能衰退時期，不能自主控制的下利，其內容物為水樣物質，色純青，胃部痛，口乾燥者，急用瀉下法下之，宜「大承氣湯」。

▶▶ 生理病理解說1

　　「少陰病，下利六七日，咳而嘔，渴，心煩不得眠者，豬苓湯主之。」（條文154）

　　「豬苓湯」適應症：常用於泌尿系統感染、泌尿系統結石、急慢性腎盂腎炎、急慢性絲球體腎炎、肝硬化腹水、血尿、不眠…等。

　　臟器功能衰退的人，營養的吸收與組織的再生功能，都會隨之減弱。因此身體會有一段時間發生燥熱的現象，這是自體希望能透過這樣的調整，來改善臟腑衰退的現象，因此這時期相對會比較容易產生發炎現象，情緒與睡眠也會明顯被影響，而出現心煩不得眠的症狀。

　　體內的黏膜層，通常需要大量的黏液來滋潤與保護，當處在燥熱的時期，首先受到影響的就是這裡，在上為呼吸系統黏膜，在下為泌尿系統黏膜，這兩處都是人體腔室對外的通道，極容易感受到外邪的侵犯，如此內外因素夾擊，當然容易產生疾病。

　　通常影響到泌尿系統，容易導致小便不利現象，水停膀胱，腸子無法吸收水液，便會發生下利症狀。腸胃道停飲，向上可以影響到肺而發生咳症，影響胃則嘔，水液無法吸收自然口渴，這些都是體內燥熱導致

邪氣侵犯所致。

由於水氣的停蓄，使得氣不輸佈津液，形成已傷之陰更加虧損，加上津液不能正常的輸佈，已蓄之水愈蓄，體液的代謝因此發生了障礙，最後形成體內乾、濕不勻的失衡現象。

針對以上的分析，如果單純使用養陰法來除燥熱，將發生水蓄更甚的結果；單用利水的方法來排除蓄水，則陰傷的現象將會更甚。因此必須滋陰與利水同時兼顧，選用豬苓湯來排除這水熱互結的現象。

方藥解說

方劑：豬苓湯：茯苓3 豬苓3 澤瀉3 滑石3 阿膠3，分三服。

方中「豬苓、茯苓」，入腎、膀胱二經，「豬苓」甘淡微苦、苦入少陰而清熱，甘能滲利水濕；「茯苓」淡滲利濕，健脾以制水濕之源；「澤瀉」利水瀉熱；「滑石」甘寒而滑，清熱通淋；「阿膠」甘平潤滑，滋陰潤燥，以療煩渴不眠且與止血。

五味合用，利水而不傷陰，滋陰而不留邪，使水邪去而邪熱清，正氣恢復，陰液自足。

▶▶生理病理解說2

「少陰病，得之二三日，口燥咽乾者，急下之，宜大承氣湯。」（條文155）

「少陰病」患者的臟器功能，是屬於衰退的現象，因此細胞組織間的循環代謝會相對的減緩，中醫辨證稱之為「陽虛生寒的證型」。因此一般來說，大多是處在如140條條文所述「口中和，其背惡寒」的階段。

但是，人體往往也具有自我調節的機制，在此時期，一部分的人，由於各地細胞的異常訊息回傳腦部，使得調節機制被啟動，神經傳遞顯

得特別活耀，其中體內的電解質為神經傳遞物質，在這些電解質被運用時，會影響腸間水液的通透。

而腸道由於「陽虛寒」的因素，無法被調節機制所刺激，因此在腸道蠕動過慢的環境下，水液停留時間增加，通透吸收增加，很快的便會不敷使用，而發生口燥咽乾的症狀。這是一項警訊，表示腸道因為缺水而導致阻滯化熱，很快會形成體內臟腑器官的急性炎證而危及生命。

因此，趕緊使用「承氣湯」來急下，將存在於腸道導致化熱的穢物快速清出體外，這樣便會恢復「少陰病」「陽虛寒」的體質，再視情況使用如「四逆湯」「附子湯」「真武湯」…之類的溫陽方劑來調理。

▶▶ 生理病理解說3

「少陰病，自利清水，色純青，心下必痛，口乾燥者，急下之，宜大承氣湯。」（條文156）

自利清水，是指患者不能自主控制的下利，其內容物為水樣物質。色純青，說明水樣物不含有膽黃色素，失去原有黃色素後，便會呈現如污水的青色。

本條說明在155條的口燥咽乾時，當腸間穢物結阻，將發生阻滯引起的「心下痛」症狀。而新進入體內的水液，由於穢物刺激腸黏膜的發炎，導致水液代謝失調，便發生水液急速通過腸間間隙而排出的現象。

其阻滯壓迫，使得膽色素無法順利進入腸間，因此排出水液只能呈現污水顏色，綜觀這些症狀，相較155條已更加明確，自然應當急下之來防止急遽惡化現象，故仍使用「大承氣湯」來治療。

學習從體內陰陽平衡觀點來思考：

當體內水液失衡時而發生渴症時，清熱潤燥養陰的平衡方法，是常規的法則。但是有少數的機會是反應體內預警的機制，預告即將津竭而發生通道阻滯，轉變成為危及生命的急性的炎症，這時預防性的疏通措

施，便不得已需要運用在這類「體虛」之人身上。

健康小叮嚀

　　「瀉下劑」對人體的作用屬於強烈致「虛」的方法，如果要使用在體虛之人身上，一定得分辨清楚，不可輕易使用。

13
chapter

四肢厥冷「厥陰」篇

飲食「入口則吐」怎麼辦？

　　飲食難進，這所謂的人體「後天之本」衰敗，絕對是要擺在優先處理的項目。至於發生的原因，有真的危候，也有被干擾影響所致，理解清楚，當面對時也就不再令人慌張無助了。

▶▶ 《傷寒論》條文

「少陰病，飲食入口則吐，心中溫溫欲吐，復不能吐，始得之，手足寒，脈弦遲者，不可下也。若膈上有寒飲，乾嘔者，不可吐也。當溫之，宜回逆湯。」（條文158）

「病人手足厥冷，脈乍緊者，邪結在胸中，心下滿而煩，飢不能食者，病在胸中，當須吐之，宜瓜蒂散。」（條文166）

「厥陰之為病，氣上撞心，心中疼熱，飢而不欲食，食則吐，下之，利不止。」（條文159）

「傷寒，本自寒下，醫復吐下之，寒格。若食入口即吐，乾薑黃芩黃連人參湯主之。」（條文168）

▶▶ 條文解說

　　「少陰病」，臟腑功能衰退，腸胃道蠕動緩慢造成食物梗阻，飲食入口將無法下傳則吐，胃中常覺得難受得想吐也吐不出，初起手足寒、脈弦遲時不可使用瀉下法。如果是膈上胃口虛寒，飲停乾嘔，不能使用吐法。這時期應以溫法治之，「回逆湯」主之。

　　病人手足厥冷，脈象將呈現「緊脈」，屬痰飲邪氣阻滯胸中，心下滿而煩，飢不能食，以瓜蒂散吐之，排除胸中阻滯便可恢復正常。

　　「厥陰病」主證：氣上撞心、心中疼熱、飢而不欲食、食則吐，為其基本症狀，此時其不可使用下法，下之則下利不止。

　　裡虛寒下利體質的人，感受外感風寒，誤用吐法或下法，而發生特殊的「寒格」病變。如果發生「食入口即吐」的現象，「乾薑黃芩黃連人參湯」主之。

▶▶ 生理病理解說1

　　「少陰病，飲食入口則吐，心中溫溫欲吐，復不能吐，始得之，手足寒，脈弦遲者，不可下也。若膈上有寒飲，乾嘔者，不可吐也。當溫之，宜回逆湯。」（條文158）

　　還記得「少陰病」的體質嗎？「虛寒」，體內臟腑基本上已經功能衰退中，腸胃道的表現自然也是蠕動緩慢，容易造成食物的梗阻。當梗阻發生，再進的飲食將無法下傳，而造成食物要吃也吃不進胃裡，胃中難受得想吐也吐不出，這樣的狀況形容為「心中溫溫欲吐，復不能吐」。

　　這種情況的發生，是屬於「邪實」的現象，通常初起是從手足寒、脈弦遲開始。由於脾胃主四肢，四肢手足寒冷，說明膈上胃口處已經不大活動了，在其內的飲食停阻，刺激正氣與之對抗，使得脈象呈現出有

力的「弦遲脈」。

如果再加上外部食入的刺激，必會產生明顯不適的症狀，而發生「飲食入口則吐，心中溫溫欲吐，復不能吐」。既然膈上胃口已有寒實阻滯，當順勢吐之為宜，因此不可使用下法，參考之後166條條文，可選用「瓜蒂散」來吐之。

還有一種情況，是膈上胃口處皆空空的，又虛又寒，無「陽」來運化，導致飲食不入，頻頻噁心乾嘔，雖然都是無法飲食，但是此時屬於「虛寒證」，當然不能使用吐法，而應以溫法治之，因此仍能選用「回逆湯」來強心溫陽補虛，治好這樣的病症。

▶▶ 生理病理解說2

「病人手足厥冷，脈乍緊者，邪結在胸中，心下滿而煩，飢不能食者，病在胸中，當須吐之，宜瓜蒂散。」（條文166）

參考條文第89條，可知「瓜蒂散」適用於催吐之用，屬於「 」胸中阻塞的吐法用方。

由於「瓜蒂」含有甜瓜素（Melotoxin），內服刺激胃感覺神經後，會反射地興奮「嘔吐中樞」而引起催吐症狀，對於胸中有痰飲實邪阻滯，而形成胸滿心煩，飢不能食者，能迅速排出痰飲，恢復上焦胸腔通道的暢通。

當痰飲邪氣阻滯胸中時，形成陽氣不通的厥證，使得陽氣無法宣達四肢，造成手足厥冷的疑似厥陰證症狀，脈象將轉而發生「緊脈」的現象（上網搜尋「脈向健康」部落格「緊脈」篇）。因此，此條文比較屬於疑似「厥陰證」證候，以「瓜蒂散」排除胸中阻滯便可恢復正常。

方藥解說

方劑：瓜蒂散：瓜蒂1 赤小豆1 （香豉5煮爛，混前二粉），頓服。
四逆湯：炙甘草2 乾薑1.5 生附子3，分二服。

按照「病在上，吐之」的治病八法原則，選用「瓜蒂散」來催吐胸中邪氣。

▶▶生理病理解說3

「厥陰之為病，氣上撞心，心中疼熱，飢而不欲食，食則吐，下之，利不止。」（條文159）

本條文開始，正式進入「六經病」傳變的最後一個階段「厥陰病」。「厥陰」指「三陰病」變化到達了「盡」的階段，根據陰陽消長的規律，陰「盡」則陽生，因此病情轉變多趨向極端的變化，而發生「寒熱錯雜」的證候特點。

由於「少陰病」的體質，是屬於「心腎陽衰」的現象，腎上腺素的分泌已經失調，刺激交感神經的作用越來越差，最後導致人體自律神經的調節發生異常，按照這類患者的症狀統計，常發生：胃腸潰瘍、失眠、呼吸不順、胸悶、心悸、肌肉緊繃、疼痛、焦慮等、疲倦、代謝差、…等症。

此時思考副交感神經的作用，調節諸如消化和生長的過程，如瞳孔的收縮、唾液腺產生唾液的增加、心跳速率減緩、支氣管的收縮、停止葡萄糖由肝臟釋出至血流中、增加胃內胃酸的產生、胃腸的蠕動增加、膽囊收縮釋出膽汁、…等。

可以發現隨著「交感神經」的功能不足，將導致其與「副交感神經」的協調性出現問題。這時心血輸出變得緩慢，腸胃道消化吸收量卻

是增加的，加上「肝門靜脈」血量大增，回心受阻，而發生有如「氣上撞心」的症狀。

　　胃酸的分泌增加，受到上腹腔壓力增加的影響，阻滯於胃，終將傷害胃口而發生「心中疼熱」的現象；腸胃道蠕動增加，飢餓感隨之發生，但是由於交感神經不興奮，因此沒有胃口，「飢而不欲食」，勉強食入則受到上腹腔壓力影響而吐食。

　　這樣的症狀是屬於「厥陰病」的主要症狀，如果誤以為是「陽明」胃的阻滯，而使用承氣湯等「下法」來治療，其苦寒泄下之功，將大大損傷脾胃運化之陽氣，而發生下利不止的症狀。

▶▶ 生理病理解說4

　　「傷寒，本自寒下，醫復吐下之，寒格。若食入口即吐，乾薑黃芩黃連人參湯主之。」（條文168）

　　對於如條文133條「太陰病」，裡虛寒下利體質的人，當突然感受到外感風寒，體內陽氣趨向外來抗邪，很容易發生體內臟腑代謝運作問題，這時誤用吐法或下法來處理代謝失調，將因為津液與陽氣更加耗傷，而發生特殊的「寒格」病變。

　　「寒格」，主要的症狀是「食入口即吐」，是上熱被下寒所格拒，「上熱」則胃熱氣逆不降而嘔吐，「下寒」則脾氣不升而下利。

　　由於津液已耗傷，陽虛又無法提供組織修復的功能，非常容易發生熱性炎性的病變，如寒極生熱的道理，因此胃口膈部轉為發炎，使得食物一入口則刺激收引，而發生「食入口即吐」的現象。同時腸道也因為神經傳導的刺激而發生蠕動，跟著下利不止，使得人體更加虛弱。

方藥解說

方劑：乾薑芩連人參湯：黃連3 黃芩3 乾薑3 人參3，分二服。

此時，選用具有止嘔鎮靜作用的「乾薑」，同時又能提振腸胃道運化功能（溫下寒）；加上「黃芩、黃連」來消炎止嘔（除上熱），改善腸道好壞菌的平衡；由於不斷的吐利耗傷元氣，因此需要兼顧恢復正氣的考量，使用「人參」來補益氣血。以上四味，攻守清補兼顧，組成「乾薑黃芩黃連人參湯」方。

學習從體內陰陽平衡觀點來思考：

邪實在上則嘔而吐之；虛則補之；寒則熱之。當臟腑功能衰退時期所體現的症狀，往往其背後的寒熱虛實，是值得深究分析與判斷的，掌握確切方向；方能快速恢復體內陰陽的平衡。

健康小叮嚀

飲食難進，上實；虛寒；格拒；寒格；厥陰。諸多證型需考量，前後條文比較貫通辨分明。

「手足厥冷」，危急症候的指標

真正危及生命的徵候，在心腎功能衰竭的同時，「厥冷」表現是外在最易辨別的症狀，也成為「厥陰病」的代表症候。

臨床上，「少陰病」與「厥陰病」，都是心腎功能異常的狀態，手腳都會發生冰冷症狀，惟程度上的差異而已。因此主要治療方向，會發現用方大致相同，這就沒有什麼好奇怪的了。

▶▶ 《傷寒論》條文

「凡厥者，陰陽氣不相順接，便為厥。」（條文160）

「大汗出，熱不去，內拘急，四肢疼，又下利厥冷而惡寒者，回逆湯主之。」（條文164）

「大汗，若大下利，而厥冷者，回逆湯主之。」（條文165）

「吐利，汗出，發熱惡寒，四肢拘急，手足厥冷者，回逆湯主之。」（條文175）

▶▶ 條文解說

「厥陰」之「厥」，有體內陰陽之氣不相交通之意，反應在「手足厥冷」的症狀上。

「厥陰病」陰陽兩衰的體質，當再發生熱證而通身大汗出時，四肢、體內拘攣急疼，同時下利厥冷而惡寒，「回逆湯」主之。

經過大汗，或是劇烈下利，而發生厥冷的「厥陰病」，服「回逆湯」主之。

嘔吐、下利不止，精氣外脫，而發生「外假熱、裡真寒」、四肢拘急、手足厥冷的現象，「回逆湯」主之。

▶▶生理病理解說1

「凡厥者，陰陽氣不相順接，便為厥。」（條文160）

由於「厥陰病」之患者，體內各種維持生命功能的器官、組織等，皆處在非常虛弱的狀態，所以沒有多餘的體力與血液來維持肢體的寒溫調節，導致手足冰冷異常，這也是「厥陰病」的主要症狀之一。加上（159條）氣上撞心、心中疼熱、飢而不欲食、食則吐，有別於「少陰病」證的表現。

▶▶生理病理解說2

「大汗出，熱不去，內拘急，四肢疼，又下利厥冷而惡寒者，回逆湯主之。」（條文164）

「回逆湯」適應症：本方用於急性病大汗後、休克、心臟衰竭、…等急證。

「厥陰病」的體質，已是屬於陰陽兩衰了，當再發生熱證而通身大汗出時，勢必令人陰陽更加衰竭。體內的陰血衰竭，則無以濡養組織器官，而發生拘攣急疼的症狀；陽氣衰竭，則體內運化失利而下利，體表陽亡厥逆而惡寒。

奇怪的是，這時由於汗出的關係，身熱應當退去才是，為何身熱仍在？

可見這身熱表現應當是「裡陽外越」的「外假熱」，而不是邪正相爭的「表實熱」，屬於陽亡於表、寒盛於裏，應當速以「溫經勝寒、回陽斂汗」的「回逆湯」來急治之。

▶▶ 生理病理解說3

「大汗，若大下利，而厥冷者，回逆湯主之。」（條文165）

當人體發生疾病時，誤用了汗法或是下法，或是「太陽病」，以汗法大發其汗，或是「陽明病」，運用下法大下之後，結果發生了手足厥冷，精氣衰微的「厥陰病」症候，應當急用「回逆湯」來振奮心腎之陽，以陽來復陰，以達回陽救逆之功。

▶▶ 生理病理解說4

「吐利，汗出，發熱惡寒，四肢拘急，手足厥冷者，回逆湯主之。」（條文175）

參考條文165、169條，由於嘔吐、下利不止，導致人體精氣虛脫，其表現有「氣的固攝之力」發生障礙，以及體內「陽氣外越」等現象。

體表之氣固攝體表之津，失常時，則會發生汗出不止的症狀，氣與津液隨之耗傷，則失去濡養筋肌的作用，而發生四肢拘急、手足厥冷的現象。此時「厥陰病」的證型已顯而易見，隨即將發生「外假熱、裡真寒」的發熱惡寒現象。

因此，此時應當如條文第165條，精氣虛脫導致厥陰病重症時，先給予「回逆湯」來搶救，如果「真寒假熱」明顯，便是「通脈回逆湯」

的使用時機了。

方藥解說

方劑：四逆湯：炙甘草2 乾薑1.5 生附子3，分二服。

方中「附子」大熱，壯心腎之陽而恢復體溫；「乾薑」辛熱，能溫中祛寒，恢復裡陽運化之功來止利；「甘草」甘緩，內補中虛，外和營衛，達到緩急、止痛與和中之作用。此方藥雖僅三味，卻能發揮出逐寒救逆之效，甚為重要。

學習從體內陰陽平衡觀點來思考：

當體內各種維持生命功能的器官、組織等，皆處在非常虛弱的陽衰狀態，沒有多餘的陽能量來調節體溫，將導致手足冰冷異常，先天心腎陽氣由「附子」強壯，後天脾胃陽氣「乾薑」來救。祈求元陽鼓舞，恢復陰陽轉化之功，化生氣血通貫周身。

健康小叮嚀

患者進入「厥陰病」時期，通常已呈現危候，自古名醫醫治頂多也只有2-3成把握，大眾需有不治的心理準備。

不是「厥陰病」的手足厥冷

好好分辨是真的「厥陰病」，還是疑似「厥陰病」主症的四肢厥冷，要是鬧出笑話還好，鬧出人命可就無法挽回了！

▶▶《傷寒論》條文

七八日膚冷，其人躁，無暫安時者，非為蚘厥也。令病者靜，而復時煩，須臾復止，得食而嘔，又煩，其人當自吐蚘，蚘厥者，烏梅丸主之。」（條文161）

「傷寒脈滑而厥者，裡有熱，白虎湯主之。」（條文162）

「手足厥寒，脈細欲絕者，當歸回逆湯主之。若其人內有久寒者，宜當歸回逆加吳茱萸生薑湯。」（條文163）

▶▶ 條文解說

感受傷寒，當入裡傳變進入到「厥陰病」的範圍時，手足厥冷、脈微欲絕，經過些許時日，如果出現全身發冷，手足身體躁動不安時，不屬於「蚘厥」。

如果大多時間皆無明顯不舒服的症狀，卻又經常發生煩苦現象，一會就又恢復正常，每每飲食入口則發生嘔吐、煩躁，或出現吐出蚘蟲的現象，則稱之為「蚘厥」，屬於「蚘蟲病」，使用「烏梅丸」來治療。

感冒發生熱邪深入體內，亢盛鬱結時，也可能出現手足厥冷的症狀，「白虎湯」主之。

寒邪襲擊血脈，導致血脈凝滯，因此發生「手足厥寒，脈細欲絕」的現象，「當歸回逆湯」主之。如果體質上內有久寒者，宜「當歸回逆加吳茱萸生薑湯」。

▶▶ 生理病理解說1

「傷寒，脈微而厥，至七八日膚冷，其人躁，無暫安時者，非為蚘厥也。令病者靜，而復時煩，須臾復止，得食而嘔，又煩，其人當自吐蚘，蚘厥者，烏梅丸主之。」（條文161）

「烏梅丸」適應症：患了蛔蟲病，口服用來驅蟲使用。

發生「手足厥冷」的症狀時，除了「厥陰病」的可能性之外，也有可能是得了「蛔蟲病」。

當進入到「厥陰病」的範圍時，手足厥冷、脈微欲絕等主症可以提供辨別參考。而發生原因，傷於寒邪可能導致「厥陰病」的急性發作，此時應注意經過些許時日，如果出現全身發冷，手足身體躁動不安時，其人苦悶不能稍靜，為「臟厥」死證的一種表現，說明「厥陰病」為六經傳變之末，常為臨死前的症狀表現。

如果有人「手足厥冷」，大多數時間裡皆無明顯不舒服的症狀，卻又經常發生煩苦現象，一會就又恢復正常，這種煩苦，屬於情緒上的變動，與「厥陰病」的躁動苦悶有所不同。加上每每飲食入口則發生嘔吐，或出現吐出蛔蟲的現象，則稱之為「蚘厥」，屬於蛔蟲病，當與「臟厥」有所區分，可以使用「烏梅丸」來治療。

蛔蟲寄生於腸道，常會上擾竄入胃中或膽道，造成煩苦現象，當蛔蟲安定時，就停止症狀的發生。如果飲食的時候，蛔蟲感受到食物與消化液的刺激，便會開始活動上逆，此時就產生了嘔吐的症狀，嚴重時，則會吐出蟲來。

方藥解說

方劑：烏梅丸：烏梅 乾薑 人參 細辛 黃連 黃柏 當歸 附子 蜀椒 桂枝 苦酒。

「烏梅丸」方中，「烏梅」味酸，蛔蟲遇到酸味，便會很快的靜止下來；「黃連、黃柏」則是苦寒之品，蛔蟲得苦則降，使之由上逆回歸腸道；「蜀椒、細辛」都是辛溫之品，具有驅蛔殺蛔的作用。

「附子、桂枝、乾薑」，用來改善蛔蟲長期搶走營養，所導致的腸道虛寒現象，以恢復人體不足的陽氣；加上「人參、當歸」的補氣養血，來達到氣、血、陽氣的全面照顧。

▶▶ 生理病理解說2

「傷寒脈滑而厥者，裡有熱，白虎湯主之。」（條文162）

感冒發生熱邪深入體內，亢盛鬱結時，可能出現「手足厥冷」的症狀，中醫稱之為「熱厥」。一般來說，會伴隨見到「身熱、面赤、煩熱、便秘、小溲短赤」等症狀，脈象則會又滑又數，這是處在急性傳染病，或感染性熱性疾病的過程中，對人體傷害極大的時期。

因此，必須先以退大熱為優先考量，參考條文91條「裡熱盛」的治療法，以「白虎湯」來加減治療。

▶▶ 生理病理解說3

「手足厥寒，脈細欲絕者，當歸回逆湯主之。若其人內有久寒者，宜當歸回逆加吳茱萸生薑湯。」（條文163）

「當歸回逆湯」適應症：手腳冰冷、凍傷、血栓閉塞性脈管炎、神

經血管性頭痛、肩周炎、關節炎、…等。

本條文被編排在「厥陰病」的範圍，是因為「手足厥寒、脈細欲絕」的症狀，非常類似於160條「凡厥者，陰陽氣不相順接，便為厥。」但是實際上確有很大差異。

「厥陰病」之「厥」，是由於體內沒有多餘的陽氣與血液，來維持肢體的寒溫調節，因此導致的手足冰冷異常，須以「回逆湯」（附子、乾薑、甘草）來提振裡陽，恢復體溫，來改善四肢厥冷的症狀。

而「當歸回逆湯」的適應症，是由於寒邪襲擊血脈，導致血脈凝滯，因此發生手足厥寒，脈細欲絕的現象，多屬於嗜食生冷、晚睡過勞，而形成陽氣不足，陰血也不足的體質之人，感受寒邪所致。所以我們可以常遇到許多年紀輕輕的人，一到冬天，便出現手腳冰冷的現象，此方用來改善，非常有效。

這類「陰陽兩虛」的體質，受到外部寒邪直中，血脈凝滯，發生手足厥寒，嚴重的時候，於各個關節部位之骨節處，還能兼有疼痛，因此「當歸回逆湯」是屬於養血溫通血脈的治療方式，以「桂枝湯」為基礎，「去生薑，倍大棗」，再加入「當歸、細辛、木通」而成的。

方藥解說

方劑：當歸四逆湯：當歸3 桂枝3 芍藥3 炙甘草2 通草2 細辛3 大棗25，分三服。

當歸四逆加茱薑湯：當歸四逆湯加吳茱萸2 生薑5。

方中「當歸」辛苦溫，能活血養血，與「芍藥」合用，改善體內血虛與體表營氣不足的現象；

「桂枝」辛甘溫，能溫經散寒，與「細辛」合用，能消除體內體外之寒邪；

「甘草、大棗」之甘平，益氣健脾，安中補虛；

「木通」活血通脈，使經脈通，手足自溫。

這裡須特別說明一下，「木通」，最常使用的有「關木通」（馬兜鈴科）與「川木通」（毛茛科）這兩種。馬兜鈴科的關木通，有明顯的

腎毒性，可導致腎小管細胞凋亡、腎間質纖維化，進而發生腎臟衰竭的重症，目前已禁止使用，因此現在多使用「川木通」為主。

如果體質上真是「厥陰病」體質之內有久寒者，則在「當歸回逆湯」的基礎上，再加入溫陽之藥，選用辛苦大熱的「吳茱萸」，來溫中助陽、散寒止痛，配上辛溫暖中的「生薑」，共同來改善裡寒的體質。

健康小叮嚀

熱症致厥、寒症致厥、蟲病致厥，想要恢復陰陽平衡，需要細心審視分析，方能準確判斷。

霍亂吐、利之探討

目前，「霍亂」為世界衛生組織之檢疫傳染病之一，更是我國列為法定傳染病，需要立即列管通報的疾病。

衛生福利部的公告內容：「霍亂是由產毒性O1及O139血清型霍亂弧菌所引起的急性細菌性腸道傳染病，為全球性的疾病，世界各地均有病例發生，多數發生於開發中國家，尤其在自來水不普及或環境衛生較差的地區。感染霍亂的症狀為無痛性大量米湯樣水性腹瀉、嘔吐、快速脫水等；若患者未能及時接受適當治療，有可能因嚴重脫水和休克而死亡。」

真的感染了霍亂，可別輕忽了喔！盡速就醫方為上策之選。

▶▶ 《傷寒論》條文

「吐利，惡寒，脈微而復利，回逆加人蔘湯主之。」（條文173）

「吐利，頭痛發熱，身疼痛，熱多欲飲水者，五苓散主之。寒多不用水者，理中丸主之。」（條文174）

「既吐且利，小便復利，而大汗出，下利清穀，內寒外熱，脈微欲絕者，通脈回逆湯主之。」（條文176）

「吐已下斷，汗出而厥，四肢拘急不解，脈微欲絕者，通脈回逆加豬膽汁湯主之。」（條文177）

▶▶ 條文解說

「霍亂」吐瀉，發生神疲欲寐、脈微欲絕而復下利，「回逆加人蔘湯」主之。

突發性吐利證，同時兼有頭痛發熱、身疼痛，且熱多欲飲水等症，「五苓散」主之。中焦脾胃虛寒所引起吐利耗傷津液，「理中丸」主之。

又吐又利，小便也復利，並且表現大汗出、下利清穀、內寒外熱、脈微欲絕等症，「通脈回逆湯」主之。

患者沒有力氣可以吐利了，汗液依舊不斷的向外耗傷，手足厥冷、四肢拘急、脈微欲絕，「通脈回逆加豬膽汁湯」主之。

▶▶ 生理病理解說1

「吐利，惡寒，脈微而復利，回逆加人蔘湯主之。」（條文173）

「回逆加人蔘湯」適應症：主要用於心臟衰竭、休克。

「霍」，指快速、疾速之意。「亂」，升降逆亂之意。古代中醫泛指突然發生上吐下瀉等症狀的疾病稱之為「霍亂」。

現代醫學的定義，「霍亂」是一種由「霍亂弧菌」所引起的急性腹瀉疾病，能讓受感染者在數小時之內，造成嚴重腹瀉脫水或偶而伴有嘔吐症狀，即使不再進食，也會不斷腹瀉出洗米水狀的糞便，如果沒有即

時止瀉與補充水分、電解質，恐會造成休克甚至死亡，屬於嚴重的急性傳染病。

方藥解說

方劑：四逆加人蔘湯：炙甘草2 乾薑1.5 生附子3 人蔘2，分二服。

當「霍亂」嘔吐、泄瀉已久，體內陽氣與津液嚴重耗脫，便會發生神疲欲寐、脈微欲絕與四肢厥逆「厥陰病」的證候，參考條文第165條，選用「回逆湯」來回陽救逆之外，還需要加入「人蔘」來補氣固脫生津，如此恢復亡失的體液，方能獲得顯著的效果。

▶▶ 生理病理解說2

「吐利，頭痛發熱，身疼痛，熱多欲飲水者，五苓散主之。寒多不用水者，理中丸主之。」（條文174）

「理中丸」適應症：主要用於胃腸道蠕動遲緩之消化不良、腹痛喜溫喜按、泄瀉、慢性胃腸炎、胃及十二指腸慢性潰瘍、胃下垂…等。

按照現代對「霍亂弧菌」所導致上吐下瀉症狀的研究，通常不會發生體表發熱的現象，因此本條文的「霍亂」吐利而使用「五苓散」，是不管這「上吐下瀉」是否真是「霍亂弧菌」所致，只要是突發性上吐下瀉，又有溼熱時便可參考使用。

因此本條文的「霍亂」吐利，應該視其為突發性吐利證，同時兼有頭痛發熱、身疼痛，且熱多欲飲水等症，歸為「太陰」濕土為病來思考，而不是真的「霍亂弧菌」致病。

中焦脾土因為突然受到濕邪侵犯，導致失去健運功能，濕盛邪氣上逆則上吐；邪氣下注則下瀉；濕鬱熱生，濕熱外阻經絡則發生頭痛、發熱、身疼痛等症；加上吐瀉身熱皆亡津液，因此發生渴欲飲水之現象。

此時的吐瀉的原因，來自於中焦濕邪所致，因此參考條文43條，濕

熱壅於中焦，使用「五苓散」來解熱行水止煩渴。比照運用，解除「太陰」溼熱為患，則上下交通，吐瀉自止，身熱煩渴自除。

與上述的濕熱吐利相比較，如果吐利是中焦脾胃虛寒所引起的，說明脾胃陽虛也能導致脾主升清、胃主納降的升降功能失常，因而發生停滯中焦的陰寒毒素，刺激胃腸道而引起突發性吐瀉症狀，此時就要改用「理中丸」治療。

方藥解說

方劑：五苓散：茯苓3 豬苓3 白朮3 澤瀉6 桂枝2，研粉一次1匙日3次，稀米湯下。

理中丸：人蔘 乾薑 炙甘草 白朮 各3，分二服。

「理中丸」方中，「乾薑」為君，性味大辛大熱，能溫脾陽，祛除寒邪，扶陽抑陰；「人蔘」為臣，性味甘溫，補氣健脾；脾虛則易生濕濁，故用「白朮」為佐，性味甘溫苦燥，能健脾燥濕；再加入「甘草」，益氣健脾、緩急止痛。

此方以溫為主，溫中陽，益脾氣，助運化，因此稱之為「理中」。

▶▶生理病理解說3

「既吐且利，小便復利，而大汗出，下利清穀，內寒外熱，脈微欲絕者，通脈回逆湯主之。」（條文176）

本條文較之前條更為嚴重，吐利原本就極為耗傷津液與陽氣，津液損傷理應小便不利，如今小便復出，可見裡陽衰敗已成，無法再收納於腎陽之中，而呈現外脫之象，因此大小便失禁，發生小便復利、大汗出、下利清穀等症。

配上內真寒、外假熱、脈微欲絕，已到了危急之候，同條文169條，使用「通脈回逆湯」。

▶▶ 生理病理解說4

「吐已下斷，汗出而厥，四肢拘急不解，脈微欲絕者，通脈回逆加豬膽汁湯主之。」（條文177）

承上條，患者已經到了沒有力氣可以吐利了，而毛孔仍然無力關閉，使得津液依舊不斷的向外耗傷，手足厥冷、四肢拘急、脈微欲絕，這些「厥陰病」症候，顯示體內物質與能量已經耗盡，此時期又較上條更加凶險。

由於患者已無力吐利，自然也已失去了吞嚥的力量，因此於「通脈回逆湯」的基礎上，需再加入「豬膽汁」，藉由「豬膽汁」的稠滑重濁，在患者無力吞服湯藥時，能將藥汁順勢滑入體內，以達到順利服用藥物的目的。

方藥解說

方劑：通脈四逆湯：生附子3 炙甘草2 乾薑3 蔥9，分二服。

通脈四逆加豬膽汁湯：生附子 炙甘草 乾薑 豬膽汁。

健康小叮嚀

急性「吐利」可以使人發生立即性的危險，加上「霍亂」乃法定傳染性疾病，需立即就醫列管，因此本章多以危急時期救命論，並非真的針對治療霍亂使用。

現代人忙碌生活，最易發生「勞復病」

生病之後的體質恢復，有時可以自行康復，有時不行而轉變成慢性病症。想想有多少人，能在生病康復時期，不用立即返回忙碌操勞的環境，應該少之又少吧！怎能不留下病根，為將來的疑難雜症發生，埋下一個不定時的炸彈呢？

▶▶ 《傷寒論》條文

「大病差後，勞復者，枳實梔子湯主之。」（條文178）

「傷寒，差以後，更發熱者，小柴胡湯主之。脈浮者，少以汗解之，脈沉實者，少以下解之。」（條文179）

「大病差後，從腰以下，有水氣者，牡蠣澤瀉散主之。」（條文180）

「大病差後，喜唾久不了了，宜理中丸。」（條文181）

「傷寒解後，虛羸少氣，氣逆欲吐，竹葉石膏湯主之。」（條文182）

▶▶ 條文解說

大病初癒之後，再度回到勞心勞力的生活，很容易導致病症的復發，「枳實梔子湯」主之。

感冒好了以後，又發生了發熱，「小柴胡湯」主之。脈浮者，病在外，當以少汗解之，脈沉實，病在內，少少瀉下之。

大病差之後，水氣不行而停聚腰部以下，「牡蠣澤瀉散」主之。

大病差之後，口腔分泌大量唾液留在口中很不舒服，宜「理中丸」。

感冒大病初癒，形體消瘦、軟弱無力、喘咳欲吐，「竹葉石膏湯」
主之

▶▶生理病理解說1

「大病差後，勞復者，枳實梔子湯主之。」（條文178）

通常指感冒大病初癒之後，由於體內氣血的恢復，仍需要一段時間
的休養方能補足，在一般的情形下，人們遇到這樣的時期，應該沒有多
少人能夠真的擁有好好休養的條件，大多數者，皆會因為再度回到勞心
勞力的生活，而導致病症的復發。適時服用「枳實梔子湯」，能減少復
發的機率。

方藥解說

方劑：枳實梔子湯：枳實3 梔子5 豆豉5，分二服。

「枳實梔子湯」的組成，「枳實、梔子、淡豆豉」這三味藥，與條
文第46條的「梔子豉湯」系列組成相似。而「梔子豉湯」主治病後虛煩
不得眠，「枳實」則行氣理氣，行氣滯、除脹滿，兩項相加，本條文所
指之「勞復」，應該有其相呼應的症狀才是。

因此臨床上發現，對於病後體質虛弱，又即將面臨煩勞工作，壓力
繁重的生活者，發生胸悶抑鬱，躁狂、憂鬱等精神疾患時，「枳實」開
鬱行滯，「梔子」清熱除煩，「淡豆豉」調補病後體虛，效果頗佳。

▶▶生理病理解說2

「傷寒，差以後，更發熱者，小柴胡湯主之。脈浮者，少以汗解之，脈沉實者，少以下解之。」（條文179）

感冒好了以後，又發生了發熱，這個時候，視其邪之所在，運用曾經學習過的內容來思考。

脈浮者，病在外，當以汗解之，這時是處在大病初癒，表虛的階段，不能使用表實症的「麻黃湯」，宜「桂枝湯」來加減之。

脈沉實，病在內，這時依照邪氣傳變，有「少陽、陽明」之裡，也有「陽明」腑實之裡。因此可以視情況選用「大柴胡湯、大承氣湯」等，以下法解之。

脈如果沒有明顯的浮，也沒有明顯的沉，不管什麼臨床表現，只要是病後又出現了發熱，視為邪氣輕，正氣也不足，邪正僵持在「少陽」，通通選用「小柴胡湯」。（參考條文第54條）

▶▶生理病理解說3

「大病差後，從腰以下，有水氣者，牡蠣澤瀉散主之。」（條文180）

大病差之後，體內陽氣損傷，導致氣化水濕不利，水氣不行而停聚腰部以下，而發生腫滿現象。由於是腰以下腫滿，病在下，當瀉水，使水邪從大便外排，因此仲景用了「牡蠣澤瀉散」來逐水消腫。

方藥解說

方劑：牡蠣澤瀉散：牡蠣 澤瀉 蜀漆 葶藶子 商陸根 海藻 栝蔞根，各等分，為散。

「煅牡蠣、海藻」軟堅行水；「炒葶藶、澤瀉」瀉水利水；「蜀漆（常山苗）、炒商陸根」逐水泄熱；「栝樓根」使水去而津不傷。各等份為散，用白米湯一次調服一方寸匕（5~6克），一天三服，便通了就停服。

「十棗湯證、陷胸證、牡蠣澤瀉散證」皆需使用峻烈的瀉水藥，彼此間需要相鑑別：

「十棗湯」主要是瀉胸水，沒有涉及到腹腔，熱像也不明顯；

「大、小陷胸湯」則是治療結胸，胸腹腔有熱與水飲邪氣互結；

「牡蠣澤瀉散」是治療腰腿水腫的方子。

▶▶ 生理病理解說4

「大病差後，喜唾久不了了，宜理中丸。」（條文181）

大病差之後，「喜唾」，是指口腔中分泌大量不想吞下的清稀唾液，留在口中很不舒服，這是由於病後正氣大傷，中焦虛寒，水飲不化，導致向上泛於口的一種表現，因此參考條文第174條「理中丸」，溫中補虛、溫化寒飲，使津液得以正常輸佈。

▶▶ 生理病理解說5

「傷寒解後，虛羸少氣，氣逆欲吐，竹葉石膏湯主之。」（條文182）

「竹葉石膏湯」適應症：凡熱病過程中，發熱不退，氣陰兩傷，皆可使用。

大病初癒，正氣嚴重耗傷，出現形體消瘦、軟弱無力、喘咳呼吸不暢、正氣不足，這些都是「虛羸」的表現。此時如果「陽明」仍有殘留餘熱邪氣，必會影響脾胃運化，而發生沒有食慾、惡聞葷腥的胃氣上逆表現，就是「竹葉石膏湯」的適應症了。

方藥解說

方劑：竹葉石膏湯：竹葉5 石膏10 制半夏3 麥冬5 人參2 炙甘草2 粳米5，分三服。

這個時期，傷寒大熱已衰，餘熱未清，形氣兩傷，應當以清餘熱、益氣陰為主。以「竹葉、石膏」，清除體內的餘熱；「人參、麥冬」，益氣生津以補正虛；「半夏」降氣逆止嘔；「甘草、粳米」調養胃氣。

以上七味藥，既能清除未盡之餘熱，又能補已耗之氣形，是熱病後期，用來善後的一個良方。

學習從體內陰陽平衡觀點來思考：

「勞復病」，是指大病初愈，體內陰陽氣血還沒有來得及恢復，這個時候多思、多慮、多言、多動，發生了「過勞」，使病情又有所反復，這就叫「勞複」。

「陰陽易」是指大病初愈，體內陰陽氣血還沒有來得及恢復的人，此時仍處在帶有傳染力的病源菌時，這個時候如果和人行房的話，可能導致沒有病的對方被傳染，如果是女病傳於男則稱為「陰易」，男病傳給了女則稱為「陽易」，合起來就叫「陰陽易」。

本篇條文，不僅限於「陰陽易」，包含大病癒後之餘症或再發之症，皆可參考使用。

宋本・康平本《傷寒論》條文

條文01・太陽之為病，脈浮，頭項強痛而惡寒。

條文02・太陽病，發熱汗出，惡風脈緩者，名為中風。

條文03・太陽病，或已發熱，或未發熱，必惡寒，體痛，嘔逆，脈陰陽俱緊者，名曰傷寒。

條文04・太陽中風，陽浮而陰弱，陽浮者，熱自發；陰弱者，汗自出，嗇嗇惡寒，淅淅惡風，翕翕發熱，鼻鳴乾嘔者，桂枝湯主之。

條文05・太陽病，頭痛，發熱，汗出，惡風，桂枝湯主之。

條文06・太陽病，項背強几几，反汗出惡風者，桂枝加葛根湯主之。

條文07・太陽病，下之後，其氣上衝者，可與桂枝湯。

條文08・太陽病，三日，已發汗，若吐，若下，若溫針，仍不解者，此為壞病。

條文09・太陽病，發汗，遂漏不止，其人惡風，小便難，四肢微急，難以屈伸者，桂枝加附子湯主之。

條文10・太陽病，下之後，脈促，胸滿者，桂枝去芍藥湯主之。若微惡寒者，桂枝去芍藥加附子湯主之。

條文11・太陽病，得之八九日，如瘧狀，發熱惡寒，熱多寒少，其人不嘔，清便欲自可，一日二、三度發，以其不能得少汗出，身必癢，宜桂枝麻黃各半湯主之。

條文12・太陽病，初服桂枝湯，反煩不解者，先刺風池、風府，卻與桂枝湯則愈。

條文13・服桂枝湯，大汗出、脈洪大者，與桂枝湯如前法。若形如瘧，一日再發者，汗出必解，宜桂枝二麻黃一湯。

條文14・服桂枝湯，大汗出後，大煩渴不解，脈洪大者，白虎加人參湯主之。

條文15・太陽病，發熱惡寒，熱多寒少，脈微弱者，不可發大汗，宜桂枝二

越婢一湯。

條文16‧服桂枝湯，復下之，仍頭項強痛，翕翕發熱，無汗，心下滿微痛，小便不利者，桂枝去桂加茯苓白朮湯主之。

條文17‧傷寒，脈浮，自汗出，小便數，心煩，微惡寒，腳攣急，反與桂枝湯。得之便厥，咽中乾，煩躁，吐逆者，作甘草乾薑湯與之。若厥愈，足溫者，更作芍藥甘草湯與之。若胃氣不和，譫語者，少與調胃承氣湯。若重發汗，復加燒針，得之者，四逆湯主之。

條文18‧太陽病，項背強几几，無汗惡風，葛根湯主之。

條文19‧太陽與陽明合病者，必自下利，葛根湯主之。

條文20‧太陽與陽明合病，不下利，但嘔者，葛根加半夏湯主之。

條文21‧太陽病，桂枝證，醫反下之，利遂不止，喘而汗出者，葛根黃連黃芩甘草湯主之。

條文22‧太陽病，頭痛發熱，身疼腰痛，骨節疼痛，惡風，無汗而喘者，麻黃湯主之。

條文23‧太陽中風，脈浮緊，發熱惡寒，身疼痛，不汗出，而煩躁者，大青龍湯主之。若脈微弱，汗出惡風者，不可服，服之則厥逆筋肉瞤。

條文24‧傷寒，脈浮緩，身不疼，但重，乍有輕時，大青龍湯主之。

條文25‧傷寒表不解，心下有水氣，乾嘔發熱而咳，或渴，或利，或噎，或小便不利，少腹滿，或喘者，小青龍湯主之。

條文26‧傷寒，心下有水氣，咳而微喘，發熱不渴，小青龍湯主之。

條文27‧太陽病，外證未解，脈浮弱者，當以汗解，宜桂枝湯。

條文28‧太陽病下之，微喘者，表未解故也，桂枝加厚朴杏子湯主之。

條文29‧太陽病，外證未解，不可下也，欲解外者，宜桂枝湯。

條文30‧太陽病，脈浮緊，無汗發熱身疼痛，八、九日不解，表證仍在，其人發煩目暝，劇者必衄，麻黃湯主之。

條文31‧二陽併病，太陽初得病時，發其汗，汗先出不徹，因轉屬陽明，續自微汗出，不惡寒，如此可小發汗。設面色緣緣正赤者，陽氣拂鬱，不得越，其人短氣，但坐，更發汗則愈。

條文32‧傷寒脈浮緊，不發汗，因致衄者，麻黃湯主之。

條文33‧發汗後身疼痛，脈沉遲者，桂枝加芍藥生薑各一兩，人參三兩，新加湯主之。

條文34‧發汗後，喘家，不可更行桂枝湯。汗出而喘，無大熱者，可與麻黃杏仁甘草石膏湯。

條文35‧發汗過多，其人叉手自冒心，心下悸，欲得按者，桂枝甘草湯主之。

條文36‧發汗後，其人臍下悸者，欲作奔豚，茯苓桂枝甘草大棗湯主之。

條文37‧發汗後，腹脹滿者，厚朴生薑半夏甘草人參湯主之。

條文38‧傷寒，若吐若下後，心下逆滿，氣上衝胸，起則頭眩，脈沉緊，發汗則動經，身為振振搖者，苓桂朮甘湯主之。

條文39‧發汗，病不解，反惡寒者，芍藥甘草附子湯主之。

條文40‧發汗若下之，病仍不解，煩躁者，茯苓四逆湯主之。

條文41‧發汗後惡寒者，虛故也，不惡寒，但熱者，實也，當和胃氣，與調胃承氣湯。

條文42‧太陽病，發汗後，大汗出，胃中乾，煩躁不得眠，欲得飲水者，稍稍與飲之，令胃氣和則愈。若脈浮，小便不利，微熱，消渴者，五苓散主之。

條文43‧發汗已，脈浮數，煩渴者，五苓散主之。

條文44‧傷寒汗出而渴者，五苓散主之。不渴者，茯苓甘草湯主之。

條文45‧中風，發熱六七日，不解而煩，渴欲飲水，水入口吐者，五苓散主之。

條文46‧發汗吐下後，虛煩不得眠，若劇者，必反覆顛倒，心中懊憹，梔子豉湯主之。若少氣者，梔子甘草豉湯主之。若嘔者，梔子生薑豉湯主之。

條文47‧發汗若下之，而煩熱胸中窒者，梔子豉湯主之。

條文48‧傷寒五六日，大下之後，身熱不去，心中結痛者，未欲解也，梔子豉湯主之。

條文49‧傷寒下後，心煩腹滿，臥起不安者，梔子厚朴湯主之。

條文50‧傷寒，醫以丸藥，大下之，身熱不去，微煩者，梔子乾薑湯主之。

條文51‧下之後，發汗，晝日煩躁，不得眠，夜而安靜，不嘔，不渴，無表證，脈沉微，身無大熱者，乾薑附子湯主之。

條文52‧太陽病，發汗，汗出不解，其人仍發熱，心下悸，頭眩，身瞤動，振振欲擗地者，玄武湯主之。

條文53‧傷寒，醫下之，續得下利，清穀不止，身疼痛者，急當救里，後身

疼痛，清便自調者，急當救表，救里宜四逆湯，救表宜桂枝湯。

條文54・傷寒五六日，往來寒熱，胸脅苦滿，默默不欲飲食，心煩喜嘔，或胸中煩而不嘔，或渴，或腹中痛，或脅下痞硬，或心下悸，小便不利，或不渴，身有微熱，或咳者，小柴胡湯主之。

條文55・傷寒四五日。身熱惡風，頸項強，脅下滿，手足溫而渴者，小柴胡湯主之。

條文56・傷寒，陽脈澀，陰脈弦，法當腹中急痛，先與小建中湯，不差者，小柴胡湯主之。

條文57・傷寒二三日，心中悸而煩者，小建中湯主之。

條文58・太陽病，十餘日，反二三下之，後四五日，柴胡證仍在者，先與小柴胡湯。嘔不止，心下急，鬱鬱微煩者，為未解也，與大柴胡湯，下之則愈。

條文59・傷寒十三日不解，胸脅滿而嘔，日晡所發潮熱，已而微利，先宜服小柴胡湯以解外，後以柴胡加芒硝湯主之。

條文60・太陽病不解，熱結膀胱，其人如狂，血自下，其外不解者，尚未可攻，當先解其外，外解已，但小腹急結者，乃可攻之，宜桃核承氣湯。

條文61・傷寒八九日，下之，胸滿煩驚，小便不利，譫語，一身盡重，不可轉側者，柴胡加龍骨牡蠣湯主之。

條文62・傷寒，脈浮，醫以火迫劫之，必驚狂，臥起不安者，桂枝去芍藥加蜀漆牡蠣龍骨救逆湯主之。

條文63・太陽病，以火薰之，不得汗，其人必躁，必清血，名為火邪。

條文64・燒針令其汗，針處被寒，核起而赤者，必發奔豚，灸其核上各一壯，與桂枝加桂湯。

條文65・火逆，下之，因燒針，煩躁者，桂枝甘草龍骨牡蠣湯主之。

條文66・太陽病，十餘日，心下溫溫欲吐，而胸中痛，大便反溏，腹微滿，鬱鬱微煩，先此時，自極吐下者，與調胃承氣湯。

條文67・太陽病，六七日，表證仍在，脈微而沉，反不結胸，其人發狂者，以熱在下焦，少腹當硬滿，小便自利者，下血乃愈，抵當湯主之。

條文68・太陽病，身黃，脈沉結，少腹鞕，小便自利，其人如狂者，抵當湯主之。

條文69‧傷寒有熱，少腹滿，應小便不利，今反利者，當下之，宜抵當丸。

條文70‧結胸者，項亦強，如柔痓狀，下之則和，宜大陷胸丸。

條文71‧太陽病，脈浮而動數，頭痛發熱，微盜汗出，而反惡寒者，表未解也。醫反下之，動數變遲，膈內拒痛，短氣躁煩，心中懊憹，陽氣內陷，心下因鞕，則為結胸，大陷胸湯主之。若不結胸，但頭汗出，劑頸而還，小便不利，身心發黃。

條文72‧傷寒六、七日，結胸熱實，脈沉而緊，心下痛，按之石鞕者，大陷胸湯主之。

條文73‧傷寒十餘日，熱結在裡，復往來寒熱者，與大柴胡湯。但結胸無大熱，但頭微汗出者，大陷胸湯主之。

條文74‧太陽病，重發汗而復下之，不大便五六日，舌上燥而渴，日晡所小有潮熱，從心下至小腹，鞕滿而痛，不可近者，大陷胸湯主之。

條文75‧小結胸者，正在心下，按之則痛，脈浮滑者，小陷胸湯主之。

條文76‧病在陽，應以汗解之，反以冷水潠之，若灌之，其熱被劫不得去，彌更益煩，肉上粟起，意欲飲水，反小渴者，服文蛤散。若不差者，與五苓散。若寒實結胸，無熱證者，與三物小白散。

條文77‧婦人中風七八日，續得寒熱，發作有時。經水適斷者，其血必結，故使如瘧狀，發作有時，小柴胡湯主之。

條文78‧傷寒六七日，發熱微惡寒，支節煩疼，微嘔，心下支結，外證未去者，柴胡桂枝湯主之。

條文79‧傷寒五六日，已發汗，而復下之，胸脇滿微結，小便不利，渴而不嘔，但頭汗出，往來寒熱，心煩者，柴胡桂枝乾薑湯主之。

條文80‧傷寒五六日，頭汗出，微惡寒，手足冷，心下滿，口不欲食，大便鞕，脈沉細者，可與小柴胡湯。設不了了者，得屎而解。

條文81‧傷寒五六日，嘔而發熱者，柴胡湯證具。而以他藥下之，柴胡證仍在者，復與柴胡湯，必蒸蒸而振，卻發熱汗出而解。若心下滿而鞕痛者，大陷胸湯主之。但滿而不痛者，此為痞，柴胡不中與之，宜半夏瀉心湯。

條文82‧太陽中風，下利嘔逆，其人漐漐汗，發作有時，頭痛，心下痞硬滿，引脇下痛，乾嘔短氣，汗出不惡寒者，十棗湯主之。

條文83‧太陽病，醫發汗，遂發熱惡寒，因復下之，心下痞，按之濡，其脈

　　浮者，大黃黃連瀉心湯主之。心下痞，而復惡寒，汗出者，附子瀉心湯主之。心下痞，與瀉心湯，痞不解，其人渴而口燥，煩，小便不利者，五苓散主之。

條文84・傷寒，汗出解之後，胃中不和，心下痞硬，乾噫食臭，脇下有水氣，腹中雷鳴下利者，生薑瀉心湯主之。

條文85・傷寒中風，醫反下之，其人下利日數十行，穀不化，腹中雷鳴，心下痞硬而滿，乾嘔，心煩不得安，醫見心下痞，謂病不盡，復下之，其痞益甚，甘草瀉心湯主之。

條文86・傷寒，服湯藥，下利不止，心中痞鞕，服瀉心湯，已復以他藥，下之，利不止，醫以理中與之，利益甚，赤石脂禹餘糧湯主之。

條文87・傷寒，發汗，若吐，若下，解後，心下痞硬，噫氣不除者，旋覆代赭石湯主之。

條文88・太陽病，外證未除，而數下之，遂協熱而利，利下不止，心下痞鞕，表裡不解者，桂枝人參湯主之。

條文89・病如桂枝證，頭不痛，項不強，寸脈微浮，胸中痞鞕，氣上衝喉咽，不得息者，當吐之，宜瓜蒂散。

條文90・傷寒，若吐若下後，七八日不解，表裡俱熱，時時惡風，大渴，舌上乾燥而煩，欲飲水數升者，白虎加人蔘湯主之。

條文91・傷寒，無大熱，口燥渴，心煩，背微惡寒者，白虎加人蔘湯主之。

條文92・傷寒，脈浮，發熱無汗，渴欲飲水，無表證者，白虎加人蔘湯主之。

條文93・太陽與少陽合病，自下利者，與黃芩湯。若嘔者，黃芩加半夏生薑湯主之。

條文94・傷寒，胸中有熱，胃中有邪氣，腹中痛，欲嘔吐者，黃連湯主之。

條文95・傷寒八九日，風濕相搏，身體疼煩，不能自轉側，不嘔不渴，脈浮虛而澀者，桂枝附子湯主之。若其人大便鞕，小便自利者，去桂加白朮湯主之。

條文96・風濕相搏，骨節疼煩，掣痛，不得屈伸，近之則痛劇，汗出短氣，小便不利，惡風不欲去衣，或身微腫者，甘草附子湯主之。

條文97・傷寒，脈浮滑，白虎湯主之。

條文98・傷寒解而後，脈結代，心動悸，炙甘草湯主之。

條文99・陽明之為病，胃家實是也。

條文100・本太陽，初得病時，發其汗，汗先出不徹，因轉屬陽明也。

條文101・傷寒，發熱，無汗，嘔不能食，而反汗出濈濈然者，是轉屬陽明也。

條文102・陽明病，若中寒者，不能食，小便不利，手足濈然汗出，必大便初鞕後溏。

條文103・陽明病，脈遲，雖汗出，不惡寒者，其身必重，短氣，腹滿而喘，有潮熱，手足濈然汗出者，大承氣湯主之。若汗多，微發熱惡寒者，外未解也。其熱不潮，未可與承氣湯。若腹大滿，不通者，可與小承氣湯。微和胃氣，勿令至大泄下。

條文104・陽明病，潮熱，大便微鞕者，可與小承氣湯。若不大便六七日，恐有燥屎。欲知之法，少與小承氣湯，湯入腹中，轉失氣者，此有燥屎也。乃可攻之。若不轉失氣者，此但初頭鞕，後必溏，不可攻之。攻之必脹滿，不能食也。欲飲水者，與水則噦。其後發熱者，必大便復鞕而少也。以小承氣湯和之。不轉失氣者，慎不可攻也。

條文105・傷寒，若吐，若下後，不解，不大便五六日以上，至十餘日，日晡所發潮熱，不惡寒，獨語如見鬼狀。若劇者，發則不識人，循衣摸牀，怵惕而不安，微喘直視，讝語者，大承氣湯主之。

條文106・陽明病，其人多汗，以津液外出，胃中燥，大便必鞕，鞕則讝語，小承氣湯主之。若一服讝語止者，更莫復服。

條文107・陽明病，讝語發潮熱，脈滑而疾者，小承氣湯主之。

條文108・三陽合病，腹滿身重，難以轉側，口不仁，面垢，讝語，遺尿，發汗則讝語甚，下之則額上生汗，手足逆冷，若自汗出者，白虎湯主之。

條文109・二陽併病，太陽證罷，但發潮熱，手足漐漐汗出，大便難而讝語者，下之則愈，宜大承氣湯。

條文110・陽明病，脈浮而緊，咽燥口苦，腹滿而喘，發熱汗出，不惡寒，反惡熱，身重，若發汗則躁，心憒憒反讝語。若加溫針，必怵惕煩躁不得眠。若下之則胃中空虛，客氣動膈，心中懊憹，舌上胎者，梔子豉湯主之。若渴欲飲水，口舌乾燥者，白虎加人蔘湯主之。若渴欲飲水，小便不利者，豬苓湯主之。

條文111・陽明病下之，其外有熱，手足溫，心中懊憹，飢不能食，但頭汗出者，梔子豉湯主之。

條文112・陽明病，發潮熱，大便溏，小便自可，胸脇滿不去者，與柴胡湯。

條文113・陽明病，脇下鞕滿，不大便而嘔，舌上白苔者，可與小柴胡湯。上焦得通，津液得下，胃氣因和，身濈然汗出而解。

條文114・陽明中風，脈弦浮大，而短氣，腹都滿，脇下及心痛，久按之氣不通，鼻乾不得汗，嗜臥，一身及目悉黃，小便難，有潮熱，時時噦，耳前後腫。刺之少差，外不解，病過十日，脈續浮者，與小柴胡湯。脈但浮，無餘證者，與麻黃湯。

條文115・陽明病，自汗出，若發汗，小便自利者，雖鞕不可攻之。當須自欲大便，宜蜜煎導而通之。若土瓜根及大豬膽汁，皆可為導。

條文116・陽明病，發熱汗出者，不能發黃也，但頭汗出，身無汗，劑頸而還，小便不利，渴引水漿者，身必發黃，茵陳蒿湯主之。

條文117・陽明證，其人喜忘者，必有蓄血，屎雖鞕，大便反易，其色必黑，宜抵當湯，下之。

條文118・陽明病，下之，心中懊憹而煩，胃中有燥屎者，宜大承氣湯。

條文119・大下後，六七日不大便，煩不解，腹滿痛者，此有燥屎也，宜大承氣湯。

條文120・食穀欲嘔者，屬陽明也，吳茱萸湯主之。

條文121・太陽病三日，發汗不解，蒸蒸發熱者，屬胃也，調胃承氣湯主之。

條文122・傷寒六七日，目中不了了，睛不和，無表裡證，大便難，身微熱者，急下之，宜大承氣湯。

條文123・陽明少陽合病，必下利，脈滑而數者，有宿食也，當下之，宜大承氣湯。

條文124・傷寒七八日，身黃如橘子色，小便不利，腹微滿者，茵陳蒿湯主之。

條文126・傷寒，瘀熱在裡，身必發黃，麻黃連軺赤小豆湯主之。

條文127・少陽之為病，口苦，咽乾，目眩也。

條文128・少陽中風，兩耳無所聞，目赤，胸中滿而煩者，不可吐下。吐下則悸而驚。

條文129・傷寒脈弦細，頭痛發熱者屬少陽，少陽不可發汗。發汗則譫語。

胃和則愈。

條文130・本太陽病不解。轉入少陽者，脅下鞕滿，乾嘔不能食，往來寒熱。尚未吐下，脈弦緊者，與小柴胡湯。若已吐下，發汗，溫針，譫語，柴胡證罷，此為壞病。

條文131・太陰之為病，腹滿而吐，食不下，自利益甚，時腹自痛。若下之，必胸下結鞕。

條文132・太陰病，脈浮者，可發汗，宜桂枝湯。

條文133・自利不渴者，屬太陰，其臟有寒故也，當溫之。

條文134・本太陽病，醫反下之，因爾腹滿時痛者，桂枝加芍藥湯主之。大實痛者，桂枝加大黃湯主之。

條文135・少陰之為病，脈微細，但欲寐也。

條文136・少陰病，欲吐不吐，心煩但欲寐，五六日，自利而渴者，虛故飲水自救。若小便色白者，少陰病形悉具。

條文137・少陰病始得之，反發熱，脈沉者，麻黃細辛附子湯主之。

條文138・少陰病，得之二三日，麻黃附子甘草湯，微發汗。

條文139・少陰病，得之二三日以上，心中煩不得臥，黃連阿膠湯主之。

條文140・少陰病，得之一二日，口中和，其背惡寒者，附子湯主之。

條文141・少陰病，身體痛，手足寒，骨節痛，脈沉者，附子湯主之。

條文142・少陰病，下利，便膿血者，桃花湯主之。

條文143・少陰病，二三日，至四五日，腹痛，小便不利，下利不止，便膿血者，桃花湯主之。

條文144・少陰病，吐利，手足逆冷，煩躁欲死者，吳茱萸湯主之。

條文145・少陰病，下利，咽痛，胸滿，心煩者，豬膚湯主之。

條文146・少陰病，二三日，咽痛者，可與甘草湯，不差與桔梗湯。

條文147・少陰病，咽中傷生瘡，不能語言，聲不出者，半夏苦酒湯主之。

條文148・少陰病，咽中痛，半夏散及湯主之。

條文149・少陰病，下利，白通湯主之。

條文150・少陰病，下利，脈微者，與白通湯。利不止，厥逆無脈，乾嘔煩者，白通加豬膽汁湯主之。

條文151・少陰病，二三日不已，至四五日，腹痛，小便不利，四肢沉重疼痛，自下利。其人或咳，或小便利，或不利，或嘔者，玄武湯主之。

條文152・少陰病，下利清穀，裏寒外熱，手足厥逆，脈微欲絕，身反不惡寒，其人面色赤，或腹痛，或乾嘔，或咽痛，或利止脈不出者，通脈四逆湯主之。

條文153・少陰病，其人或咳，或悸，或小便不利，或腹中痛，或泄利下重者，回逆散主之。

條文154・少陰病，下利六七日，咳而嘔，渴，心煩不得眠者，豬苓湯主之。

條文155・少陰病，得之二三日，口燥咽乾者，急下之，宜大承氣湯。

條文156・少陰病，自利清水，色純青，心下必痛，口乾燥者，急下之，宜大承氣湯。

條文157・少陰病，脈沉者，急溫之，宜回逆湯。

條文158・少陰病，飲食入口則吐，心中溫溫欲吐，復不能吐，始得之，手足寒，脈弦遲者，不可下也。若膈上有寒飲，乾嘔者，不可吐也。當溫之，宜回逆湯。

條文159・厥陰之為病，氣上撞心，心中疼熱，飢而不欲食，食則吐，下之，利不止。

條文160・凡厥者，陰陽氣不相順接，便為厥。

條文161・傷寒，脈微而厥，至七八日膚冷，其人躁，無暫安時者，非為蚘厥也。令病者靜，而復時煩，須臾復止，得食而嘔，又煩，其人當自吐蚘，蚘厥者，烏梅丸主之。

條文162・傷寒脈滑而厥者，裡有熱，白虎湯主之。

條文163・手足厥寒，脈細欲絕者，當歸回逆湯主之。若其人內有久寒者，宜當歸回逆加吳茱萸生薑湯。

條文164・大汗出，熱不去，內拘急，四肢疼，又下利厥冷而惡寒者，回逆湯主之。

條文165・大汗，若大下利，而厥冷者，回逆湯主之。

條文166・病人手足厥冷，脈乍緊者，邪結在胸中，心下滿而煩，飢不能食者，病在胸中，當須吐之，宜瓜蒂散。

條文167・傷寒厥而心下悸，宜先治水。當服茯苓甘草湯。卻治其厥。不爾水漬入胃，必作利也。

條文168・傷寒，本自寒下，醫復吐下之，寒格。若食入口即吐，乾薑黃芩黃連人參湯主之。

條文169‧下痢清穀，裡寒外熱，汗出而厥者，通脈回逆湯主之。

條文170‧熱利下重者，白頭翁湯主之。

條文171‧下痢，腹脹滿，身體疼痛者，先溫其裡，乃攻其表。溫裡宜回逆湯，攻表宜桂枝湯。

條文172‧乾嘔，吐涎沫，頭痛者，吳茱萸湯主之。

條文173‧吐利，惡寒，脈微而復利，回逆加人蔘湯主之。

條文174‧吐利，頭痛發熱，身疼痛，熱多欲飲水者，五苓散主之。寒多不用水者，理中丸主之。

條文175‧吐利，汗出，發熱惡寒，四肢拘急，手足厥冷者，回逆湯主之。

條文176‧既吐且利，小便復利，而大汗出，下利清穀，內寒外熱，脈微欲絕者，通脈回逆湯主之。

條文177‧吐已下斷，汗出而厥，四肢拘急不解，脈微欲絕者，通脈回逆加豬膽汁湯主之。

條文178‧大病差後，勞復者，枳實梔子湯主之。

條文179‧傷寒，差以後，更發熱者，小柴胡湯主之。脈浮者，少以汗解之，脈沉實者，少以下解之。

條文180‧大病差後，從腰以下，有水氣者，牡蠣澤瀉散主之。

條文181‧大病差後，喜唾久不了了，宜理中丸。

條文182‧傷寒解後，虛羸少氣，氣逆欲吐，竹葉石膏湯主之。

傷寒方選

（下列方中藥物，少數含有劇毒性，使用時請先諮詢專業醫師）

桂枝湯（表陽虛）：桂枝3 芍藥3 炙甘草2 大棗 12生薑3，分三服。

桂枝加葛根湯（扁桃腺炎）（體表水液停滯）：桂枝湯加葛根4，分三服。

桂枝加附子湯（固表）：桂枝湯加炮附子3（平常2小孩5分），分三服。

桂枝去芍藥湯（脈促胸滿→怕冷加附子3），分三服。

桂麻各半湯（汗出不徹、癢）（表裡俱虛邪停皮間）：桂枝1.5芍藥1甘草1
　　麻黃1杏仁1生薑1大棗4，分三服。

桂二麻一湯（邪停表，正更虛）：桂枝3 芍藥2 麻黃1 杏仁1 甘草2 生薑2 大
　　棗5，分三服。

白虎加人參湯（清肺胃熱，補脾）：石膏16 知母6 炙甘草2 梗米 人參2，分
　　三服。

桂二越一湯（津液不足又有表證）：桂枝2 芍藥2 甘草2 生薑1 大棗4 麻黃0.7
　　石膏16，分二服。

桂枝去桂加苓朮湯（表未解中焦濕）：芍藥3 炙甘草2 生薑3 大棗12 茯苓3
　　白朮3，分三服。

甘草乾薑湯（胸陽脾陽虛胃津不足）（裡寒型胃出血）：炙甘草4 乾薑2，
　　分二服。

芍藥甘草湯（去杖湯）（血中有瘀塊）：炙甘草4 芍藥4，分二服。

調胃承氣湯（中焦濁氣上逆）：酒洗大黃4 芒硝2 炙甘草2，少少溫服之。

小承氣湯：大黃4 厚朴2 枳實3，分二服。

大承氣湯：酒洗大黃4 厚朴8 枳實4 芒硝2，分二服。

四逆湯（內外俱虛陰陽兩虛輕症）（重症加人蔘）：炙甘草2 乾薑1.5 生附
　　子3，分二服。

葛根湯（下利初起有表症）（剛痙）：葛根4 麻黃3 桂枝2 芍藥2 炙甘草2
　　薑3 大棗12，分三服。

葛根加半夏湯（妊娠嘔吐）：葛根湯加半夏3～8錢，分三服。

葛根芩連湯（腸病毒）：葛根8 黃芩3 黃連3 炙甘草2，分二服。

麻黃湯：麻黃3 杏仁3 桂枝2 炙甘草1，分三服。

大青龍湯（傷寒煩躁）（表寒裡熱）（全身水腫沉重）：麻黃6 石膏4 杏仁2
　　炙甘草2 桂枝2 生薑2 大棗12，分四服。

小青龍湯（表寒裡寒）：麻黃3 桂枝3 芍藥3 炙甘草3 乾薑3 細辛3 五味子8
　　半夏3，分三服。

桂枝加朴杏湯（久咳不癒）：桂枝3 芍藥3 炙甘草3 生薑3 大棗12 厚朴2 杏仁
　　3，分三服。

乾薑附子湯（陽虛）：乾薑1 生附子3，濃煎頓服。

桂枝新加湯（發汗太過身痛脈沉遲）：桂枝3 芍藥4 炙甘草2 生薑4 大棗12
　　人參3，分三服。

麻杏石甘湯（肺炎初起）：麻黃3 杏仁2 石膏3 甘草2，分三服。

桂枝甘草湯（汗後傷胸陽心下悸）：（桂枝4 炙甘草2 處理中膈），一份
　　頓服。

苓桂甘棗湯（奔豚臍下悸）：茯苓8 大棗15 桂枝3 炙甘草2，分三服。

厚朴生薑半夏甘草人參湯（腹脹滿之虛脹）（放屁不止）：厚朴8 生薑8 半
　　夏8 炙甘草2 人參1，分三服。

苓桂朮甘湯（去中膈水）：茯苓4 白朮2 桂枝3 甘草2，分三服。

芍藥甘草附子湯（素虛、腳無力）：芍藥3 炙甘草2 炮附子6，分三服。

茯苓四逆湯（胸陽脫煩躁）：茯苓6 人參1 生附子3 炙甘草2 乾薑1.5，分三
　　服。（汗下後陰虛可自復；陽虛，干薑附子湯；陰陽兩虛，人蔘四逆
　　湯；陰陽兩虛、下焦水飲上犯導致煩躁，茯苓四逆湯）

五苓散（上半身水腫）（腦積水）（視網膜積水）（濕疹）：茯苓3 豬苓3
　　白朮3 澤瀉6 桂枝2，
　研粉一次1匙日3次，稀米湯下。

茯苓甘草湯（中焦水飲）（和表利水）：茯苓2 桂枝 2 炙甘草1.5 生薑3，分
　　三服。

梔子豉湯（病後虛煩）（中焦燥熱）：梔子（先下）5 豆豉5，分二服。

子甘草豉湯（吃壞肚子只吐不利）：梔子豉湯加甘草2，分二服。

子生薑豉湯：梔子豉湯加生薑4，分二服。

梔子厚朴湯（虛煩腹痛）：梔子5 厚朴4 枳實4，分二服。

梔子乾薑湯（病後身熱不去微煩）：梔子5 乾薑2，分二服。

真武湯（攝護腺肥大）：茯苓3 白朮2 芍藥3 生薑3 炮附子3，分三服。

小柴胡湯（調整淋巴系統）（經期感冒）：柴胡5 黃芩3 半夏3 生薑3 大棗12
　　甘草3 人參3，分三服。

小建中湯（小孩嗜冰）（感冒裡虛）：炙甘草2 桂枝3 芍藥6 大棗12 生薑3
　　膠飴1升，分三服。

大柴胡湯：柴胡8 黃芩3 半夏3 生薑5 大棗12 芍藥3 枳實4 大黃2，分三服。

柴胡加芒硝湯（小柴胡症兼腸裡硬塊）：柴胡2.5 黃芩1 半夏1 生薑1 大棗12
　　甘草1 人參1 芒硝2，分二服。

桃核承氣湯（膀胱瘀血）：桃核 5桂枝2 大黃4 炙甘草2 芒硝2，分三服。

柴胡龍牡湯（陰虛失眠）：柴胡4 黃芩1.5 生薑1.5 大棗6 半夏2 人參1.5 茯苓
　　1.5 桂枝1.5 龍骨 1.5 牡蠣1.5 大黃2，分三服。

桂枝去芍藥加龍牡救逆湯（燙傷起水泡）：桂枝3 炙甘草2 大棗12 生薑3 蜀
　　漆3 龍骨 4牡蠣 5，分三服。

桂枝加桂湯（奔豚）：桂枝湯加肉桂5分。

桂枝甘草龍牡湯（大脖子、突眼甲亢）：桂枝4 甘草2 龍骨2 牡蠣2，分三服。

抵當湯（下焦瘀熱）（子宮積瘤）：大黃3 桃仁2 水蛭3 虻蟲3，分三服。

抵當丸：酒浸大黃3 桃仁2 水蛭2 虻蟲2.5（分四丸），一天一服。

大陷胸丸（結胸→熱痰水在胸腔）：杏仁3（去熱）葶藶子3（去痰）甘遂
　　1.5（下水）大黃3 芒硝3 蜜。

大陷胸湯（急性肺擴張、急性胰臟炎、腸梗阻）：大黃3 芒硝5 甘遂0.5，分
　　二服，間隔6小時，邪出止。

小陷胸湯（胃中黏膜發炎）：黃連1 半夏5 栝簍實5，分三服。

文蛤散（利水輕劑）：文蛤5。

三物白散（食積腸不動）（肺膿瘍）：桔梗3分 巴豆1分 貝母3分，半匙服。

柴胡桂枝湯（太陽少陽症）：柴胡4 黃芩1.5 生薑1.5 大棗6 半夏1.5 炙甘草
　　1.5 人參1.5 桂枝1.5 芍藥1.5 分三服。

柴胡桂枝乾薑湯（瘧瘰）：柴胡5 黃芩3 乾薑2 炙甘草2 桂枝3 栝簍根4 牡蠣

2，分三服。

半夏瀉心湯（腸鳴下利嘔）（休息痢）：黃連1 黃芩3 乾薑3 大棗12 半
　　甘草3 人參3，分三服。

生薑瀉心湯（腸鳴下利噯臭）：半夏瀉心湯加生薑4。

甘草瀉心湯（狐惑）（腸鳴噯氣不臭）：黃連1 黃芩3 乾薑3 大棗12 半夏3
　　甘草4 人參3，分三服。

十棗湯（肺心肝積水、腹水）：（甘遂 芫花 大戟 等份末1／3錢）大棗10-30。

大黃黃連瀉心湯（裡熱出血）：（黃連1 大黃2 熱水泡）分二服。

附子瀉心湯（痞、惡寒）：（黃連1 大黃2 黃芩1 熱水泡）（炮附子3煮）分
　　二服。

赤石脂禹餘糧湯（下利太盛）：赤石脂10 禹餘糧10，分三服。

旋覆代赭石湯（火燒心；噫氣有痰飲）：旋覆花3 代赭石1 生薑5 大棗12 半
　　夏3 炙甘草3 人參2，分三服。

桂枝人參湯（表裡不解，寒利）：桂枝4 人參3 炙甘草4 白朮3 乾薑3，分
　　三服。

瓜蒂散（咽喉有物）：瓜蒂1 赤小豆1（香豉5煮爛，混前二粉）頓服。

臟結（脫腸疝氣）：柴胡5 白朮5 伏苓5 炮附3 生附3（加針大敦一患左針右）。

黃芩湯（病毒下利）（急性腸炎）（腸套疊）：黃芩3 芍藥2 炙甘草2 大棗
　　12，分三服。

黃芩加半夏生薑湯（腸炎噁心嘔吐腹痛）：同上加生薑1.5 半夏5，分三服。

黃連湯（胸膈發炎）：黃連3 桂枝3 乾薑3 大棗12 半夏3 炙甘草3 人參3，分
　　六服。

桂枝附子湯（風濕關節炎有表症）：桂枝4 炮附子4 炙甘草2 生薑3 大棗12，
　　分三服。

白朮附子湯（風濕關節炎，大便溏，小便自利）：白朮4 炮附子4 炙甘草2
　　生薑3 大棗12，分三服。

甘草附子湯（風濕關節炎痛甚，小便不利）：炙甘草2 炮附子2 桂枝4 白朮
　　2，分三服。

白虎湯（生津去熱）：石膏10 知母6 粳米 甘草2，分三服。

炙甘草湯（心律不整）：炙甘草10 生地10 桂枝3 人參2 生薑3 大棗15 麥冬5
　　麻子仁5 阿膠2 清酒1400 水1400，分三服。

……湯（下焦熱）（結石發炎）：茯苓3 豬苓3 澤瀉3 滑石3 阿膠3，分三服。

……煎導：蜜」；「豬膽汁導：豬膽」；「土瓜根方：土瓜」。

……陳蒿湯（陽黃脹滿利小便）（發黃聖劑）：梔子6 大黃2 茵陳蒿6，分三服。

……吳茱萸湯（食入欲嘔）（吐酸嘔酸）（醒酒）：吳茱萸3 人參2 大棗12 生薑6，分三服。

麻仁丸（小腸燥屎）：大黃12 厚朴12 枳實6 麻子仁2 芍藥6 杏仁12 末丸10粒，日3服。

梔子柏皮湯（陽黃熱瘀三焦）：梔子3 黃柏3 炙甘草1，分二服。

麻黃連軺赤小豆湯（傷寒發黃）：麻黃2 杏仁2 炙甘草2 生薑2 大棗12 赤小豆10 連軺（翹）2 梓白皮（改桑白皮）10，分三服、半日服盡。

桂枝加芍藥湯（太陽誤下腹滿時痛）：桂枝3 芍藥6 炙甘草2 生薑3 大棗12，分三服。

桂枝加大黃湯（太陽誤下大實痛）：桂枝3 芍藥3 炙甘草 大棗2 生薑3 大棗12 大黃1，分三服。

麻黃附子細辛湯（少陰病始得之反發熱脈沉）：麻黃2 炮附子3 細辛2，分三服。

麻黃附子甘草湯（少陰病得之二三日）：麻黃2 炮附子3 炙甘草2，分三服。

黃連阿膠湯（少陰病得之二三日以上心中煩不得臥）：黃連4 黃芩1 芍藥2 雞子黃2枚 阿膠3，分三服。

附子湯（虛寒疼痛）：炮附子6 白朮4 芍藥3 人參2 茯苓3，分三服。

桃花湯（下利便膿血）：赤石脂5 乾薑1 糯米1，分三癒止。

豬膚湯（下利咽痛心煩）：豬膚10 蜜 白粉（米粉）。

甘草湯（少陰病咽痛）：甘草2（不癒）桔梗湯：甘草2 桔梗1。

苦酒湯（咽中傷，生瘡聲不出）：苦酒 生半夏 雞子白。

半夏湯及散（冬時中寒咽中痛）：洗半夏1 桂枝1 炙甘草1，分三服米湯下。

白通湯（少陰病下利脈微）：生附子3 乾薑1 蔥白4 莖，分二服。

白通加尿膽湯（利不止無脈乾嘔煩）：加人尿 豬膽汁，分二服。

通脈四逆湯（霍亂；陰盛於內隔陽於外）：生附子3 炙甘草2 乾薑3 蔥9，分二服。

通脈四逆加豬膽汁湯：生附子 炙甘草 乾薑 豬膽汁。

四逆散（膽結石）：炙甘草1 枳實1 柴胡1 芍藥1，日三服米湯下飯後服。

烏梅丸（寒利；蛔蟲）：烏梅 乾薑 人參 細辛 黃連 黃柏 當歸 附子 蜀椒
　　枝 苦酒。

當歸四逆湯（手足厥寒脈細欲絕）（凍瘡）：當歸3 桂枝3 芍藥3 炙甘草2 ~
　　草2 細辛3 大棗25，分三服。

當歸四逆加茱薑湯（四逆加內有久寒）：當歸四逆湯加 吳茱萸2 生薑5。

乾薑芩連人參湯（胰臟癌虛熱食入即吐）：黃連3 黃芩3 乾薑3 人參3，分
　　二服。

白頭翁湯（熱利下重）：白頭翁2 秦皮3 黃柏3 黃連3，分二服。

理中丸（湯）：人參 乾薑 炙甘草 白朮各3，分二服。

牡蠣澤瀉散：牡蠣 澤瀉 蜀漆 葶藶子 商陸根 海藻 栝蔞根 各等分，為散。

竹葉石膏湯：竹葉5 石膏10 制半夏3 麥冬5 人參2 炙甘草2 粳米5，分三服。

枳實梔子湯：枳實3 梔子5 豆豉5，分二服。

力，告別感冒不生病

釀生活15　PD0039

 啟動自癒力，告別感冒不生病

作　　　者	王　又
脈向健康部落格	http://leefire0932.pixnet.net/blog
責任編輯	杜國維
圖文排版	周政緯
封面設計	王嵩賀

出版策劃	釀出版
製作發行	秀威資訊科技股份有限公司
	114 台北市內湖區瑞光路76巷65號1樓
	電話：+886-2-2796-3638　傳真：+886-2-2796-1377
	服務信箱：service@showwe.com.tw
	http://www.showwe.com.tw
郵政劃撥	19563868　戶名：秀威資訊科技股份有限公司
展售門市	國家書店【松江門市】
	104 台北市中山區松江路209號1樓
	電話：+886-2-2518-0207　傳真：+886-2-2518-0778
網路訂購	秀威網路書店：http://www.bodbooks.com.tw
	國家網路書店：http://www.govbooks.com.tw
法律顧問	毛國樑　律師
總 經 銷	聯合發行股份有限公司
	231新北市新店區寶橋路235巷6弄6號4F
	電話：+886-2-2917-8022　傳真：+886-2-2915-6275

出版日期	2016年9月　BOD一版
定　　　價	380元

國家圖書館出版品預行編目

啟動自癒力,告別感冒不生病 / 王又著. -- 一版.
-- 臺北市:釀出版, 2016.09
面; 公分. -- (釀生活;15)
BOD版
ISBN 978-986-445-130-2(平裝)

1. 傷寒論 2. 中醫典籍

413.32   105011240

讀 者 回 函 卡

感謝您購買本書，為提升服務品質，請填妥以下資料，將讀者回函卡直接寄回或傳真本公司，收到您的寶貴意見後，我們會收藏記錄及檢討，謝謝！
如您需要了解本公司最新出版書目、購書優惠或企劃活動，歡迎您上網查詢或下載相關資料：http:// www.showwe.com.tw

您購買的書名：＿＿＿＿＿＿＿＿＿＿＿＿＿＿＿＿＿＿＿＿＿＿＿＿

出生日期：＿＿＿＿＿年＿＿＿＿＿月＿＿＿＿＿日

學歷：□高中 (含) 以下　　□大專　　□研究所 (含) 以上

職業：□製造業　□金融業　□資訊業　□軍警　□傳播業　□自由業
　　　□服務業　□公務員　□教職　　□學生　□家管　　□其它＿＿＿

購書地點：□網路書店　□實體書店　□書展　□郵購　□贈閱　□其他

您從何得知本書的消息？

　□網路書店　□實體書店　□網路搜尋　□電子報　□書訊　□雜誌
　□傳播媒體　□親友推薦　□網站推薦　□部落格　□其他＿＿＿＿＿＿

您對本書的評價：(請填代號　1.非常滿意　2.滿意　3.尚可　4.再改進)

　封面設計＿＿＿　版面編排＿＿＿　內容＿＿＿　文／譯筆＿＿＿　價格＿＿＿

讀完書後您覺得：

　□很有收穫　□有收穫　□收穫不多　□沒收穫

對我們的建議：＿＿＿＿＿＿＿＿＿＿＿＿＿＿＿＿＿＿＿＿＿＿＿＿

＿＿＿＿＿＿＿＿＿＿＿＿＿＿＿＿＿＿＿＿＿＿＿＿＿＿＿＿＿＿＿＿

＿＿＿＿＿＿＿＿＿＿＿＿＿＿＿＿＿＿＿＿＿＿＿＿＿＿＿＿＿＿＿＿

＿＿＿＿＿＿＿＿＿＿＿＿＿＿＿＿＿＿＿＿＿＿＿＿＿＿＿＿＿＿＿＿

11466
台北市內湖區瑞光路 76 巷 65 號 1 樓
秀威資訊科技股份有限公司　　　收
BOD 數位出版事業部

....

（請沿線對折寄回，謝謝！）

姓　　名：＿＿＿＿＿＿＿＿　年齡：＿＿＿＿　性別：□女　□男

郵遞區號：□□□□□

地　　址：＿＿＿＿＿＿＿＿＿＿＿＿＿＿＿＿＿＿＿＿＿

聯絡電話：(日)＿＿＿＿＿＿＿＿＿＿(夜)＿＿＿＿＿＿＿＿＿

E-mail：＿＿＿＿＿＿＿＿＿＿＿＿＿＿＿＿＿＿＿